U0072227

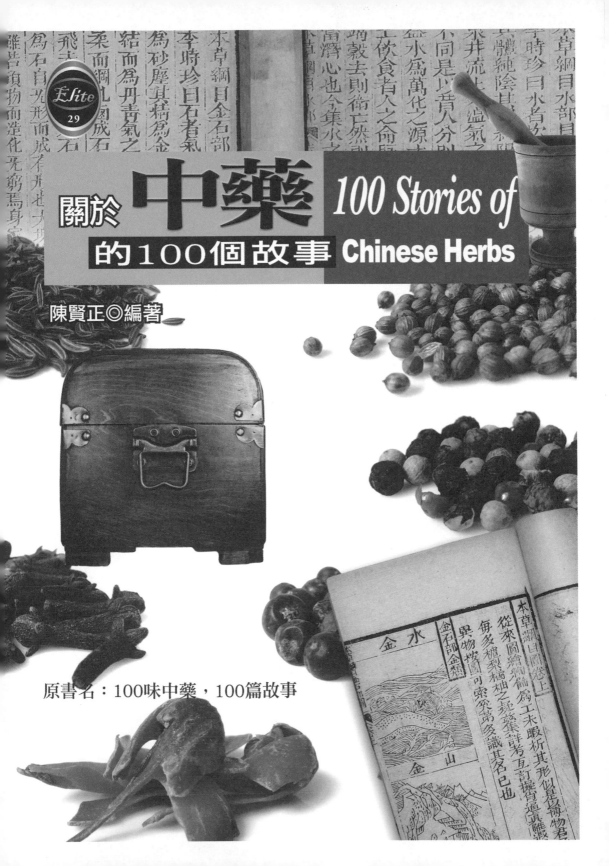

Elite
29

關於 **中藥** *100 Stories of*
的100個故事 **Chinese Herbs**

陳賢正◎編著

原書名：100味中藥，100篇故事

前　言

　　每一味中草藥，都蘊含著一個妙趣橫生的傳說，一段動人心魄的故事。它是中國傳統文化的瑰寶，也是世界醫藥寶庫中一顆璀璨的明珠。中藥與中華民族的繁衍生息密切相關，從遠古時代的神農嘗百草，到現代將中藥用於食療、用於航太事業、用於防治核輻射、用於攻克愛滋病等等，中藥已經滲透到人們生活的諸多方面。

　　中藥是用來防病治病的，與人類的健康息息相關，這可以成為我們瞭解中藥、認識中藥的出發點。但相對於專業的術語、晦澀的理論而言，讀者更願意在輕鬆愉悅中學習到有關中藥的常識。為此，我們撰寫了這本書。

本書共收集100味中藥的故事和傳說，根據養命、養性、治病三類功效將其分為上品中藥篇、中品中藥篇和下品中藥篇，分別介紹了每味中藥的藥性、功效、產地以及關於它們的故事和傳說，同時還具體介紹每味中藥的應用、實驗研究和臨床報導，並附有名醫Tips和圖片，圖文並茂。這些小故事和傳說融合藥學、史學、文學於一爐，集知識性、趣味性、實用性於一體，取材廣博，妙趣橫生。既能為大眾健康保健提供實用的用藥指南，又能幫助中醫藥初學者閱讀學習，還可做為醫藥院校師生和中醫藥相關專業的臨床、教學、科研人員的參考書。

　　作者寄望本書能夠幫助更多的讀者科學、全面地認識中藥，開心享用這一份豐厚的文化速食。

目錄

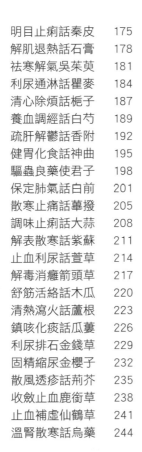

第三篇　下品中藥

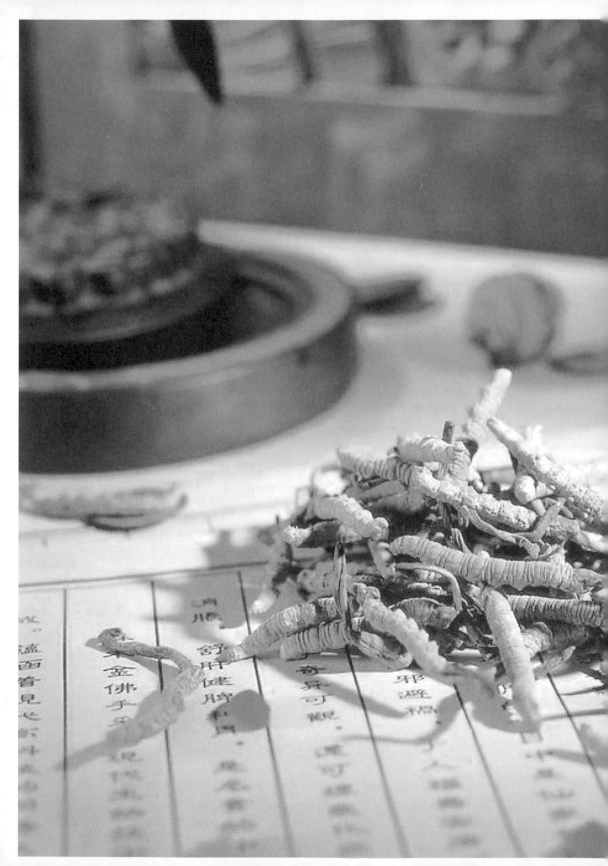

第一篇

上品

中藥

補虛第一數人參

【藥名】人參

【藥性】甘、微苦，平。歸肺、脾、心經。

【功效】大補元氣，補脾益肺，生津，安神益智。

【產地】主產於吉林、遼寧、黑龍江。以吉林撫松縣產量最大，品質最好，
稱吉林參。

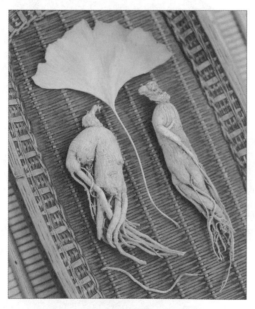

從前，在長白山下的鏡泊湖邊住著許多人，過著男耕女織，牧羊放馬，相當和諧安寧的部落生活。白天，年老的長者會在部落裡最古老的大樹下給可愛的孩子們講一些不知從何時流傳下來的神話故事；年輕的小伙子耕田栽種或者牧羊放馬；年輕的姑娘們或者在家紡布染色，或者在外採摘。晚上，大家都會安靜地享受月光、湖水等一切自然的恩賜。人們的生活很自在，很幸福。

部落裡有個年輕人叫馬千里，因為機智聰明、勤勞勇敢而受到大家的歡迎。有一天，當他在山上馴養馬匹時，忽然聽見遠處傳來呼喊聲「救命啊！救命啊……」

他循著聲音傳來的方向，手裡拎著套馬桿迅速地找到了需要幫助的人，在山坡上，一隻兇猛的老虎正撲向一位年輕的姑娘，情況很緊急，馬千里想都沒想就把手裡的套馬桿子用力地扔向老虎，這下，激怒了飢腸轆轆的老

虎，牠轉身撲向不遠處的馬千里，馬千里急中生智，用馬鞭子猛勁地向老虎「啪，啪，啪」地抽去，因為疼痛，老虎的進攻比之前更兇猛了，但都被馬千里機靈地躲過。沒過多久，族長帶著部落裡很多人馬趕來了，最終老虎倉皇而逃。

原來，剛才被救的那個姑娘叫娟娘，她是到山上採摘野果的。此時，因為驚嚇過度，娟娘已經不省人事了，人群中有位略懂得醫術的人說道：「娟娘估計是元氣大傷，只有長白山上的老山參能治好，而且要盡快。不然會有生命危險的。」望著臉色蒼白的娟娘，大家都在發愁，因為長白山上到處是豺狼虎豹，誰都不敢去。這時，馬千里站了出來，對族長說：「如果大家相信我，我願意冒險去長白山採人參。」大家都用敬佩的眼光看著馬千里，並且在心裡默默地為他祈禱。經過簡單地準備後，馬千里出發了。

馬千里騎著族長贈送的千里馬不久就來到了長白山下，把馬兒安頓好後，帶著準備好的乾糧和水，進山了。尋找山參的過程是艱辛的，他的草鞋穿爛了，他的腿被野狼咬傷了，他的手被滿山的荊棘劃破了，但他沒有放棄，咬著牙，忍著疼痛，繼續尋找。後來帶來的乾糧也吃完了，他依舊沒動搖，一直靠著吃山裡的野果度日。也許是他的誠心感動了上蒼，在他精疲力竭的時候，發現了一棵紅花綠葉的大山參，他頓時精神倍增，小心翼翼的在人參莖上繫上紅繩，挖出了老山參，飛也似的沿原路返回，騎上千里馬以最快的速度回到部落。娟娘已經昏迷了好多天了，當她喝下用野山參煎熬的藥湯後，沒過多久就甦醒，經過一段時間的調養，慢慢恢復。

當她得知是馬千里不畏艱難險阻去長白山為她尋找到救命的野山參時，她被馬千里深深地感動，在娟娘的心裡已經喜歡上了這個勇敢的小伙子，後來經過大家的牽線，娟娘和馬千里成親。從此，馬千里就經常在山裡採集人參和其他中草藥為村民治療疾病。

人參能大補元氣，拯危救脫，為治虛勞第一要品，故常用於元氣欲脫，

神疲脈微之症。凡大病、久病、失血及汗、吐、下等導致臉色蒼白，精神委靡，脈動微欲絕者，均可急用本品一味煎服。凡脾虛食慾不振，面黃肌瘦，倦怠乏力者，可與白朮、茯苓、甘草配伍，補中益氣。

[複方]

（1）人參烏雞湯

【用料】人參切片10公克、烏骨雞1隻，調味品適量。

【做法及用法】人參片裝入雞腹內，用砂鍋燉至雞肉爛熟即可。食雞肉飲湯。

【效用】益氣養血，補腎益精。

（2）參棗米飯

【用料】人參3公克、紅棗20公克、糯米250公克、白糖適量。

【做法】先將人參、紅棗放入瓷盆泡發，再將參、棗置砂鍋煮30分鐘以上，撈出參、棗，藥液待用。糯米置於碗中，隔水蒸熟後扣於盤中，此時將參棗擺放於米飯上，藥液加白糖濃煎後，倒在擺放好的參棗米飯上。

【效用】補中益氣，養血安神。

知識延伸

人參雖好，也有禁忌，服用人參時應注意：服用人參時不可同服蘿蔔、濃茶；煎煮時，忌用鐵、鋁等器具；凡常有低熱、口燥、心煩、便秘、鼻出血等「火熱」症者慎用；長期服用人參，會出現異常興奮、失眠、血壓升高等症，所以服用人參必須在醫生指導下服用，不可隨意濫用。

苦口良藥話黃連

【**藥名**】黃連

【**藥性**】苦、寒。歸心、脾、胃、膽、大腸經。

【**功效**】清熱燥濕，瀉火解毒。

【**產地**】主產於四川、雲南、湖北等地。

從前，在四川大巴山下有位姓陶的郎中，他一直都潛心研究中醫，也時常上山採挖藥材，平日裡給不少老百姓看好過病。很多人都想把自己的孩子送到陶郎中那學看病。陶郎中在自己家後面種了一個很大的藥園子，遇到繁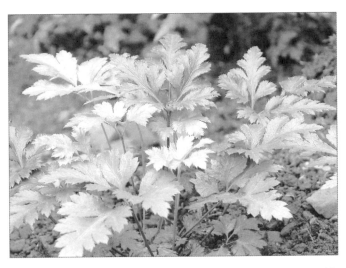忙的時候自己和家人都忙不過來，所以他一直都在找尋個幫工。經過層層篩選與慎重考慮，最後老實厚道、忠誠勤奮的阿連成了陶郎中的徒弟。

每天，阿連都是起早貪黑地在園子裡澆水鋤地、栽種中藥。遇到空餘時間時，就跟師父出門看看病，過得很充實。陶郎中對阿連也十分滿意。很快冬天來臨了，正月的一個早晨，陶郎中和阿連上山找藥，放眼望去滿山白雪皚皚，冷氣襲人，在下雪天找藥是件十分困難的事。在找了很久依舊沒發現什麼時，他們決定回家。突然，一片開著綠花的小草出現在他們眼前，陶郎中經過仔細辨認，還是沒識別出那小草是何物，但是他想能在這麼寒冷的氣

候裡，獨自開放出顏色這般鮮豔花朵的植物一定有它的不尋常之處，於是他們便挖了一些帶回家。

春天來了，移栽在藥園裡的小草在阿連的精心照料下綠油油的長了一大片。陶郎中有一位聰明伶俐的女兒阿妹，在一天早晨突然得了一種怪病，全身燥熱，上吐下瀉，沒幾天時間就暈過去了。這時碰巧陶郎中在外出診還沒回家，阿妹的母親急得團團轉，不知如何是好。青年園工阿連心中也很焦急，因為在陶郎中家的這段日子裡，他已經深深地喜歡上善良的阿妹。

阿連憂心忡忡地走到藥園子裡，望著眼前一片生機盎然的綠色卻毫無心情。突然，他想起來，前不久他喉嚨腫痛，吃了不少藥都不見效，偶爾摘了一片從雪地裡帶回來的那些小草的葉子隨便嚼了一下，那葉子苦得他直吐舌頭，但過了不久他的喉痛減輕了一些。接下來的幾天他都嚼幾片這種葉子，喉痛就在不知不覺中好了。

「阿妹全身發熱，這種小草是從雪地裡找回來的，也許會對她的病有所幫助。」阿連一邊興奮地想著一邊跑出找師母說了自己的想法，師母覺得阿連的話有一定的道理，而且現在情況十分危急，便同意了阿連的看法。於是，阿連立刻跑進藥園子，挖了些小草，煎成湯藥，給阿妹餵下。誰都沒想到，這藥真的發揮效果，昏迷的阿妹下午就甦醒了。後來繼續吃了兩天的藥，阿妹就好得差不多。

陶郎中回家得知這件事後，給女兒把了把脈，知道女兒患的是腸胃熱病，一定要用清熱解毒的藥才能治好，並且連連誇讚阿連肯動腦筋。經過實踐，證明那些開綠花的小草確實是清熱解毒、瀉火止痛的良藥。因為是青年園工阿連（原名黃連）發現的，所以陶郎中給它取名「黃連」。後來，陶郎中見阿妹與阿連兩人情投意合，於是把阿妹許配給了阿連，兩人不久便喜結良緣。後人讚美道：「良藥苦口數黃連，綠花爭豔正月間，清熱解毒除沉屙，苦盡甜來結良緣。」

　　黃連大苦大寒，清熱燥濕之力勝於黃芩，由於長於清中焦濕火鬱結，善除脾胃大腸濕熱，為治濕熱瀉痢要藥；可瀉火解毒，尤善清心經實火，用於熱盛火熾、高熱煩躁。黃連惡菊花、芫花、玄參、白鮮、白僵蠶；畏款冬；忌豬肉。胃虛嘔惡，脾虛泄瀉，五更腎瀉者，均慎服。

[複方]

（1）治熱病高熱、濕熱蔓蒸、熱毒熾盛諸症宜生用；治肝火上炎、目赤腫痛、頭痛宜酒拌炒；治胃熱嘔吐宜薑汁拌炒；治肝火犯胃、脘痛吞酸宜吳茱萸煎湯拌炒。

（2）外用以黃連汁點眼，可治火盛目赤；塗口，可治口舌生瘡。

知識延伸

（1）有一句歇後語「啞巴吃黃連，有苦說不出。」中藥黃連的苦味，可謂聞名天下。黃連的苦味成分主要是黃連素。據試驗，用1份黃連素加上25萬份水，配製出的溶液仍有苦味。黃連之苦正可以視為對中藥黃連的讚譽——「苦口良藥」。

（2）淋病是目前世界上發病率最高的一種性傳染病，其廣泛流傳的原因之一是淋球菌適應能力強，對許多抗生素均有抗藥性，尤其對青黴素的抗藥菌高達40％～90％。而最新的研究顯示，黃連可以抑制耐青黴素淋球菌菌株，對均有抑制作用的單味中藥中作用最強的。這為黃連治療淋病提供了可靠的依據。

止血補血話阿膠

【藥名】 阿膠

【藥性】 甘，平。歸肺、肝、腎經。

【功效】 補血，滋陰，潤肺，止血。

【產地】 以山東、浙江、江蘇等地產量較多。古時以山東省東阿縣而得名。

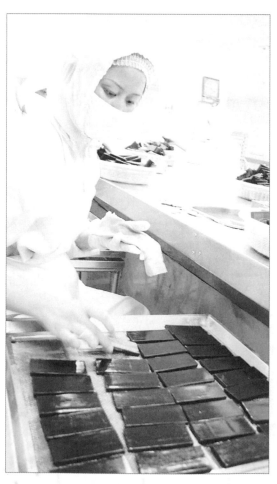

在很久以前，人間的罪惡行為越來越猖獗，天神也因此心情不佳，於是祂決定懲罰一下罪惡的人們，於是在人間突然間出現了一種令人恐懼的疾病，患上這種病的人都會出血而亡，一時間死亡的味道瀰漫在所有人的周圍。

當時，在山東有個叫阿嬌的姑娘，聰明伶俐，為人正直，敢做敢為。在她小的時候父母就不幸去世了，留下年幼的弟弟和她相依為命。為了生存，更為了養活弟弟，阿嬌從小就培養了獨立的性格以及各種處事的能力，她和弟弟的生活雖然不怎麼富裕，但一直都很和睦幸福。直到這一次，弟弟不幸地患上了這種可怕的疾病。阿嬌找了很多醫生，但

他們看過後都只是搖搖頭……阿嬌心急如焚，卻無計可施。

　　一天晚上，善良的阿嬌因為擔心弟弟的病而睡不著，於是便起床出來走走。無意間走到了山神廟，她走了進去，跪在菩薩面前悲痛的訴說著弟弟的病情，她說自己不能失去唯一的弟弟。天上的神仙聽見了她苦苦的哀求聲，為之動容。據祂們瞭解，阿嬌平時是一個很明事理、尊敬長輩的姑娘，況且很多壞人已經得到了相對的懲罰，不應該牽涉太多無辜。於是，天神決定幫幫阿嬌。

　　就在那天夜裡，在阿嬌的睡夢中，她夢見一位白鬍子老人對她說：「妳不要太擔心，妳弟弟的病是可以治好的。要治這種病，必須用吃獅兒山草，喝郎溪河水長大的毛驢的皮才行。」白鬍子老人說完這些後就消失了。阿嬌一時興奮醒了過來，發現原來是場夢，但夢中的一言一語她都記得很真切。她想只要能救弟弟和大家，無論如何都要試試找到那頭驢。

　　把弟弟託付給鄰居後，阿嬌便出門找尋那頭驢，她獨自一人畫行夜宿，餐風飲露，終於經過沿途的打聽得知就在附近有個王員外養了一群這樣的驢。原來王員外平日裡最喜歡吃驢肉，但對驢肉很挑剔，所以他叫家僕特意養了這樣一群只吃獅兒山草，喝郎溪河水的驢。

　　阿嬌打聽到王員外的家後，立刻去找王員外，向他說明了一切並且懇請他為了大家的病把那些驢貢獻出來，大家一定會很感激的。王員外是個狡猾吝嗇的小人，但擔心正面拒絕落下個難聽的名聲，於是他對阿嬌說：「養那些驢我可是花了不少成本的，妳說驢皮能治病要我怎麼相信妳呢？」「要我怎麼做你才能相信？」阿嬌誠懇地問。「要我相信妳不難，只有一個條件，那就是必須只有妳一個人將驢處死！」在場的人都為之一驚，因為這些驢平時都是穿山越澗，如履平地，很難馴服。阿嬌明白這一點，但是一想到大家被怪病折磨的痛苦和慘死的情形，她毫不猶豫地答應了。經過奮力拼搏，阿嬌終於處死了毛驢，大家喝了驢皮熬成的藥膠後都逐漸康復了。後來，大家為了紀念阿嬌所做的一切，於是把驢皮熬的膠稱為「阿膠」。

阿膠為補血之佳品，用於血虛萎黃，眩暈，心悸等，並常與熟地黃、當歸、黃芪等補益氣血藥同用；止血作用良好，用於多種出血症，對出血而兼見陰虛、血虛症者，尤為適宜；能滋陰潤燥，用於陰虛症及燥症。

[複方]

阿膠芪棗湯

【**用料**】阿膠10公克、黃芪20公克、紅棗10枚。

【**做法及用法**】將黃芪、紅棗洗淨，加入清水，浸漬2小時，煎煮60分鐘，濾去藥渣。將阿膠放入藥汁內，稍沸烊化。每日1劑，分2次溫服。

【**效用**】補氣生血，滋陰養血。

知識延伸

阿膠素與人參、鹿茸齊名而並稱為「中藥三寶」，為滋補之藥品。該藥為山東省名優特產中藥品種，1915年曾獲巴拿馬萬國博覽會金獎。阿膠為黏性質地，入煎劑時易影響其他藥物有效成分的煎出，所以在入湯劑時，都註明烊化沖服，或用開水、黃酒化服。阿膠性質黏膩，有礙消化，所以脾胃虛弱、不思飲食或納食不消化以及嘔吐泄瀉者，應當慎用或忌服。

調和諸藥唯甘草

【**藥名**】甘草
【**藥性**】甘，平。歸心、肺、脾、胃經。
【**功效**】補脾益氣，祛痰止咳，緩急止痛，清熱解毒，調和諸藥。
【**產地**】主產於內蒙古、新疆、甘肅等地。

從前，在一個小山村裡有位小有名氣的郎中，他為人很熱情，無論什麼情況下都樂於為大家看病，遠近只要有人生病了都會找他診治。有一次，鄰村有個病人病得很嚴重，起不了床，他的家人就到郎中家把他請了過去。

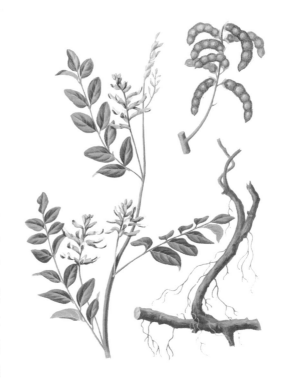

正值開春不久，天氣變化無常，很多人都患了各式各樣的病。郎中一走就有幾個病人到他家來找他看病，後來陸陸續續地又來了一些。郎中的妻子對大家說：「今天一大早，我丈夫出門去看病了。也沒說什麼時候回來，大家不用在這裡等，等他回來再過來吧！」有的人聽說郎中不在便走了，有的人懇求郎中的妻子說：「我們家離這裡很遠，來一趟不容易，現在田裡的活都等著我們回去做啊！這病多拖一天我們的損失就多一些啊！」

17

郎中的妻子見大家說的都是實情，她也不想大家白跑一趟，於是她便尋思著，平時丈夫給人看病發藥，不就是一包一包的草藥嗎？我去找點草藥先應付一下他們不就行了。找來找去，妻子發現家裡現在沒有那麼多的乾草藥。就在她發愁的時候突然看見灶前燒火的地方有一大堆的草棍子，之前她曾經咬過一次那種杆，覺得有一股甜甜的味道，就用那種杆給大家包藥吧！

於是，她便把那捆捆的草棍子用刀切成一小段一小段的，用紙包成一包包的，一一發給那些來看病的人，說：「這是我丈夫臨走前留下來的藥，你們拿回去用它煎水喝，希望對大家的病有所幫助。我也不清楚這藥怎麼個賣法，等下次大家再過來時間問我丈夫再付錢吧！」那些早就等得著急了的人們一聽都很高興，每人拿了一包藥告辭致謝而去。

過了些日子，有些人來給郎中送還藥錢，郎中一時沒弄明白就問：「什麼時候我給大家開過藥啊？」站在旁邊的妻子頓時想起她忘了跟丈夫講那天的事，於是，她低聲對丈夫把事情解釋了一番，郎中才明白。

事後，他問妻子給病人吃的什麼藥，妻子拿來一根燒火用的乾草棍子說：「我給他們的就是這個。」後來，細心的郎中又特意去問了一下那些人，他們之前患的是什麼病，有的咳嗽痰多，有的脘腹、四肢疼痛，有的癰疽瘡瘍……自從他們吃了那藥之後病全好了。郎中大吃一驚：「這種草藥真神奇，居然把這麼多各式各樣的病都給治好了。」

從那以後，郎中便把那種燒火用的「乾草棍子」當作中藥使用，後來經過長期的實踐發現這種「乾草棍子」不僅單用能治百病，而且配伍藥方時它發揮了很大調和的作用，於是贈予「國老」之美稱，意思即此藥可以調和百藥，並且由於它味道甘甜，於是給了它一個藥名「甘草」，一直沿用到今天。

甘草補脾益氣，滋咳潤肺，緩急解毒，調和百藥。臨床應用分「生用」與「蜜炙」之別。生用主治咽喉腫痛，痛疽瘡瘍，腸胃道潰瘍以及解藥毒、

食物中毒等；蜜炙主治脾胃功能減退，大便溏薄，乏力發熱以及咳嗽、心悸等。

咽喉腫痛者，可單用煎服，亦可與桔梗同用，以增解毒利咽之功。

[複方]

甘草茶

【用料】取甘草10公克，茶葉5公克，食鹽8公克，配水1000毫升。

【做法】按此比例，先將水燒開，再將甘草、茶葉、食鹽放入水中煮沸10分鐘左右即可飲用。

【效用】可治風火牙痛、火眼、感冒咳嗽等症。

知識延伸

甘草調和諸藥量宜小，做為主藥量稍大，用於中毒搶救量宜大；若脾胃虛弱，中氣不足，氣短乏力，食少便溏者，常與人參、白術、茯苓同用；脾胃虛寒，脘腹攣急作痛者，可與桂枝、芍藥、飴糖配用，以溫中補虛，和裡緩急；外感風寒咳嗽者，常與麻黃、杏仁同用；有增甜、增香的作用，多用作食品、飲料和糖果的調味。

宮廷食補話茯苓

【藥名】茯苓
【藥性】甘、淡，平。歸心、脾、腎經。
【功效】利水消腫，滲濕健脾，寧心。
【產地】主產於雲南、安徽、湖北、河南、四川等地，野生或栽培。

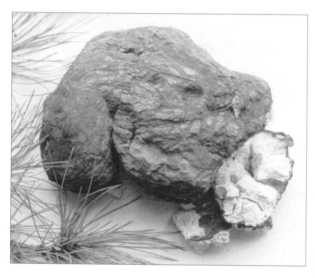

柳宗元是唐朝著名的文學家、思想家。他在詩文上的造詣是眾所皆知的，在柳宗元的眾多作品之中，有一篇名為〈辨茯神文並序〉的文章可能不為大家所熟悉，這篇文章的創作涉及一小段故事。

有一天，柳宗元突然患病了，全身上下不舒服，腹部脹悶，偶爾會泄瀉，並且時常伴有心慌。於是，他便去醫館找醫生看病。醫生一把脈，一看舌苔，便說道：「你的病是由心脾兩虛所引起的，用茯苓煎湯，喝上幾劑就沒大礙了。」恰好那天醫館所存的茯苓賣完了，醫生便開了藥單叫柳宗元去藥店買。柳宗元謝過醫生後便出門去藥店。

來到街上，柳宗元發現時間還早，藥店離醫館也不是很遠，他便踱著小步，邊走邊看看街上的各種貨品。街上的小販很多，賣什麼的都有，各種叫賣聲不絕於耳，突然他聽見：「茯苓啊！上好的茯苓！」柳宗元尋聲望

過去，見一個山裡人打扮的年輕人在那裡叫賣，他的面前擺放著幾個很大的茯苓，他便走了過去。「這茯苓好嗎？」柳宗元拿起一個在手中仔細端詳，「這可是上好茯苓，我昨天剛從山裡採回來的，很新鮮，藥用價值特別高。」賣藥人一口氣把他的茯苓誇得沒有比這更好的，柳宗元根本就不會鑑別，聽賣藥人說好，再看那茯苓個挺大的，也很新鮮，便想藥店都是些陳貨，效果肯定沒這些好，於是就買了一些回家。

回家後他叫人把茯苓洗乾淨，煎成藥湯，一天喝三次。喝了兩天後，感覺自己的病情不但沒有緩解，反而更加嚴重，家人很著急，以為醫生診斷有誤。於是，便派人去請醫生。那醫生聽說後，感到十分詫異，一路上都在想出了什麼問題啊？

醫生來到柳宗元家中後，又重新給他診治了一遍，和兩天前的病情差不多，只是更嚴重了。醫生便問柳宗元的家人：「你們是用茯苓煎的藥嗎？」家人連連點頭，「那藥還有嗎？給我看看。」「沒了，剛才服下的是最後一劑了。」家人回答道。「藥渣還沒倒掉吧！趕緊帶我去看看。」煎藥的下人正準備把藥渣倒進院子外的水溝裡，醫生連忙阻止了他，拿過藥罐子細看了看說道：「果然不出我所料，這哪裡是茯苓啊！你們煮的是老芋頭，一定是有人為了賺錢故意將芋頭削刮刻雕成茯苓的樣子，以假充真，賣給你們了。」

後來醫生便從自己的醫館裡拿了些真正的茯苓給柳宗元治病，過了一段時間後，柳宗元便痊癒了，想到自己這次因為買了假藥險些丟了性命，柳宗元便覺得很氣憤，於是他便到街上去找那個買藥的人，希望當場揭穿他，以免其他的人上當受騙，可是一連去了好幾次，都沒見到那個賣藥人的蹤影，估計是早就溜之大吉。這樣，柳宗元便更加鬱悶，於是他便揮筆寫了一篇〈辨茯神文並序〉，借此告誡後人務必慎重辨別事情的真假，以免求福得禍。

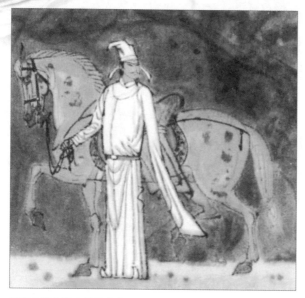

唐朝文學家柳宗元的畫像。

茯苓，又名茯神、松苓、松薯，是一種菌類中藥，為多空菌科茯苓的乾燥菌核。主要寄生在松科植物赤松或馬尾松的根上。茯苓甘補淡滲，性平作用和緩，無寒熱之偏，故可用治寒熱虛實各種水腫；能健脾補中，用於脾虛諸症；益心脾而寧心安神，用於心悸，失眠。茯苓是一種藥食兩用的珍品。

[複方]

（1）茯苓餅

【用料】茯苓200公克、人參10公克、麵粉800公克。

【做法】二藥分別研末，加食鹽少許，同麵粉加水揉成麵糰，做成約重100公克的餅乾，烙熟。

【用法】每次食1個。

【效用】本方用茯苓、人參補氣益脾，以人參延緩衰老。用於補虛，抗衰延年。

（2）茯苓雞肉餛飩

【用料】茯苓50公克、雞肉適量、麵粉200公克。

【做法】茯苓研磨成細末，與麵粉加水揉成麵糰，雞肉剁細，加生薑、胡椒粉、鹽做餡，包成餛飩。煮食。

【**效用**】本方以茯苓補脾利濕，雞肉補脾益氣，薑、椒開胃下氣。用於脾胃虛弱，嘔逆少食，消化不良。

（3）茯苓麥冬粥

【**用料**】茯苓、麥冬各15公克、粟米100公克。

【**做法**】粟米加水煮粥；二藥水煎取濃汁，待米半熟時加入，一同煮熟食。

【**效用**】本方以茯苓寧心安神，麥冬養陰清心，粟米除煩熱。用於心陰不足，心胸煩熱，驚悸失眠，口乾舌燥。

知識延伸

明清時代對茯苓的抗衰老作用十分推崇，慈禧太后用茯苓做成糕點食品和飲料服用，以求保持皮膚潔白細膩。據《本草品藥經會》記載，經常拿蜜和茯苓末去做面膜可以除去人臉上長的瘡、斑，以及婦女產後產生的黑斑。

丹爐仙藥話朱砂

【藥名】朱砂

【藥性】甘、微寒。有毒。歸心經。

【功效】清心鎮驚，安神解毒。

【產地】主產於湖南、貴州、四川、廣西、雲南等地。

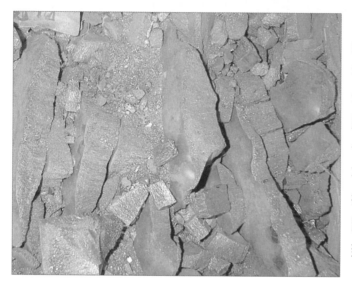

古時候有一種癲狂病，當時的醫生都沒法治，但是裝神弄鬼的方士卻可以不費吹灰之力將它治好。那時候人們也大多迷信，有了病也不去求醫，而是選擇去找方士。因此，一時之間醫生看病的科學性遭到了空前的挑戰。

但迷信總歸是迷信，總有它出問題的時候。就有這麼一個秀才，因為他懂得幾分醫術，就懷疑了：「看病救人這裡面的學問可深著呢！就憑那些整天不學無術，就知道畫符唸咒、裝神弄鬼的方士，怎麼會把人給治好呢？肯定有什麼秘密。」於是，他慢慢琢磨著，反覆思考，最後想出了一個很妙的方法，來尋找事情的真相。

一天，秀才先跟他的媳婦商量，告訴她該如此這般，交代清楚後就開始實行計畫。秀才的妻子去找方士，哭著告訴他說她的丈夫得了癲狂病。方士

很是高興，以為又有錢掙到手，急忙來到秀才家。進門後，只見秀才衣衫不整，披頭散髮，躺在地上耍賴，妻子怎麼勸說就是不肯坐到床上去，瘋瘋癲癲道：「哈哈，我是天兵天將，玉皇大帝派我來此捉拿你們這群妖魔鬼怪上天受罰的，見了本神還不快快跪下……」

方士見此般情景心中暗暗偷樂，毫不懷疑，心想：「秀才果然瘋了，今天有錢拿了，哈哈！」於是，他對秀才夫人說：「妳相公患的是癲狂病，看他的樣子已經病得不輕了，不過妳放心，我能治好，只是這個價錢……」秀才夫人聽方士如此說，知道他已經上當了，於是，裝著很急切的樣子說：「錢的問題您放心，只要能治好相公，我就算傾家蕩產也給足您。」方士聽秀才夫人如此說，心中便安定了，於是吩咐她準備火把、松香之類的東西，他要設壇施法為秀才祛除病魔。

只見方士點燃火把與松香，端一碗淨水放在桌上，再拿起一張畫好的符，嘴裡還唸唸有詞：「天靈靈，地靈靈，一天三朝過往神。過往神，有神靈，鬼使神差下凡塵。吾奉太上老君急急如律令，為你驅鬼來治病，只要喝下這符水，妖逃鬼散病除根。」

在一團濃煙繚繞之中將那張符掛在了右手拿著的桃木劍上，唸完之後，準備燒符化水，不料這時，秀才噌的一下從地上跳了起來，以迅雷不及掩耳之式把那張符紙搶了過來，並對方士一陣拳腳相加，嘴裡大聲罵道：「這是哪裡來的混帳東西，竟然在我的眼前放肆，來人，將他轟走。」

方士被踢倒屁股著地，「哎喲哎喲」地叫痛，好不容易爬起來，門卻被秀才的妻子關緊。他本想進屋理論一番，又一想這人病成這樣了，估計也沒得治，何必去做這種吃力不討好的事呢。於是，鬱悶地離開。

屋裡，秀才研究著方士留下的東西，他先把那碗水喝了一口，什麼味道也沒有，道：「這確實是碗淨水，肯定不是這碗水在起作用。」再看看符紙，也沒什麼稀奇的，秀才疑惑：「奇怪，這都不治病啊！究竟什麼才起作用呢？」反覆仔細檢查方士留下的物品，不斷推敲，最後，他盯住畫符用的

朱砂了：「莫非就是它能治癲狂病？」第二天，他找到一個得癲狂病的人，把他帶到自己家，用一點朱砂放在水裡給他喝，當場病人的癲狂就緩解了許多。又繼續服用，不幾天，那人的癲狂病果然痊癒了。

這樣，聰明的秀才知道了方士的「驅鬼」治癲狂病，並不是畫符唸咒在起什麼作用，只不過是因為符上的朱砂有藥性。從此以後，被方士用來畫符的朱砂，在埋沒多年後，終於成了一味廣泛用於治療癲狂病的中藥。

朱砂甘寒質重，專入心經，寒能清熱，重能鎮怯，所以朱砂既可重鎮安神，又能清心安神，最適心火亢盛之心神不寧、煩躁不眠等症。

[複方]

朱砂豬心

【用料】豬心一個、朱砂1.5公克。

【做法及用法】將豬心剖開納入朱砂，外用細線紮好，放進足量的清水中煮熬，直至豬心煮熟為止，最後酌加鹽、味精、蔥等調味料，吃豬心喝湯，一天服完，此方不宜連續服用。

【效用】主治心煩失眠、神志不寧。

知識延伸

《本草經疏》中載：「若經伏火及一切烹煉，則毒等砒硇，服之必斃」，不僅指出了朱砂的毒副作用，而且還指出了火鍛可使朱砂的毒性增強。目前中藥學已將朱砂列為「有毒」中藥，且忌火鍛。2000版《藥典》明確指出，含有朱砂的藥中，朱砂含量應為0.1～0.5公克，因此日服用量不能超過0.5公克。

清肝明目決明子

【藥名】決明子

【藥性】甘、苦、鹹，微寒。歸肝，大腸經。

【功效】清熱明目，潤腸通便。

【產地】中國南北各地均有栽培，主產於安徽、廣西、四川、浙江、廣東等地。

從前，有個秀才，年輕時為考取功名，日以繼夜地刻苦讀書，無奈時運不佳，連考幾年都沒能考中。秀才眼看著時間就這樣白白耗盡，加上身體越來越差，最後放棄了心中一直以來為官的夢想，回村中私塾給孩子們教書。由於長期用眼過度，秀才不到六十歲兩眼就

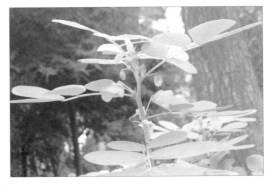

幾乎瞎了。無兒無女的他自從眼睛模糊後，生活更加困頓，幾乎做不了什麼事，只得依靠之前存下來的錢財度日。沒事的時候，便坐在自家門口曬著太陽，回憶著自己一生的點點滴滴，偶爾也會給門前的花花草草澆澆水。

有一年的春天，陽光明媚，萬里無雲，秀才又像往常有太陽的日子一樣搬出自己的大躺椅，準備在門口享受陽光的溫暖。當他剛躺下時，有個人走到他面前禮貌地問道：「老人家，我是從南方過來收購藥材的藥商，我看中了你家門口的那幾株草藥，不知道您可否將它們賣給我？」

瞎秀才瞇著眼睛試圖看清楚眼前這位藥商，模模糊糊地他看到了個大概，說道：「你說的是哪些？」藥商指了指瞎秀才面前不遠處的幾叢草，瞎

秀才問：「你給多少錢啊？」藥商笑著說：「比一般藥草價格高些我都願意出。」瞎秀才見藥商肯出這樣的價買那幾株看上去不怎麼起眼的野草，想必它一定是珍稀草藥，反正自己現在也不缺錢少糧，於是秀才對藥商說：「我還沒見過這些草藥開花結果，不賣了。」藥商遊說了一番，瞎秀才堅持不賣，他只好失望地離開了。

從那以後，瞎秀才便十分細心地照料著門前的那幾株草藥，時常給它們澆澆水，鬆鬆土，一心期待著它們快點成長。過了段日子，那位藥商又回來了，看到那些草藥已經長大了不少，並且開著金黃色小花，心裡更加想買下。於是，藥商對瞎秀才說：「我即將離開此地，順道過來看看這些草藥。沒想到都已經長這麼高了，您說個價吧！多少錢我都能出。」瞎秀才這次更加捨不得賣了，回答說：「多少錢我都不賣，我一定得親眼看著它結果。如果你願意明年再來吧！到時候我給你一些種子。」藥商明白買下草藥是沒希望了，只得有機會再過來。

秋天到了，門前的那些草藥結出了很多菱形、灰綠色有光亮的種子。瞎秀才很開心，把那些種子採摘下來曬乾，曬乾的種子散發出了陣陣清香，於是瞎秀才便抓了一小把放在水杯中泡茶喝，一杯茶下肚瞎秀才感覺整個人神清氣爽，口有餘香，於是，自那以後秀才便每日喝一杯藥茶。不知不覺中瞎秀才發覺自己看東西越來越清晰了，他尋思著是不是每天喝藥茶的緣故，但也不敢肯定。

一轉眼，一年的時間過去了。春天再次來臨，瞎秀才在門口種了更多的草藥。一天，那位藥商又來了，看見瞎秀才眼睛似乎比以前好了許多，便驚奇的問道：「老人家，我是來買草藥的。您的眼睛是吃了什麼藥治好的啊？」瞎秀才笑著回答：「我給你準備些許草藥的種子。大概是喝了那些種子泡的茶，眼睛慢慢變好的。」「我聽父輩們說那些草藥是治療大便秘結的良藥，想不到它還具有明目的作用，真是好藥材啊！」藥商大大稱讚那些草藥，「它叫什麼名？」秀才好奇地問藥商，藥商一時也愣住了：「我父輩只

是教我認識這種草藥，並沒有提及過它的名字。」秀才想了一下，覺得自己雙目復明都是它的功勞，於是便說道：「不如叫『決明子』吧！」藥商聽了覺得很貼切，便認同了。

從此以後，藥商便把「決明子」帶回南方廣為種植，不久由於「決明子」功效顯著，便成為了一味常用中藥。人們還以「愚翁八十目不瞑，日數蠅頭夜點星，並非生得好眼力，只緣長年飲決明。」來誇讚它。

決明子苦寒泄熱，甘鹹益陰，既能清泄肝火，又兼益腎陰。肝開竅於目，瞳子屬腎，故為明目佳品，虛實目疾，均可應用。山西民間俗稱其「千里光」，也是對決明子明目功能的肯定和讚譽。正因為如此，決明茶成為中國傳統的保健飲品。加上決明子有潤腸通便的作用，可改善老年人常有的便秘症狀，既明目又通便，實在是大有裨益。

[複方]

決明子綠茶

【用料】決明子、綠茶各5公克。

【做法】將決明子用小火炒至香氣溢出時取出，候涼。將炒好的決明子、綠茶同放杯中，沖入沸水，浸泡3～5分鐘後即可飲服。隨飲隨續水，直到味淡為止。

【效用】此茶清涼潤喉，口感適宜，具有清熱平肝、降脂降壓、潤腸通便、明目益睛之功效。

知識延伸

在中國江南一帶，常用決明子的嫩苗當蔬菜食用，其葉還可當茶用，日本民間把決明子莖葉做茶稱為濱茶。

醜寶不醜話牛黃

【藥名】牛黃

【藥性】甘、涼。歸心、肝經。

【功效】化痰開竅，涼肝息風，清熱解毒。

【產地】主產於北京、天津、內蒙古、陝西、新疆、青海、河北、黑龍江等地。

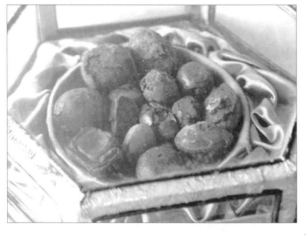

傳說在戰國時期，有位名醫叫扁鵲。扁鵲的一位名叫陽文的鄰居患了中風偏癱。恰好有一天在外行醫的扁鵲回到家鄉，得知扁鵲回來的消息後，陽文的兒子陽寶立即過來把父親患中風偏癱的事說了一遍，並請他去為父親看病。

扁鵲聽後大吃一驚，立刻和陽寶趕了過去。在仔細會診之後，扁鵲決定用治療癲狂驚癇的常用藥青礞石，好的方法他暫時還沒想到。於是扁鵲便回家從藥罐中取出泡製好的青礞石，就在他準備研磨配藥時，忽然聽見門外傳來一陣喧鬧聲，扁鵲走過去詢問，原來這是村子裡養了幾十年的一頭老黃牛，也不知道怎麼了，近一段時間以來牠消瘦了好多，不吃不喝，最近都沒辦法勞作了，大家決定殺掉牠。

殺完牛之後，有人便開始分肉，陽寶負責清理內臟，當他拿到牛膽時，覺得它沉甸甸的，打開一看發現裡面有塊石頭，他想這應該就是老黃牛生病

的原因吧！他想知道這到底是什麼病，於是就拿著那塊石頭去問扁鵲。這石頭具體怎麼形成的扁鵲當時也回答不上，但他對此頗感興趣，並囑陽寶把石頭留下，以便進一步研究。陽寶便隨手把結石和桌上的青礞石放在一起。

就在這個時候，陽文的病突然發作了，扁鵲急忙趕了過去，他到的時候發現陽文口吐白沫，全身顫抖，四肢發冷，情況十分危急。扁鵲急忙掏出隨身攜帶的金針，為陽文扎了幾針，暫時使他鎮定下來了，隨後急忙吩咐陽寶去他家把桌上的青礞石拿過來。

被剛才一幕嚇傻了的陽寶跑到扁鵲家隨手就拿起桌上的一塊石頭掉頭就回家了，氣喘吁吁地把它遞給扁鵲，扁鵲說：「我必須守在你父親的身邊，他隨時都有可能犯病，你去把那青礞石打細磨成粉。」陽寶按照扁鵲交代的把那塊石頭磨成了細粉，拿過來水，給父親服下了。慢慢的，陽文好像穩定下來了，扁鵲交代了一番便回家了。

回到自己的屋裡後，扁鵲剛在桌旁坐下便發現青礞石還在桌上，而牛結石不見了，經過一番細緻的思考扁鵲意識到，可能剛才陽文服下的不是青礞石而是那牛結石。這下可把扁鵲急壞了，那牛結石能治病嗎？這個還沒有人實踐過呢！萬一有個不良反應豈不是更糟糕。想到這扁鵲滲了一身的冷汗，他急忙又去了陽文家。把事情的前前後後向陽寶做了一番說明。陽寶也被自己的粗心大意而懊悔不已。「我先看看你父親的病情變化，我們再做打算吧！」扁鵲以醫生的口吻安慰著自己和陽寶。

經過一晚上的觀察，扁鵲發現陽文氣息逐漸趨於平穩，神志也慢慢清晰過來。扁鵲覺得很是奇怪，以前他也診治過中風偏癱的病人，恢復都沒這樣顯著的。憑藉著多年的行醫經驗，他苦苦地思考著，那牛結石一定有著不同尋常的地方。他決定繼續給陽文服用幾次牛結石。

就這樣，幾天過去之後，陽文的病勢奇蹟般地好轉，不用針灸抽搐就被止住了，而且偏癱的肌體也能動彈幾下，喉中的痰也被化掉了，可以清晰地開口講話了。恢復過來陽文對扁鵲千恩萬謝，扁鵲忙說：「你不用謝我，治

31

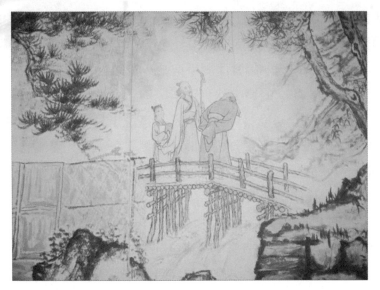

扁鵲行醫圖。

好你的人可不是我而是你的兒子。」陽文聽得摸不著頭緒，忙問兒子：「這
是怎麼一回事啊？」於是，陽寶將牛結石代礞石的經過講了一遍，這是陽文
才恍然大悟。扁鵲接著說：「我仔細地思考過了，覺得這種石頭和一般的石
頭是有著極大的不同的，它成長於牛的膽囊內，膽汁味苦，苦入心肝，化痰
開竅，涼肝息風的功效。」「哦，原來是這樣啊！那這藥叫什麼名呢？」大
家好奇的問。「這結石形成於牛的膽囊之中，又是黃色的，我看我們就稱它
為牛黃吧！」 扁鵲沉思片刻補充道：「牛黃有此神效，堪稱一寶，牛屬丑，
再給它取個別名，叫『醜寶』吧！」

　　後來經研究發現由於牛的膽囊局部黏膜發炎了，或者是膽管發炎了，形
成一些粗糙的面，膽汁流經這個局部的時候，就容易有些什麼東西會沉積在
局部。炎症是導致形成牛黃的最直接原因。膽汁中的各種成分在有炎症的地
方不斷沉積，日積月累，慢慢就形成了牛黃。

　　牛黃具有清心，豁痰，開竅，涼肝，息風，解毒的功效。用於熱病神

昏，中風痰迷，驚癇抽搐，癲癇發狂，咽喉腫痛，口舌生瘡，癰腫疔瘡等。

[複方]

牛黃珍珠散

【主治】口瘡，口炎，急性咽炎等。

【用料】牛黃1.3公克、麝香1公克、珍珠1.5公克、黃連4.5公克、硼砂
4.5公克、朱砂1.8公克、元明粉4.5公克、冰片4.5公克。

【做法】上藥混均，共研細末，貯瓶備用。用噴粉器將藥末噴於患處或
用探針蘸藥末抹於患處。

【效用】清熱解毒，活血散結止痛。

知識延伸

　　牛黃以表面光澤細膩、質地鬆脆，斷面層文薄而整齊，無白膜，味先苦
而後甘，清香而涼者為佳。如果用少許粉末，和與清水，塗在指甲上能染成
黃色，可以很長時間不褪色，習慣稱之為「透甲」或「掛甲」，這種方法可
以用來鑑別牛黃的真偽。

補腎養肝女貞實

【藥名】女貞實（女貞子）

【藥性】甘、苦，涼。歸肝、腎經。

【功效】滋補肝腎，烏鬚明目。

【產地】主產於浙江、江蘇、湖南等地。

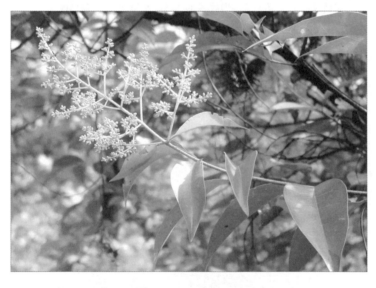

傳說在秦漢時期，臨安府有位姓蘇員外，膝下有一女兒叫貞子，雖然那時的人們推崇「女子無才便是德」，但是非常疼愛女兒的蘇員外覺得還是識點字讀些書對孩子有益處，女孩子是不能上私塾念書的，於是他便請了一位教書先生在家給女兒上課。

教書先生是個年輕的秀才，自幼就喪父，和母親相依為命，一直以來日子都過得很清苦。為了存夠進京趕考的盤纏，他應聘到蘇員外家做教書先生。年輕人是個非常有才學又有自己思想的人。在長期的接觸中，蘇小姐漸漸被他吸引了。蘇小姐知道他是一個很有抱負的人，只是暫時遇到了些困難，總是不時地鼓勵他。

年輕人也視蘇小姐為知己。漸漸地兩個年輕人日久生情，私訂終身。這

件事被蘇員外得知後，嫌貧愛富的他很生氣，雖然平日裡他視女兒為掌上明珠，但這件事他是怎麼樣都不會讓步的，並把年輕人趕出了家門。在年輕人走之前，蘇小姐拿出自己的積蓄，含淚對他說：「爹爹就是這樣一個人，你拿著這些錢去參加考試吧！等你考取功名那一天，再回來迎娶我，我等你！」年輕人明白蘇小姐的心，與之依依惜別後就踏上了趕考之路。

在年輕人走後不久，蘇員外為了巴結官宦，自己做主把女兒許配給了縣太爺的兒子。貞子秉性剛烈，父母之命，執意不從。在臨出嫁的那一天她對親近的丫鬟小葉說：「如果有一天我死了，妳在我的墳頭種一棵冬青樹吧！如果哪一天教書先生回來找我，這棵樹能表明我的心意。」說完便趁人不注意，自殺了。

第二年春天的一天，教書先生高中狀元，衣錦還鄉來找貞子小姐。丫鬟小葉告訴教書先生因為逼婚小姐在去年就自殺了。教書先生日夜苦讀等來的卻是這樣的噩耗，他失聲痛哭，哭得撕心裂肺，慢慢地從悲痛中清醒過來之後他叫丫鬟小葉帶他去了貞子的墳前。來到貞子的墳前，教書先生看著墳頭的野草一股悲涼由內而生，只是突然感覺到貞子墳前的那棵蔥綠的冬青樹給人一種充滿生命朝氣的力量。

「這墓區怎麼會有這麼蒼翠的一棵冬青樹啊？」教書先生問道。小葉告訴他這是小姐臨死之前交代她種在此地的。一剎那，教書先生彷彿看到了貞子在對他微笑，他再也堅持不下去了，「撲通」一聲，跪在貞子的墳前大哭，就這樣他在貞子的墳前痛哭了三天，結果就病倒了。

就在教書先生臥病在床的這段日子，貞子墳前的那棵冬青樹靜悄悄地開花了，不久還結出了許多像豆子一樣的果實。大家都覺得很奇怪，從來都沒有人見過冬青樹開花結果的。一時間關於那棵樹的議論不絕於耳，終於有一天傳到教書先生的耳朵裡了。他強撐著身子來到貞子墳前，想一探究竟。

他看著那滿樹沉甸甸的小果子，他似乎感覺到那果子是貞子餽贈給自己的禮物，冥冥之中彷彿聽見貞子對自己說：「我現在已經進入天庭，成為管

理園林的仙子了。那些冬青樹的果子可以治好你的病，你將它採摘回去煎藥喝，你的病便會好起來的。不要再傷心難過了，自己好好照顧好自己。」教書先生豁然開朗了，按照模糊的記憶他將那些果子煎成藥湯，喝了幾次後病便痊癒了。

從此以後，村子裡的人都知道冬青樹的果子可以治視物不明，鬚髮早白，腰痠耳鳴等病症。大家想到那些果子是貞子墳前的冬青樹上結出來，於是，便把那些果子叫做「女貞子」。

女貞子為清補之品，具有滋補肝腎、烏髮明目之功。能補養肝腎之陰，用於肝腎陰虛的目暗不明，視力減退，鬚髮早白，腰痠耳鳴及陰虛發熱等。常用10～15公克女貞子熬膏，或入丸劑。現代有研究認為，本品水煎劑中不含有其主要成分齊墩果酸，故入煎劑會影響療效，應以入丸劑為宜。

[複方]

女貞子酒

將女貞子洗淨，蒸後曬乾，放入低度白酒中，加蓋密封，每天振搖1次，一週後開始服用。女貞子配伍成口服的低度酒劑食療，可使活血祛斑，補益肌膚，強身抗衰的作用更明顯。

知識延伸

女貞子的果實成熟後不凋落，一直掛在樹上可以越過冬季。而女貞子的藥材一般在冬季果實完全成熟之後採摘。《名醫》曰：「（女貞實）生武陵，立冬採。」藥材以粒大、飽滿、色紫黑、質堅實者為佳。

利尿通淋車前子

【**藥名**】車前子

【**藥性**】甘，微寒。歸肝、腎、肺、小腸經。

【**功效**】利尿通淋，滲濕止瀉，明目，祛痰。

【**產地**】為車前科植物車前或平車前的乾燥成熟的種子，前者分布中國各地，後者分布北方各省。

相傳在漢朝時期，一位有名的將軍叫馬武。有一年的六月，他率領重兵馬與敵作戰。由於敵人設計謀，中了敵軍的埋伏，那場仗馬武戰敗，損失慘重。眼見無數士兵倒地身亡，馬武不忍再戰，只能倉皇撤退，以求保存實力，待來日再戰。

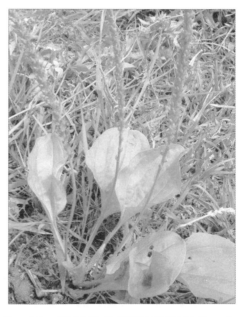

然而，禍不單行。馬武一行人馬打了敗仗後，想著需趕緊甩掉追兵，力保性命，哪有時間顧看退跑的方向，等確定敵軍未再追來後，靜下心來觀察周圍的環境，才發現眾人馬一下子潰退到百里不見人煙的荒野。一場戰爭才剛剛結束，另一場無息的戰爭又開始了。士兵們方圓百里都找不到糧食，連喝水也十分困難，哀聲、怨聲一片。何況又時至六月，烈日當空，天氣炎熱，其痛苦狼狽可想而知。沒幾天，人和戰馬餓死、渴死了許多。剩下的人，也因為缺水，發昏發燒，大多得了膀胱「濕熱症」，一個個小肚子發脹，小便短赤，甚至尿血，病倒的人不計其數。就

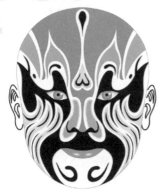

京劇中東漢大將馬武的碎花臉譜。

連馬也不例外，都有了這個病症，不吃不喝，撒尿短赤而少。

馬武將軍有個馬夫，分管三匹馬、一輛車，整天跟車馬打交道。這個馬夫平時不偷懶，不推卸責任，做事情很讓將軍放心。這時，他和他管的那三匹馬也全得了「尿血症」，馬夫心急似火，可是又毫無辦法醫治。

一天，馬夫忽然發現三匹馬不尿血了，撒尿清澈明亮，飲食也很好，顯得精神多了。馬夫很奇怪：「真好，馬不尿血了。可是為什麼呢？是吃了什麼東西的緣故嗎？」他圍著馬轉來轉去，上上下下觀察著馬，看看想想，想想看看，忽然發現停放大車的附近地面上，長著一種豬耳形的野草，這幾天下來，他的三匹馬一直在吃著這種豬耳形的野草。馬夫的心猛一動：大概就是這種草能治「尿血症」的吧！想著是這樣，於是就自己開始動手證實，他拔了許多豬耳形的野草，煎成湯吃了，作用明顯，一連吃了幾天，小便果然也正常起來。

猜想被確定之後，馬夫拔了一把這豬耳形草急急忙忙跑到將軍帳內，準備把這事稟告馬武。剛好馬武這幾天也正為這件事發愁呢！在帳蓬裡來回踱步，坐立不安。見馬夫入帳，問其何事，馬夫指著手中的草將前因後果如實說出。馬武聽聞後歡喜非常，傳令全營拔草煎水，供人喝、給馬飲。幾天過後，果然全營人馬的「尿血症」都治好了。

事後，馬武將軍重重獎賞了他的馬夫。一次，馬武私下會見他的馬夫，又大大讚揚了他。然而隨後，馬武將軍好奇地問馬夫：「治病的豬耳形的草藥長在什麼地方啊？」馬夫帶領著將軍走到營帳外面，指給將軍看：「大車前面的就是。」馬武哈哈大笑，說：「好個車前草。」從此，這種豬耳形的野草的名字「車前草」就傳開了；不過，也有人還叫它「豬耳草」。

車前子甘而滑利，寒涼清熱，有利尿通淋之功，用於小便淋瀝，對溫熱下注於膀胱而致小便淋滴瀝痛者尤為適宜；能利水濕，分清濁而止瀉，即利小便以實大便，用於暑濕泄瀉；用於目赤瀝痛，目暗昏花，翳障等；入肺經，能清肺化痰止咳。用治肺熱咳嗽痰多，用於痰熱咳嗽。此外，治療高血壓病，用本品煎湯代茶飲。

[複方]

（1）車前子茶

【用料】車前子10公克。

【做法及用法】把車前子放入保溫杯中，沸水沖泡15分鐘，當茶飲。此茶應每日一劑。

【效用】此茶具有利水降壓，祛痰止咳的功效。

（2）玉米鬚車前飲

【用料】玉米鬚50公克、車前子20公克、甘草10公克。

【做法及用法】先將玉米鬚、車前子和生甘草放入水中清洗，瀝乾水；將玉米鬚、車前子（紗布包）、生甘草加水500毫升，煎取400毫升，去渣，溫服。飲用量為日服3次。

【效用】玉米鬚能清熱消炎，利尿祛濕；車前子味甘性寒，能清熱利尿，消肝明目，可治濕熱下注、小便不利；甘草生用偏涼，入十二經，能清熱解毒利尿。

知識延伸

車前子種子中含有大量的黏液質，如果和其他藥物一起煎，就會黏結在一起引起糊底的現象，所以中醫在用車前子入湯劑時，都用紗布單包，即處方處註明的「包煎」。

補血養顏話紅棗

【藥名】紅棗

【藥性】甘，溫。歸脾、胃、心經。

【功效】補中益氣，養血安神。

【產地】主產於河北、河南、山東等地。

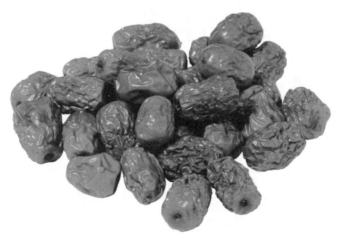

相傳，有一次高陽郡太守賈思勰下鄉巡察農民的作物生長情況，坐在馬車上，望著道路兩邊田間綠茵茵的莊稼，賈思勰很高興。當馬車駛進一個村莊時，賈思勰看見在村頭有一個人在賣棗樹，於是，便叫車夫停下馬車，上前詢問：「再過些時棗樹就都要結棗子了，為什麼會在這個時候賣這麼好的棗樹啊！」那人上下打量了一番賈思勰，看他不像買樹的，便回答說：「你不要看它外表壯實，可是幾年都不結棗子，所以趁結棗子前乾脆賣了。」賈思勰仔細看了看那棵棗樹，頓時心裡就明白了，不是棗樹的問題，是農民不懂科學，不會管理，所以棗樹才幾年沒結果。他對那農民說：「我有辦法讓它結果子。不過，先得讓我開堂審問審問棗樹。」

回去後就令衙役貼出佈告，「太守明日親審棗樹」，大家看到此佈告後都覺得很稀奇，審人倒是常有的事，審樹聞所未聞。第二天，當賈思勰開堂

時，下面站滿了看熱鬧的百姓。

　　只見堂中央跪著那個農民，他的身旁就立著他的棗樹。賈思勰看完狀紙後，大聲喝斥棗樹：「堂下的棗樹聽好了，你們的主人這幾年以來，精心給你們施肥、澆水，風裡來雨裡去，你倒好，怎麼就不知道回報啊！連個果子都不結。」堂下的百姓聽完，哄堂大笑，棗樹哪裡會說話，這太守是不是瘋了。太守命大家安靜，接著說：「大膽棗樹，為什麼不說話，看來非要動刑不可。」說完便見他走下堂，拿起一把大斧刀，來到棗樹前用斧刀的刀背狠狠地敲向棗樹，不一會兒工夫，棗樹的樹皮便被敲得四散崩裂，

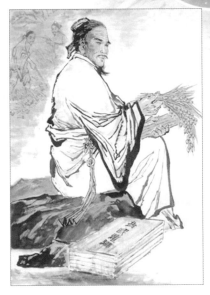

北魏農學家賈思勰畫像。

漿汁不斷往外溢，好像在苦苦哀求：「大人，饒了我吧！我知道錯了。」太守回過頭來對那農民說：「你現在可以帶它回家了，他已經答應好好結果了。」所有在場的人一片茫然，就這樣大家疑惑重重地回家了。

　　到了夏末，那棵從未結過果子的棗樹枝頭果真掛滿了棗子，這時大家才明白原來敲打樹幹叫環剝，是為了使果樹不徒長，有更多的營養供給給果實。

　　紅棗，又名紅棗，能補中益氣，用於脾虛食少便溏，倦怠乏力；能養血安神，用於血虛萎黃及婦女臟躁，神志不安。自古以來就被列為「五果」（桃、李、梅、杏、棗）之一，歷史悠久。紅棗最突出的特點是維生素含量高。在國外的一項臨床研究顯示：連續吃紅棗的病人，健康恢復比單純吃維生素藥劑快3倍以上。因此，紅棗有「天然維生素丸」的美譽。

[複方]

（1）成人每次食生棗十枚，一日三次，治過敏性紫癜。

（2）每日煮紅棗500公克，分五次食完，治小兒過敏性紫癜。

（3）紅棗60至120公克，水煎代茶飲，治無痛尿血。

（4）紅棗60公克（去核），雞骨草四兩，水八碗煎至兩碗，溫服。治黃疸，肝炎，膽囊炎，膽結石等症。

（5）紅棗、烏梅各十個，或加桑葉10公克，浮小麥15公克，水煎服，治自汗、盜汗。

（6）將魚肚、魚肉切成塊。桂圓肉、紅棗、核桃仁加水燉至半熟，取出待用。油鍋入蔥、薑末爆香，入魚塊、魚肚炒幾下，加入米酒去腥，再加入紅棗、桂圓肉、核桃仁及調味料，燒熟即成。該方美容養顏，尤適宜愛美之人食用。

知識延伸

　　生吃紅棗時，棗皮容易滯留在腸道中而不易排出，因此吃棗時應吐棗皮。棗皮中含有豐富的招牌營養素，燉湯時應連皮一起烹調。過多食用紅棗會引起胃酸過多和腹脹。腐爛的紅棗在微生物的作用下會產生果酸和甲醇，人吃了爛棗會出現頭暈、視力障礙等中毒反應，重者可危及生命，所以要特別注意。

退熱升陽話柴胡

【**藥名**】柴胡
【**藥性**】苦、辛，微寒。歸肝、膽經。
【**功效**】解表退熱，疏肝解鬱，升舉陽氣。
【**產地**】北柴胡主產於河北、河南、遼寧、湖北等地；南柴胡主產於湖北、
　　　　 四川、安徽、黑龍江、吉林等省。

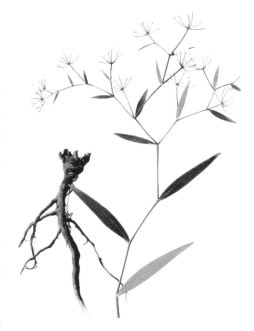

從前有位胡進士，他們家雇了幾個長工，其中有個叫二慢的。一年秋天，二慢得了「寒熱往來」的病，他感覺忽冷忽熱的，冷的時候冷得打寒顫，熱的時候熱得出冷汗。胡進士心裡琢磨著這二慢病成這個樣一來幹不成活在這白吃白住；二來萬一把這病傳染給自家人豈不是更麻煩。於是，胡進士叫人通知二慢，他被解雇了。

二慢撐著病怏怏的身體到胡進士面前苦苦哀求道：「老爺，您知道我從小就沒了爹娘，一直在您這打工，現在又病成這樣子，您讓我上哪兒去呀？」胡進士說：「你已經病了好幾天了，在我這白吃白住我都沒跟你計較，但是你要明白我這裡可不是收容所，我也得養家活口過日子。」聽到老爺如此應付自己二慢很傷心，更多的是氣憤，他憤憤地說道：「老爺，我沒日沒夜地給你當牛做馬，沒想到如今卻落得這般下場，我倒要叫大夥過來評

評理，看誰以後還敢留在你這賣命。」

胡進士沒料到平時看起來老實的二慢居然也有強硬的時候，為了避免事情鬧大不好收拾，他立刻收起一副老爺的架子，換了一種寬慰的口吻對二慢承諾道：「你看你這是怎麼了，我只是說說而已，你就當真了。這樣吧！為避免你這病傳染給大夥，你先到外面待些日子把病治好，我這裡隨時歡迎你回來。」二慢見老爺說得如此圓滑，加上自己這病，只好隱忍著離開了胡進士家。

出了門，二慢也不知道自己要去哪，能去哪。就那樣拖著沉重的身子他毫無目的地往前走著，也許應該先找個歇腳的店，他尋思著。走著走著他感覺身上一陣忽冷，一陣忽熱，整個人都在往下沉，最終他倒在了一片乾涸了的水塘旁邊。也不知過了多久，當二慢再次睜開眼睛的時候，發現自己躺在水塘旁邊的雜草叢裡，身後有一片茂密的蘆葦。他努力地想站起來，可是全身一點力氣都沒有，又渴又餓的他只得隨手挖些蘆葦的根來充飢。就這樣過了兩天，二慢漸漸覺得自己能動彈了。三天過後，周圍的草根也吃完了，二慢試著站起身。他忽然覺得身上有勁兒了。一想到胡進士那副一點人情味都沒有的樣子，二慢就不想再回去了。可是，自己從小就在那打工，認識的朋友都在那，現在如果不去那還能去哪兒啊？於是，他還是去了胡進士家。

胡進士看見二慢，很吃驚地問：「你怎麼又回來啊？病都好了嗎？」二慢心平氣和地回覆：「託老爺的洪福，我的病全好了。這一好，就立刻回來了。」胡進士心想：「這二慢命還真是硬啊！」記得自己做過的承諾，胡進士也沒理由不要二慢回來，於是說道：「病好了就好，趕緊去幹活吧！」二慢應聲後，就進後院扛起鋤頭下田幹活。

過了好些日子，胡進士的獨生兒子也得了和二慢一模一樣的病，一陣冷、一陣熱，全身痠痛無力。看了不少醫生，吃了不少的藥都不見起色。胡進士看著寶貝兒子遭罪，心痛至極。經管家提醒胡進士想起二慢曾經也患過這種病，於是找人把他找來，問道：「你之前患病是怎麼治好的啊？」「回

老爺，我沒看病也沒吃藥，出了你的家門就暈倒在村口的水塘邊，一連吃了幾天的野草根，病就好了。」「草根？快帶我去看看。」二慢帶著胡進士邊走邊說：「那就是平時當柴燒的草，池塘邊到處都是。」但胡進士的直覺告訴他，那一定不是一般的草根。來到水塘邊後，二慢拔了幾棵吃過的草根，遞給胡進士。胡進士急忙回家，命人洗淨煎湯，給少爺喝了。一連幾天，少爺就喝這種「藥」，把病喝好了。

自從兒子的病好了以後，胡進士人也變厚道了不少，對下人比以前好了許多。想起救兒子性命的野草還沒個正式的名字，胡進士一高興就叫它「柴胡」了，因為那草藥平時是當「柴」燒的，加上自己姓「胡」。

柴胡是中國傳統常用中藥材，有2000多年的應用歷史。是疏散退熱、舒肝、升陽之要藥。《本草經疏》記載，柴胡主心腹腸、胃中結氣，飲食積聚，寒熱邪氣，推陳致新，除傷寒心下煩熱。張仲景治傷寒，有大小柴胡湯。故後人治寒熱，以此為要藥。

[複方]

柴胡排骨番茄湯

【用料】柴胡2錢、番茄1個、排骨半斤、豆腐半斤、鹽2小匙 。

【做法及用法】將排骨洗淨，放入熱水汆燙，撈起瀝乾；把番茄洗淨，尾部用刀劃出十字刀痕，再放入熱水汆燙，撈起後剝去外皮，切成塊狀，豆腐也切成塊狀；柴胡以清水快速沖淨，鍋中加入所有材料和6碗水，以大火煮開後，轉小火煮約40分鐘，最後加入鹽調味即可。對壓力大、情緒低潮的人來說，適合每星期飲用一次。

【效用】疏肝解鬱，消除疲勞。

知識延伸

　　《本草綱目》記載：「柴胡生山中，嫩則可茹，老則採而為柴……」北地所產者，亦如前胡而軟，今人謂之北柴胡是也，入藥亦良。南土所產者不似前胡，正如蒿根，強硬不堪使用。其苗有如韭葉者、竹葉者以竹葉者為勝。其如邪蒿者最下也。

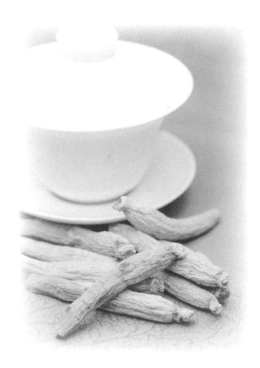

調經補血話丹參

【**藥名**】丹參

【**藥性**】苦，微寒。歸心、心包、肝經。

【**功效**】活血調經，祛瘀止痛，涼血消癰，除煩安神。

【**產地**】中國大部分地區均產，主產於四川、安徽、江蘇、河南、山西等地。

從前，有個小漁村位於東海邊，村裡的漁民靠出海打魚來維持生計，無論是炎炎夏日還是寒冷的冬天都得出海，生活很不容易。更讓人痛苦的是村子裡還有個恃強凌弱的漁霸。只要有誰不聽他的吩咐，他就不讓那人出海捕魚。

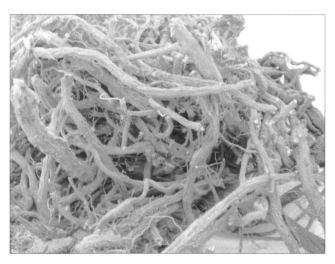

也許是漁霸平日裡做的壞事太多，老天爺在懲罰他。毫無徵兆地他就患上了重病。經診治後，大夫開了藥，但是其中有一味藥在方圓幾十里都沒有。據說，有人曾經在東海的一座無名島上採過這種藥，但那都是很多年前的事了，由於無名島周圍暗礁林立，船隻很難靠岸，加上海上浪高水深，風雨變化無常，所以人們稱之為「死亡島」。惡霸對無名島的情況自然是很清楚的，同時他也十分瞭解自己手下那批外強中乾的幫手，派他們去只會成事不足敗事有餘。因此，漁霸更加憂愁了。精明的管家似乎看透了惡霸的心

事，為了趁機討好主子，他趁機獻上了一條妙計。他提醒漁霸村子裡有個叫阿明的年輕人，肯定能擔當此任。漁霸聽到後心中大喜，恍然大悟道：「我是病糊塗了，怎麼把阿明給忘記了。快派人去把他給我找來。」

原來，叫阿明的年輕人，從小就隨著父親出海，風裡來浪裡去，歷經了無數的驚濤駭浪，加上水性無人能及，大家便稱之為「小蛟龍」。阿明被漁霸的人帶走後，心裡忐忑不安，因為自從他的父親去世之後母親便患了婦科病，經常崩漏下血，臥病在床很多年，請了很多大夫，都未治癒，近來病情越來越嚴重了。見到阿明後，漁霸就直接了當地說叫阿明去「死亡島」為自己採藥，並且還以阿明母親的性命威脅他。雖然阿明心裡很氣憤，但他知道自己目前不能反抗，以免漁霸做出什麼對母親不利的事。母親患病多年大夫說要吃一種開紫花，根也是紫色的草藥，可是找遍了附近所有可能長草藥的地方，他都沒能發現這種草藥的蹤影，說不定「死亡島」上就有。這樣一想阿明便答應了漁霸。漁霸見阿明答應得如此爽快，自然也很高興。吩咐人給阿明準備了最好的漁船。

阿明回家安頓好母親後，便駕船出海了，海風肆無忌憚地吹著，惡浪一浪比一浪高地拍著，暗礁防不勝防，但是這一切都被勇敢的阿明克服了。終於，經過一天的搏鬥，他踏上了無名島。上島後，阿明仔細地尋找著那開著紫花，根也是紫色的藥草。幸運終於降臨了，他找到了尋了多年的草藥。阿明急忙挖了好些，捆成一大捆，裝進船艙，臨走前，隨手亂拔了些野草，準備糊弄漁霸。

漁霸的人早早地就守在岸邊，見阿明的船一上岸便搶走了「草藥」。阿明見漁霸的人走遠後，將船艙裡的草藥拿回家給母親煎藥喝，就這樣幾天之後，阿明母親的病好了，漁霸卻一命嗚呼了。從此，漁村裡的人過著自由的生活。阿明將剩餘的草藥種植在村子裡，以防大家再患這種病。大家都說這種藥草凝結了阿明對母親的一片丹心，又因為它長得像人參，所以大家便叫它「丹參」了。

丹參是一味常用中藥，別名紅根、紫丹參、血參根等，這是因其藥用的根部呈紫紅色之故。始載於漢朝的《神農本草經》。中醫認為，其具有活血通經、祛淤止痛、清心除煩、涼血消癰等作用，適用於血淤、血熱、血淤兼熱或血熱兼淤所致的各種病症，尤為婦科、內科及外傷科症屬血淤兼熱者所常用。

[複方]

參棗燉蘑菇

【用料】蘑菇乾50公克、丹參30公克、人參3公克、紅棗12公克。

【做法及用法】將蘑菇用溫水浸泡後洗淨，人參磨成末；將蘑菇置入砂鍋內，加入人參末、丹參、紅棗水煮40分鐘即成。吃蘑菇，喝湯，可加少許白糖或冰糖調味；每日1次，7天為一療程。

【效用】補益心氣，活血化瘀。

知識延伸

四物湯由當歸、地黃、川芎、芍藥組成，是中醫婦科補血調經的名方，以方中僅有四味藥而得名，四藥合用，有補中有通、補而不滯的效果。但有一味中藥，其功能等於四物湯，這就是丹參。因此，中醫學稱丹參為「一味丹參，共同四物」。

植物黃金數杜仲

【藥名】杜仲

【藥性】甘，溫。歸肝、腎經。

【功效】補肝腎，強筋骨，安胎。

【產地】主產於四川、雲南、貴州、湖北等地。

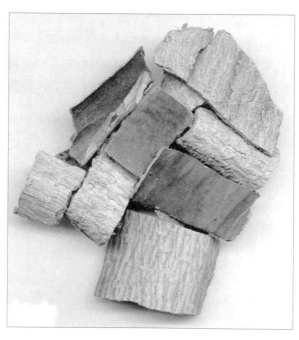

從前，在長江三峽邊有很多的村莊，村子裡的人們幾乎祖祖輩輩都是靠拉縴糊口過日子。拉縴是件非常辛苦的事，每次拉起縴繩，那粗壯的繩索便會緊緊的勒著縴夫的肩膀，時間久了大家的手掌都是被縴繩勒出的繭，肩上的皮不知掉了多少回又長，更令人擔心的是很多的老縴夫經常會腰痠腿痛、頭目眩暈。村子裡有一家只有父子兩人，都是拉縴的，兒子叫杜仲，隨著父親的老去，父親那腰痠腿痛、頭目眩暈的病越來越令杜仲心痛。

有一天，杜仲和大夥拉縴到長江邊的一座大山下，準備收工回家時，他遇見了一位採藥的白髮老翁，杜仲想這老人家一定見識廣博，也許知道什麼藥可以治好大家的病，於是他誠懇地向老翁說明一切情況。白髮老翁聽後為大家的辛苦與病痛感到很心痛，他從藥簍子裡取出一塊剛從樹上撥下來的樹

皮，又指著夾著大江的大山說：「根據我多年行醫的經驗，這種樹皮治療腰痠腿痛、頭目眩暈效果非常好，但是它生長在懸崖峭壁之上，而且上山的路異常的險峻，所以每次我只能在一些相對安全的地方找到少許樹皮，這裡沒剩幾塊了不夠大家用啊！」聽了老人的話，杜仲滿心高興地對老人說：「老人家，能知道這藥能治這種病我已經很感激您了，不管有多少險阻，為了村裡老人的病我一定會給大夥採到的。」說完，謝過白髮老人後杜仲就回家。

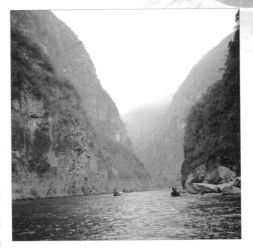

長江三峽景觀。

晚上他跟父親提起白天所發生的這件事，並表示自己想上山採藥。父親覺得太危險了不同意，杜仲沒能說服父親，很鬱悶。晚上趁父親睡著，他偷偷出了門，找了村裡幾個年輕人把自己的想法說了下，大家都很讚成，當晚他們就決定明早一早出發上山採藥。

第二天天微亮，幾個年輕人就在村口見面了，帶了些乾糧和爬山的工具。大家歷經艱辛終於在太陽出來前到了懸崖邊。那些懸崖絕壁高聳入雲，攀登十分困難，杜仲見大家有些遲疑，便不畏艱險地自個兒先上去了，他爬了很久終於發現了自己要找的那棵樹，當他剛掰下幾塊樹皮放在袋子裡時，腳下一塊風化的岩石滑動了，他一腳踏空跌落懸崖。

一起上山的那些青年都被眼前的一幕給嚇傻，「大家快到崖下去找杜仲！」人群中不知誰喊了一聲，大家急忙下山去，當大家找到杜仲時，他已經停止了呼吸，但他的手卻還緊緊地抱著那袋藥，大家含著熱淚把他抬回了家。

後來，村裡患有腰痠腿痛、頭目眩暈病的縴夫吃了杜仲採回來的藥後，

病都慢慢痊癒了，大家都不知道這要叫什麼名字，為了紀念杜仲，便將這種藥取名為「杜仲」，杜仲的父親也被村子裡的人們照顧得很好。

　　杜仲是傳統名貴滋補中藥，具有補肝腎、降血壓、抗衰老等多種獨特功效，尤其是雙向調節免疫功能對維護人體健康能起至關重要的作用，被人們譽為「植物黃金」。 杜仲可以用來泡茶、泡酒，或在烹飪時做為輔料添加於菜品中。具有補肝腎，強筋骨，安胎的作用。適宜高血壓患者、習慣性流產婦女、小兒麻痺後遺症患者、腎氣不足者。

[複方]

（1）治高血壓：杜仲、黃芩、夏枯草各15公克，水煎服，每日1劑，或杜仲、夏枯草各15公克，紅牛膝10公克，水芹菜100公克，魚鰍串30公克，水煎服，每日1劑。

（2）治小兒麻痺後遺症：杜仲45公克，豬腳1隻，加水，文火燉4小時，取藥汁當日分2次服下，次日將藥渣另加1隻豬腳燉服。如此隔日1劑，共服10劑。

（3）治胎動不安：取杜仲焙乾，研為細末，煮棗肉糊丸，每丸10公克，早晚各服1丸。

（4）治習慣性流產：杜仲20份，續斷、菟絲子各10份，研為細末，煉蜜為丸，每丸10公克，早晚各服1丸。

（5）治骨折：用杜仲、銅綠、紅花、白芷共搗爛，加酒糟拌勻，外敷。

（6）治傷筋：杜仲樹皮、花頸蚯蚓，搗爛外敷。

知識延伸

　　杜仲的特徵是表皮草質，內有韌性較強的狀白絲相連，剝皮後又生。只要保護好母樹，便可以經常剝皮，一年一次。

活血通經話牛膝

【藥名】牛膝

【藥性】苦、甘、酸，平。歸肝、腎經。

【功效】活血通經，補肝腎，強筋骨，利水通淋，引火下行。

【產地】懷牛膝主產於河南；川牛膝主產於四川、雲南、貴州等地。

從前，有位老郎中行醫看病大半輩子，累積了很豐富的經驗，可是他卻一直沒有結婚生子。在他五十多歲的時候收了幾個徒弟，一邊採藥看病，一邊傳授醫術給他們。幾個徒弟都很聽師父的話，學習也很刻苦、踏實。老人也很開心收到了這樣省心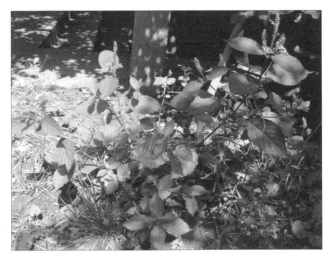的幾個徒弟，但是老人並沒有把自己所有的本領都交給他們，因為老人知道做為一名合格的醫生，精湛的醫術固然很重要，但是醫生的道德情操比它還重要。他心裡明白徒弟們都是為了從他這裡學真本領才那麼積極聽話，至於他們的真本性老人還真沒摸清楚，所以老人就想了個辦法試探他那些徒弟們。

一天，老郎中把三個徒弟都叫到面前，語重心長地對他們說：「你們幾個除了小徒弟外，其他人都跟了我好多年了。這些年來隨我山裡進山裡出地採藥，各地看病治人，很是辛苦，但也學到了採藥、看病的本領，師父我現

在年齡已經老了，該教你們的也教完了，你們可以獨立門戶，想去哪就去哪吧！我也沒什麼好留給你們，這麼多年的師徒情分，我就贈你們一人一本醫書外加一點銀兩，以表我的一點心意。」說完，便拿出書和銀兩，老郎中密切地關注著他們每一個人的表情，見大家都是一副很傷心的模樣。大家紛紛搶著說：「師父您這麼多年來一直對我們關懷備至，教我本領也是嘔心瀝血，現在您老人家年老了，我們怎麼可以不管你呢？」大家都希望師父到自己家去，最後還是大徒弟接走了師父，因為他資格最大。

師父到大徒弟家後，大徒弟命妻子騰出最好的房子、拿最好的棉被給師父。師父很感動。妻子不高興地說：「我雙親過來都沒見你這樣殷勤。」大徒弟壓低聲音說：「你懂什麼？師父他行醫一生，肯定積攢下來不少錢財，他又無兒無女的，我不趁這時巴結好他，讓其他幾個師弟抓住了機會，我就什麼都得不到了。」妻子聽丈夫這麼一說，才恍然大悟。

於是，再接下來的日子裡配合丈夫，把師父伺候得舒舒服服的。可是，時間一久，他們發現原來師父根本就沒什麼積蓄，便像變了個人似的，整天對師父冷言冷語，有時甚至連飯都不給。師父看透了大徒弟的心，便傷心地離開了到了二徒弟家，誰知，二徒弟和大徒弟一樣，說的和做的完全不一樣，老郎中更加傷心了。老郎中正準備往三徒弟家中去，半路就遇見他了，三徒弟是個精明的人，他見大師兄和二師兄都不肯收留師父，一定是沒撈到什麼好處，便以各種理由拒絕師父去他家。

師父很鬱悶，眼見就要流落街頭了，他想起小徒弟，但小徒弟一來跟他時間最短，二來家中環境不好，老郎中想算了吧！便獨自一人回家了。誰知，小徒弟得知師父被幾位師兄拋棄後，立即找到師父，誠懇地說：「師父，您跟我回家吧！師父如父母，就讓徒弟供養您吧！」就這樣，老郎中在小徒弟家住了三年，小徒弟裡裡外外侍奉周到，像對親生父母一樣孝順，師父見他表裡如一，誠心誠意，心裡很高興。就把自己補肝腎強筋骨的秘方傳於了小徒弟，那方中的草藥形狀很特別，莖上有稜節，很像牛的膝骨就給他

取了個藥名，叫「牛膝」。

　　牛膝性善下行，活血通經，用於瘀血阻滯的經閉、痛經、月經不調、產後腹痛等及跌打傷痛；作用能補肝腎，強筋骨，尤以懷牛膝為佳。

[複方]

（1）牛膝細辛酒

　　【用料】牛膝一兩、秦艽一兩、天門冬（去心）一兩、薏苡仁二兩、獨活一兩、細辛半兩、附子（炮裂，去皮臍）一兩、五加皮一兩、桂心一兩、丹參一兩、杜仲（去粗皮）一兩、酸棗仁一兩、仙靈脾一兩、晚蠶沙（微炒）二兩。

　　【做法及用法】浸酒。每日不計時候溫飲一小盞，常令有酒氣為佳。

　　【效用】治婦人中風偏枯，一邊手足不收、頑麻不仁、筋脈拘急、不能運動。

（2）牛膝、生石膏、生地、赭石各50公克，甘草10公克。水煎2次，混合後分上、下午服，每日1劑，可以治牙痛。

知識延伸

　　牛膝有懷牛膝和川牛膝之分，兩者功效基本相同，但懷牛膝偏於補肝腎強筋骨，川牛膝偏於活血祛瘀。

四時皆宜話枸杞

【藥名】枸杞
【藥性】甘，平。歸肝、腎經。
【功效】滋補肝腎，益精明目。
【產地】主產於寧夏、甘肅、新疆等地。

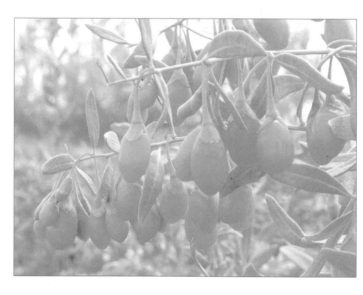

民間流傳著一個傳說，寧夏中甯有一個書生。書生勤奮刻苦，十年寒窗苦讀不辭辛苦，不知經過了多少個挑燈夜戰的日子，就為了將來的金榜題名。但無奈他自小體弱多病，拜訪了許多名醫，也吃了好多補藥，還是三天兩頭的生病，耽誤了不少學業。

書生眼看著離會考之期就剩下幾年了，自己到時赴京趕考，若身體狀況還是老樣子，奔波在外，身體恐怕就更吃不消了，於是他焦急萬分。周圍一鄰居見他焦躁，就給出了個主意，說是：「大山之中往往有世外高人居住，你誠心去訪訪，說不定運氣好就被你遇見了呢！」聽了建議，書生規劃了路程，背著書架就出門尋訪了。

一路上顛顛簸簸，書生身體幾次大病，但也遇見山便攀上山，努力尋找

著能改變他弱體質的高人。一天，書生到了終南山，依然尋仙求道，在山中轉了好幾天，別說是高人了，就連一個人影兒也沒見到。正煩惱著準備離開，總算是皇天不負苦心人，走至半山腰忽聽見貌似有隱隱約約的咒罵聲，循著聲音走去，只見一烏髮紅顏少婦正在痛罵一個八、九十歲的老翁。少婦手中拿著一根荊條，不時還用它來鞭打老翁。書生氣憤不平，不忍心再看，趕忙上前勸阻，並指責那年輕女子：「停手，再打就出人命了！妳這樣有違尊老之道。」

那少婦聽了，呵呵笑道：「尊老之道？你當他是我什麼人？他是我的曾孫子。」苟書生當然不信，轉問那老翁，老翁不停點頭，答道：「千真萬確，她就是我的曾祖母。」他人為驚奇，看來看去，怎麼也不像，遂追問緣由。

原來他們家族有個祖傳的養生之道，能保人活千年，這個曾孫就是不遵循此道，不肯服用祖傳秘方，以致八、九十歲就滿頭白髮，步履艱難，所以曾祖母懲罰他。

這位曾祖母看起來面如少女，實際上已在人世度過了三百七十二個年頭了。瞭解到事情的緣由，書生想：「他們祖傳的說不定能治好我的弱症呢！如若那樣，我的會考便有望了。」於是，他乞求曾祖母：「晚輩乃一介書生，但身體羸弱，耽誤學業，不久便赴京趕考了，我這身體恐怕就去不了了，只可憐我十年寒窗苦讀，不能一展所學，實屬遺憾，還望您能將祖傳的養生之道告知，助我會考。」

曾祖母見說的淒切，心一軟，拿出一包紅紅的小果子，道：「其實很簡單。將這個種於地下，等其開花結果後，春天採其葉，名叫天精草；夏天採其花，名叫長生草；秋天採其子，名叫枸杞子；冬天採其枝，名叫地骨皮。人們若能隨著四季的變化而服用枸杞的不同部位，則能與天同壽，享有仙齡。」書生得到秘方，拜謝後離開了終南山。

回到家，書生將果實種於地，待其長成，便依上所言服食，天長日久，

百病消除，身體漸漸強健起來。村子裡的百姓，覺得奇怪便來詢問，得知後也模仿書生種上了秘方，於是遍地的樹長出來了。最後，書生如願終於金榜題名。就是從那以後，枸杞便流傳開來，成為一味常用的中藥。

枸杞，又有地仙、卻老子的別名。有補肝腎，益精血，明目，止渴之效，用於肝腎不足，腰痠遺精，及頭暈目眩，視力減退，內障目昏，消渴等。治腎虛遺精，常配熟地黃、沙苑子、菟絲子等；治肝腎陰虛，視力模糊，常配菊花、地黃等，如杞菊地黃丸；治消渴，可配生地、麥冬、天花粉等同用。

[複方]

（1）枸杞30公克，每日當茶沖服，早晚各一次，長期服用，可使肥胖者體重恢復正常。

（2）枸杞30公克，每晚嚼服，一般連續用藥10天，對老年人夜間口乾症有效。

（3）將枸杞洗淨，烘乾，打碎分裝，每日20公克空服，2個月為一個療程，可以用於治療慢性萎縮性胃炎。

知識延伸

一般來說，健康的成年人每天吃20公克左右枸杞比較合適；治療用可增至30公克。枸杞要常吃，不可一次大量食用。服枸杞四季皆宜，可像一般食品一樣加入茶水、粥飯、羹湯、菜餚裡常服，卻無滋膩、生火等弊端。春季可單服，也可與黃芪煮水喝；夏季宜與菊花、金銀花、膨大海和冰糖一起泡水喝，常服可以消除眼疲勞；秋季宜與雪梨、百合、銀耳、山楂等製成羹類；冬季宜與桂圓、紅棗、山藥等搭配煮粥。

斂肺滋腎五味子

【藥名】五味子

【藥性】酸、甘、溫。歸肺心腎經。

【功效】收澀固澀、益氣生津、補腎寧心。

【產地】為木蘭科植物五味子或華中五味子的成熟果實。前者習稱「北五味子」主產於東北；後者習稱「南五味子」主產於西南及長江流域以南的各省。

相傳古時候有一對老夫妻，他們勤勞善良，種著幾畝田，日子雖然辛苦忙碌，卻也愜意，令人滿足。年輕時的他們在庭院中種有一棵樹，兩老非常珍愛它。很多年過去了，當年的小樹變成了蒼鬱的大樹，枝繁葉茂。到了結果實的季節，就能長出乾乾淨淨、純純潔潔的紅果。果又紅又小，

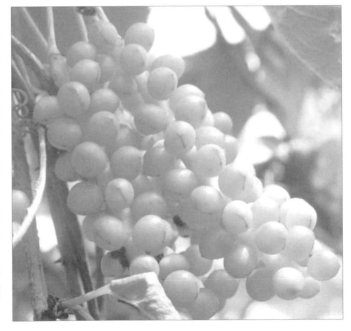

比米粒稍大，很是精緻。特別是在雨後，紅紅的果實上還掛著水珠，晶瑩亮滑，煞是漂亮。

二老養有五個兒子，五個兒子雖是同一父母，但性格卻很有差異。老大

勤勞且十分孝順雙親，無時無刻不體諒照顧著父母親，看見父母做重活，譬如砍柴、挑水等活，都趕緊上去接過手來。鄰里鄉親都很喜歡他，村子裡到處都能聽到誇獎他的聲音。而其他的四個兒子呢？好吃懶做，最不喜歡的就是勞動，成天遊手好閒，無所事事，甚至還虐待二老，名聲很差。老夫妻對四個小兒子的行為也暗暗傷心，但畢竟是自己的孩子，始終希望他們能夠改掉惡習，將來能自己養活自己。

適逢一年大旱，整整一年未見一滴雨下，田裡的莊稼都枯死了，全國大部分的地區出現了嚴重的飢荒，老夫妻所在的村子也不例外。說來也奇怪，地上的植物早已經乾枯了，方圓百里也見不到一丁點兒綠色，但老夫妻家裡的那棵大樹卻好像沒受到什麼影響，依然枝葉茂盛、生機勃勃著立在庭院中。老夫妻一家吃不上飯，但樹上的小果實也能果腹，還能勉強度日，因此整整七個人的活命全都繫在了院落中的果實身上。

更奇怪的事情發生了。每當兩老與老大採果充飢時，那果實味甜汁多，吃後使人神清氣爽，而當不孝的四個兒子採摘後吃時，果子卻變得味道怪異，酸辣苦澀，難以下嚥。起初四個小兒子還能強撐著，但時間久了，餓得實在受不了了，就聚在一起討論究竟是什麼原因才導致他們吃不了那果實。最後他們得出一致的結論：老大能吃到美味的果實，是因為平時對父母親的孝順，為了活命，他們四個必須仿效老大。於是，他們四個也開始幫忙兩老做做事，學著關心兩老的身體，時常噓寒問暖，還真的很像是孝順的孩子了。

這時候老大也每天曉之以情，動之以理，自己做著表率，慢慢引導著四個弟弟們改掉往日舊習。一段時間過去了，老大的心血沒有白費，小兒子們對自己的過去感到十分慚愧，漸漸瞭解了子女孝順父母的意義。兩老看著四個小兒子變乖了，心中甭提有多高興。至於果子呢？在他們的嘴裡，果子也逐漸變得美味了。這件事情最後流傳開，人們都以之為奇：同樣的果實，五個兒子竟然吃出了不同的味道，真是有五味啊！此後，這種紅紅的小果實就

被稱為「五味子」傳開了。

　　五味子酸能收斂，性溫而潤，上能斂肺氣，下能滋腎陰，適用於肺虛久咳及肺腎兩虛之喘咳；酸甘，又能益氣生津止渴，用於津傷口渴及消渴；能斂肺止汗。治自汗、盜汗；能補腎澀精，用於遺精、滑精；能澀腸止瀉，用於久瀉不止；既能補益心腎，又能寧心安神，用於心悸、失眠、多夢。

[複方]

　　五味子研磨成粉末內服，對慢性肝炎轉氨酶升高者，有治療作用。

知識延伸

　　《本草綱目》云：「五味今有南北之分，南產者色紅，北產者色黑，入滋補藥必用北產者乃良。」古今用藥情況相同。

安神益智話遠志

【**藥名**】遠志
【**藥性**】苦、辛，溫。歸心、腎、肺經。
【**功效**】安神益智，祛痰開竅，消散癰腫。
【**產地**】主產於陝西、山西、吉林、河南、河北等地。

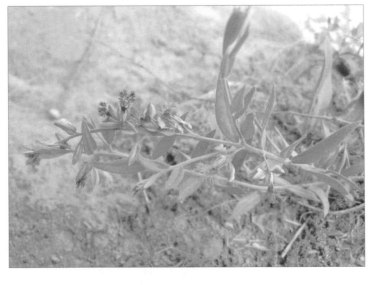

遠志的故事與三國末期蜀國名將姜維密切相關。姜維的父親曾經是郡中功曹，羌族、戎族叛亂時，他親自保護郡太守，戰死在疆場。所以很小的時候姜維就沒了父親，一直和母親相依為命，姜維和母親感情極深。因為父親戰死疆場的原因，魏朝覺得很虧欠他，在姜維長大後，便賜給他中郎一職，參與管理本郡的軍事。後來因為種種原因，姜維投奔了諸葛亮，在這個過程中他與母親失散了。

姜維投靠蜀國不久後，便有一些少數民族聚眾起事，反抗蜀漢統治。諸葛亮便派姜維率軍征討，姜維出兵後迅速平定了。從那以後，姜維就多次帶兵出征討伐。有一次，魏中書令李豐與皇后之父光祿大夫張緝等密謀廢立大臣，打算以太常夏侯玄代替司馬師為大將軍。後來這件事敗露了，司馬師

殺了李豐、夏侯玄等，廢除了張皇后，魏國一時陷於混亂。魏狄道長李簡偷偷地向蜀漢請降，姜維趁機率軍攻魏。魏國將軍徐質反擊，姜維擊敗了魏軍，斬殺了徐質。從那以後姜維名聲大振，並且負責蜀國內外軍事。

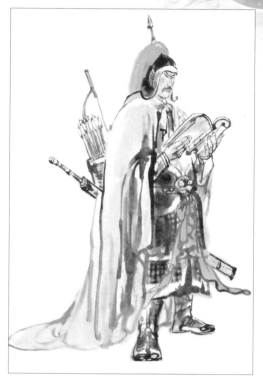

蜀漢大將姜維畫像。

諸葛亮去世後，蜀國後主劉禪昏庸無能，宦官黃皓專權，為所欲為。右大將軍閻宇見黃皓炙手可熱，便依附於他，與其勾結。黃皓想尋找機會廢掉姜維，扶持閻宇掌管軍政大權。姜維很清楚這件事，頗為恐懼。於是，後來他做什麼事都比較低調。也不帶兵出去征討，只是致力於加強漢中的防禦。

他在鎮守劍閣時，魏國大將司馬昭幾次攻打都沒有成功。後來，司馬昭透過探子調查得知姜維從小和母親相依為命，很孝敬母親。於是，經過多方查找找到了姜維失散多年的母親，並且把老人家押解到行營做為人質，逼她給兒子姜維寫降書。

姜維得知母親被敵人抓了做為人質時，痛哭流涕，他想立刻率兵出城營救母親，但是劍閣易守難攻，如果主動出城，很有可能戰敗，到那時全城的百姓就得流離失所了。為了顧全大局，姜維知道自己救不了母親，為了讓母親明白自己的苦楚，他命人到中藥鋪買了兩味中藥，分別包好，託使者給司馬昭送去。使者把東西帶到魏軍後，司馬昭打開一看，見是一包遠志，一包當歸。於是邊對姜維的母親說：「老人家，看來您的兒子是不打算救您了，

那也就怪不得我了。」老人家明白兒子胸懷遠志，要為天下百姓著想，當歸蜀漢。為了使兒子一心報國，毫無牽掛，老人家便一頭撞死在了柱子上。

後人為了紀念姜維，在四川劍閣姜維祠堂前，寫了一副含有兩味中藥的對聯：「雄關高閣壯英風，捧出熱血，劈開大膽；剩下殘陽餘落日，虛懷遠志，空寄當歸。」

遠志安神益智，祛痰，消腫。用於心腎不交引起的失眠多夢，健忘驚悸，神志恍惚，咳痰不爽，瘡瘍腫毒，乳房腫痛。

[複方]

（1）遠志蓮粉粥

【**用料**】遠志30公克、蓮子15公克、粳米50公克 。

【**做法及用法**】先將遠志泡去心皮與蓮子均研磨為粉，再煮粳米粥，候熟入遠志和蓮子粉，再煮一兩沸。隨意食用。

【**效用**】補中，益心志，聰耳明目。適用於健忘、怔忡、失眠等症。

（2）遠志棗仁粥

【**用料**】遠志、炒酸棗仁各10公克、粳米50公克。

【**做法及用法**】先把粳米煮成粥，然後放入洗淨的遠志、棗仁再煮20分鐘，晚間睡前或做宵夜吃。

【**效用**】此粥有寧心安神、健腦益智之功效，可治療老年人血虛所致的驚悸、健忘、失眠等症。

知識延伸

卵葉遠志與遠志同等入藥，藥材二者不分，但卵葉遠志肉薄、質次。二者均以根粗壯、皮厚者為佳。

利膽退黃話茵陳

【藥名】茵陳

【藥性】苦、辛、微寒。歸脾、胃、肝、膽經。

【功效】利濕退黃，解毒療瘡。

【產地】中國大部分地區有分布，主產於陝西、山西、安徽等地。

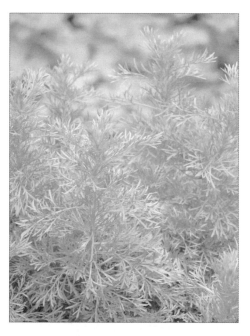

　　傳說，有一個人患了黃癆病，全身皮膚橙黃，雙眼深陷，瘦得只剩皮包骨了。看了很多郎中，吃了很多藥，家裡僅有的一點錢都花在了這病上，即便是這樣也沒有好轉。這天，他聽說華佗路過他們村，給不少長期患病的人看好了病，於是他拄著枴杖，內心充滿希望的找到華佗，懇求說：「先生，您是神醫，是我最後的希望了，我這病看了許久都沒大夫看得好。請您一定給我好好瞧瞧。」華佗不用號脈，單從病人的表象就瞧出了他所患的病，不過他也無能為力，因為當前還沒找到醫治這種病的藥物，所以華佗也只能遺憾地告訴病人：「我也沒辦法醫治你。」病人不相信地說：「怎麼沒治這病的辦法啊？我之前看過幾個大夫，他們都給我開藥了，您是神醫，一定有比他們水準高。」華佗見病人很激動，不停地搖頭說：「那些藥起不了大的作用，吃與不吃區別不大啊！」病人見華佗都不能治他的病，絕望了，傷心欲絕地想著回家等死算了。

　　半年後，華佗再次行醫經過那個村子，巧的是華佗再次碰見當初患黃癆病的那個人，只是差點沒認出來。因為那人現在滿面紅光，身強力壯，走起路來精神抖擻。華佗吃驚地問他：「哪位高人給你治好的病啊？讓我也見識見識。」那人答道：「你是神醫，自從你說這病沒法治之後，我就沒再請任何郎中看，病是自己好的。」華佗不信：「哪有這種事！你準是吃過什麼藥了吧？」「沒吃過藥啊！前段時間到處鬧飢荒，大家連米糠菜花都吃不上，哪還有多餘的錢財買藥啊！我一連吃了很久的野草。」做為郎中的華佗一聽這話心中異常地興奮，說：「這就對了，草就是藥，你吃了多少天？」「一個多月。」那人如實地回答。「吃的是什麼草啊？」華佗急切地追問著，「我也說不清楚。」那人早就忘了那草具體長什麼模樣。華佗沉默了一下說：「你現在有時間嗎？帶我看看去。」「我現在沒啥事，帶你去山上吧！」說罷，他們倆就一前一後上山了。

　　他們走到山坡上時，那人指著一片綠茵茵野草說「就是這個。」華佗一看，說道：「這不是青蒿嗎？莫非能治黃癆病？嗯，弄點回去試試看。」於是，華佗就用青蒿試著給黃癆病人下藥治病。但一連試了幾次，病人吃了沒一個見好的。華佗以為先前那個病人準是認錯了草，便又找到他，問：「你真是吃青蒿吃好的？」「沒錯啊！」華佗琢磨來琢磨去，又問：「你是幾月份吃的啊？」「三月份。」「哦，難怪。陽春三月萬物勃發，朝氣向上，三月的青蒿才有藥效。」

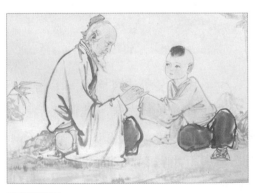

華佗診脈圖。

　　第二年開春，華佗又採了許多三月間的青蒿試著給患黃癆病的人吃。這回可真靈！結果吃一個，好一個，而過了春天再採的青蒿就不能治病了。為了摸清青蒿的藥性，第三年，華佗又把根、莖、葉進行分類試驗，經過實踐證明，只有幼嫩青蒿的莖葉

可以入藥治病，華佗並給它取名為「茵陳」。這就是「華佗三試青蒿草」的傳說。他還編了歌曲給後人借鏡：「三月茵陳四月蒿，傳於後人切記牢。三月茵陳治黃癆，四月茵陳當柴燒。」

　　茵陳苦泄下降，寒能清熱，善清利脾胃肝膽濕熱，使之從小便出，故為治黃疸要藥，用於黃疸。有清熱利濕之功，故亦可用於濕瘡瘙癢，用於濕溫、濕疹、濕瘡。

[複方]

茵陳車前飲

【**用料**】茵陳、車前草各100公克（或車前子20公克）。

【**做法及用法**】取茵陳、車前草（或車前子用紗布包煎）加水1000公克浸10分鐘，武火煮沸改文火煎20分鐘，煮取800公克。分4次加糖適量，一日飲完。

【**效用**】清熱除濕，利膽退黃，清熱利尿，滲濕止瀉。適用於急性黃疸型肝炎。

知識延伸

　　茵陳與青蒿，二者均氣味芳香，能解濕熱，故濕熱黃疸、濕溫、暑溫之症，均可應用。但茵陳主入脾胃，為退黃主藥；青蒿主入肝、膽，功專解骨蒸勞熱，尤能泄暑溫之火，為骨蒸勞熱、瘧疾寒熱及暑溫壯熱所常用。

祛風強筋桑寄生

【**藥名**】桑寄生

【**藥性**】苦、甘，平。歸肝、腎經。

【**功效**】祛風濕，補肝腎，強筋骨，安胎。

【**產地**】主產於廣東、廣西、雲南等地。

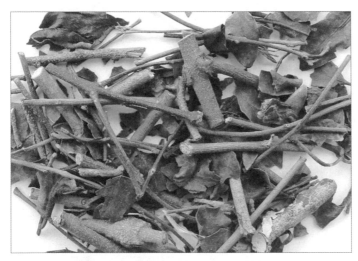

從前，在江南某地有個姓趙的財主有四個兒女，一家人生活得很愉快。有一年，趙財主最喜愛的小兒子突然患上了嚴重的風濕病，起初腰膝痠痛難忍，後來竟臥床不起，度日如年。找了很多醫生都未治好，趙財主很憂心。

在四處尋訪名醫的過程中，趙財主聽說南山有位老藥農能治這種病。趙財主立即親自前往南山把老藥農請回家中給孩子看病，老藥農診斷後說：「這病拖的太久了，我先開些藥吃吃看，如若有些反應就還有得治。」趙財主聽了連連謝過老藥農，由於南山距離趙財主家有十幾里的路程，加上老藥農年老體弱，於是趙財主便把每隔兩天取一次藥的差事交給了剛來的小長工。

就這樣日子飛逝而過，趙財主小兒子的病並未見太大的好轉，他整日愁

眉不展。轉眼間冬天到了，鵝毛大雪一直下個不停，即便在這樣惡劣的天氣裡，小長工仍然得往十幾里處的老藥農那去取藥。

這天，北風呼嘯，天寒地凍，小長工踏著一尺厚的積雪艱難地挪著腳步，他凍得渾身發抖，雙手雙腳早就凍得失去知覺了，心裡是一百個不願意做這差事。同時他也清楚地知道如果拿不回去的話，他就會被解雇。小長工苦悶地抱怨著，瑟瑟地向前移，移到一片積雪稍淺的空地時他停下來跺跺腳，拍拍身上的雪，突然他看見路旁的一棵老桑樹上的空洞裡長著一些小樹枝條，很像財主兒子吃的藥，他想財主的兒子吃了那麼久的藥也不見好，就隨便給他弄點「藥」回去吧！而且這枝條是長在老桑樹上的應該不會有毒的。

於是，小長工爬上樹，折了幾根小樹枝並帶回家用刀切成小段，用紙包好，看上去和他平日裡取的藥差不多。估計時間差不多了，他便回到趙財主家，侍候的人照樣煎熬送服，小長工見沒被發現心裡總算踏實了，就這樣，他以後都照「方」抓「藥」，每隔兩天，就折一把村頭老桑樹上的嫩枝回來，一直都沒去過老藥農那。令人意想不到的是，趙財主小兒子的病經過一個寒冬後竟然好了。於是，趙財主派人去答謝老藥農。當老藥農聽了來人的敘述後覺得很奇怪，因為整整一個冬天他都沒有開過藥給趙財主。老藥農決定等天氣好些親自去看看。

一個陽光明媚的上午，老藥農去了趙財主家，剛要進門時碰到了小長工。小長工一見到老藥農就慌了，心想這下完了，要是這事被財主知道了自己還不得挨頓打。他急忙把老藥農拉到旁邊一五一十地把事情的前前後後向老藥農說了一邊，並且懇求老藥農不要告訴趙財主。老藥農答應了小長工並叫他帶自己去看看那棵樹。原來在老桑樹的空洞裡長著一種葉子像槐樹一樣的東西，便折了些回去。老藥農回去後試著給幾位風濕患者用這種小枝條治病，果然效果非常明顯。後來，因為這種小枝條是長在桑樹上的，老藥農便給它取了個藥名「桑寄生」，透過實踐證明它具有「祛風濕，補肝腎，強筋

骨，安胎」的功效。

　　桑寄生既能祛風濕，又能養血益肝腎，強筋骨。可用於治營血虧虛、肝腎不足之風濕痹痛，腰膝痠軟，筋骨無力等症，對肝腎不足之痹痛尤為適宜；桑寄生還有補肝腎、養血，固沖任、安胎之效，多與阿膠、川續斷、菟絲子等配用。

[複方]

（1）寄生五加酒

　　【用料】桑寄生、五加皮、杜仲各等份。

　　【做法及用法】用約十倍的白酒浸泡。每次飲1～2小杯。

　　【效用】本方以桑寄生、五加皮補肝腎、強筋骨、祛風濕，以杜仲補肝腎、強筋骨而止腰痛。用於久患風濕，肝腎虛損，腰膝痠軟、疼痛。

（2）寄生杜仲蛋

　　【用料】桑寄生、杜仲各10公克、阿膠5公克、雞蛋2個。

　　【做法及用法】桑寄生、杜仲加水煎取濃汁，阿膠溶化；雞蛋敲破，傾入碗中，加入前藥，攪勻，蒸熟食。

　　【效用】本方以桑寄生、杜仲補肝腎、安胎，阿膠養血止血。用於妊娠下血，胎動不安，或習慣性流產。

知識延伸

　　桑寄生對風濕痹痛、肝腎不足、腰膝痠痛最為適宜，常與獨活、牛膝等配伍應用。對老人體虛、婦女經多帶下而肝腎不足、腰膝疼痛、筋骨無力者亦每與杜仲、續斷等配伍應用。用於肝腎虛虧、沖任不固所致胎漏下血、胎動不安，常與續斷、菟絲子、阿膠等配伍。

善攻能補蛇床子

【**藥名**】蛇床子

【**藥性**】辛、苦，溫。有小毒。歸腎經。

【**功效**】殺蟲止癢、燥濕、溫腎壯陽。

【**產地**】中國各地均產，以河北、山東、浙江、江蘇、四川等地產量較大。

傳說，從前有個村子，有一年村裡的人莫名其妙地患上了一種奇怪的皮膚病，患病的人全身起雞皮疙瘩，紅腫瘙癢，時間久了會化膿潰爛。病情發作時，癢得人受不了，即使把皮肉抓破了也不止癢。更可怕的是這種病傳染速度之快叫人震驚，只要沾上患病者的皮屑就可能被傳染，一時間整個村子大部分人都患上了這種駭人的病。

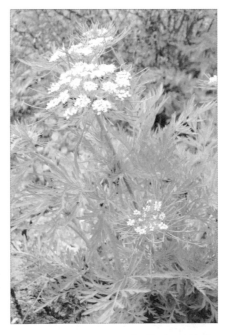

大家只好到離村子十幾里的鎮上買藥，藥店的老闆是個唯利是圖的人，見大家患了這麼嚴重的病，急需用藥便把藥價開得高高的，很多人聽說藥價後都望而卻步了。即便是村子裡幾戶比較富裕的人家花重金買回藥後，那些藥也只能暫時止癢，過了幾天就沒效果了。整個村子裡瀰漫著一股悲涼的氛圍，每個人都鬱鬱寡歡。

一天，一個外地的老郎中路過村子，在得知村子的情況後對大家說：「我年輕時跟師父學醫，曾經遇到過這種病，師父告訴我在東邊的大海上有

一座孤島，孤島上有一種草藥可以治這種罕見的疾病。」大夥聽說自己的病有希望救治了，急忙追問：「怎麼去孤島？那草藥長什麼樣子啊？」老郎中稍皺了皺眉回答：「那草藥好認，葉子像羽毛一般，開的花朵像雨傘。海島就在大海往東百餘里處，只是海島上到處都是毒蛇，上島的人幾乎不能活著離開。」唯一的希望在一剎那間又消失了，有的人當場就哭了，這可怎麼辦啊？

村子裡有個叫阿華的年輕人，想去海島試試。可是他的父母都極力反對，看見父母一副老淚縱橫的樣子，阿華打消了去海島尋藥的念頭。天有不測風雲，阿華的父親也不幸被感染了。眼看父親和全村人都在受這種怪病的折磨，阿華咬咬牙說：「我非把藥採回來不可！」在問清楚去海島的路線後，母親含淚把阿華送到村口。

聰明的阿華離開村子後，沒直接去海島，他首先到處打聽治蛇的方法。有一天，阿華來到海邊，當地的漁民告訴他附近有座尼姑庵，庵裡有個老尼姑，傳聞她年輕時為了取蛇膽配藥去過那座海島。阿華謝過漁民後，急忙趕去尼姑庵，到了庵裡後向老尼姑詳細訴說了村民所遭受的痛苦，誠懇地祈求老尼姑幫助他。老尼姑很同情大家的遭遇，說：「我告訴你一個方法，按照此法你一定可以取回草藥。兇殘的毒蛇最怕黃酒，尤其是在端午節午時，毒蛇聞到黃酒的味道便不會動彈。」阿華向老尼姑道過謝後便離開了，一直等到端午節那天才帶上雄黃酒出海。他早早地就到了海島，到了午時才靠岸。

上岸後只見島上處處是蛇，幾乎連落腳的空地都找不到。阿華立刻拿出黃酒往那些噁心的毒蛇身上撒去，果然毒蛇聞到雄黃酒後，都像喝了麻醉藥一樣，軟綿綿地趴在地上一動也不動，似乎連抬頭都變成了件困難的事情。阿華把握時間尋找草藥，不一會兒就在毒蛇的身體下發現了很多他需要的草藥。

最終，聰明的阿華活著回到村裡了。他不僅為大家找回來了治病的草藥而且還學會了用雄黃酒制伏毒蛇的好辦法。人們用草藥的種子煎水洗澡，洗

過幾次之後皮膚病全都好了。大夥把這種草種植在村邊，用它治癬疥、濕疹，再也沒有人去鎮上那個黑心的老闆那買藥了。因為這種藥草最早是從毒蛇的身子底下挖來的，所以叫它「蛇床」，它的種子就叫「蛇床子」了。

　　蛇床子性味辛苦溫，能燥濕殺蟲止癢，用於陰部濕癢、濕疹、疥癬等；內服有溫腎壯陽作用，用於腎陽衰微，下焦虛寒所致的男子陽痿、女子宮冷不孕；此外，本品又有散寒祛風燥濕作用，亦可用於寒濕帶下、濕痺腰痛等症。

[複方]

（1）治濕疹：用蛇床子30公克，苦參15公克，黃柏 18公克，蒼術12公克，水煎，洗患處，每日2次，數日即效。

（2）治婦人陰癢：用蛇床子45公克，明礬6公克，水煎取液頻洗，其效甚佳。

（3）治陰囊潮濕搔癢：用蛇床子30公克，苦參、黃柏各24公克，明礬6公克，水煎取藥液洗患部。

（4）治帶狀皰疹：用蛇床子、黃柏、大黃各等份，研末，用雞蛋清調勻，搽患處，每日1換。

（5）治陽痿：用蛇床子、五味子、菟絲子各等份，研末，蜜丸如黃豆大。每服30丸，每日服2次。

（6）治老年夜來尿多：用蛇床子、菟絲子各15公克，肉桂、益智仁各9公克，水煎服。

知識延伸

　　蛇床子果皮鬆脆。種子細小，灰棕色，有油性。氣香，味辛 涼而有麻舌感。以顆粒飽滿、灰黃色、氣味濃厚者為佳。

續傷接骨話續斷

【**藥名**】續斷

【**藥性**】苦、辛，微溫。歸肝、腎經。

【**功效**】補益肝腎，強筋健骨，止血安胎，療傷續折。

【**產地**】主產於四川湖北、湖南、貴州等地。雲南、陝西等地亦產。以四川、湖北產的品質較佳。

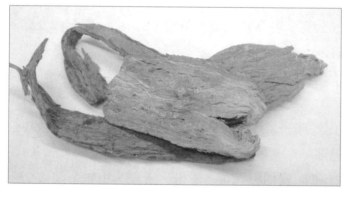

從前，有一個走江湖的郎中，雖說是江湖醫生但他的醫術絲毫不比那些名聲顯赫的名醫們遜色。被他治好的病人不計其數，什麼樣的奇難雜症都有，甚至是「死人」都曾被他救活過。只是，郎中做人比較低調，淡泊名利，所以在當時的「醫家」中沒有他的一席之地。

有一次，郎中來到了一個小鎮上，進了一家酒店準備吃飯、休息。店小二剛上完酒菜，忽然聽見酒店門外一陣喧鬧，大家都去看到底出什麼事。原來，有個年輕人在酒店門口倒下了，起初大家以為他只是暈倒，便上去想幫助他，但用手試他的鼻息發現他沒呼吸了，才知道他死了。郎中也擠了進去，他把了把年輕人的脈搏，十分微弱，幾乎感覺不到。但仔細辨別還是能感受到的。郎中立即從自己的腰間繫著的藥袋裡掏出一顆藥丸放進年輕人口中，然後按著他的人中穴，不一會兒年輕人便醒了過來，大家都稱奇，有人

問郎中給年輕人吃的是什麼靈丹妙藥，郎中笑著說：「這是我家祖傳的『還魂丹』。」

郎中救活昏死年輕人的消息不脛而走，被當地的一個惡霸聽到了。於是，惡霸派人把郎中請到家中，設宴款待。郎中以為惡霸生病了有求於他，等到三杯酒下肚之後，才知道是想跟他合夥開個藥店，賣那「還魂丹」，郎中拒絕了，他說：「這還魂丹是祖祖輩輩流傳下來的，祖輩說過只能用它治病救人，不能用它謀取錢財。」

「我們開店賣藥，不也是治病救人嗎？」惡霸試圖遊說郎中。

「這完全不一樣。」沒想到還是沒成功，惡霸大怒，「你找死，敬酒不吃吃罰酒！」說完便叫人把郎中一頓痛打，可憐的郎中被打得全身瘀紫紅腫，就剩下一口氣了，惡霸叫人把郎中拖出去，扔在山裡。

郎中忍著痛，在山裡挖了些藥，生著吃了下去，過了幾天身上的傷就好了。郎中準備下山休養幾天就離開這是非之地，回到鎮上後，郎中住了家客棧。經過幾天的調養，郎中已經痊癒了，就在他準備離去的時候，在街上又碰到了一個病危的人，郎中急忙看診，拿藥救治。

這時恰好碰到下山來的惡霸，惡霸驚訝郎中好得這麼快，但更多的還是氣憤。他又毫無顧忌地在光天化日之下把郎中打了個半死，還叫人把他的雙腿給打斷，猖狂的說道：「斷了雙腿看你怎麼行走看病！」一群人打完郎中後，就這樣揚長而去。大家都怕得罪惡霸，誰也不敢上前去救郎中。這時，之前被郎中救活的那個年輕人剛好經過，他急忙上前把郎中背回家。

回到家，年輕人把郎中安頓好後，準備出門再買些藥。郎中掙扎著說：「你不要出去買藥，免得被惡霸知道了，他一定不會善罷甘休的，到時候只怕會連累你。我告訴你山上有一種開紫花，葉子像羽毛一樣的野草，可以治好我，你去挖些回來吧！」

年輕人挖回來後，煎湯熬藥，兩個月後，郎中被打斷的腿又癒合了。郎中對年輕人說：「我不能在這裡住下去了，這接骨續傷的藥草，就靠你傳給

大家了。」就這樣，郎中走後年輕人用那草藥治好了很多骨折的病人，並取名為「續斷」。

續斷能補肝腎，強筋骨，又味兼苦辛，有行血脈、消腫止痛之效，用於肝腎不足，腰痛腳弱，風濕痺痛，及跌打損傷，骨折，腫痛等；有補肝腎，調沖任，止血安胎之效，用於肝腎虛弱，沖任失調的胎動欲墜或崩漏經多等。臨床報導見治療習慣性流產。

[複方]

續斷烏蛇酒

【用料】主料：白酒2000公克、烏梢蛇50公克、續斷15公克、天麻15公克、黨參15公克、肉桂15公克、當歸15公克、萆解15公克、川芎15公克、酸棗仁15公克、山茱萸15公克。

輔料：熟地黃30公克、五味子15公克、漏蘆15公克、五加皮15公克、附子15公克、淫羊藿15公克、骨碎補15公克、荊芥7公克、花椒7公克、海桐皮15公克、肉蓯蓉15公克、木香15公克、石斛15公克、防風15公克、牛膝15公克。

【做法及用法】將烏蛇去頭尾，焙乾。將以上各藥共搗碎，加烏蛇，用生白布袋裝好，放至洗淨器中，以酒浸泡，封口，七天後可開取，去渣備用。每日三次，每次飯前溫飲10～20公克。

【效用】活血化瘀，祛風止病，適用於腎虛中風，腰腳疼痛無力等症。

知識延伸

　　藥材性狀呈圓杜形，略扁，有的微彎曲。表面灰褐色或黃褐色，有稍扭曲或明顯扭曲的縱皺及溝紋，可見橫裂的皮孔及少數鬚根痕。質軟，久置後變硬，易折斷，斷面不平坦，皮部墨綠色或棕色，外緣褐色或淡褐色，木部黃褐色，導管束呈放射狀排列。氣微香，味苦、微甜而後澀。

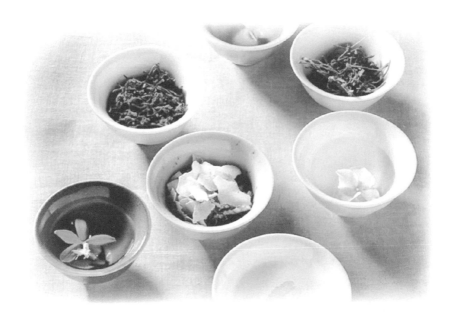

寓治於食薏苡仁

【**藥名**】薏苡仁
【**藥性**】甘、淡，涼。歸脾、胃、肺經。
【**功效**】利水消腫，滲濕，健脾，除痺，清熱排膿。
【**產地**】中國大部分地區均產，主產於福建、河北、遼寧等地。

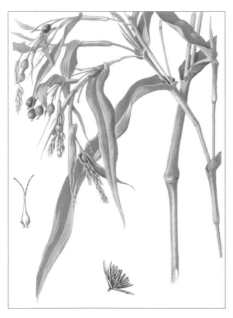

「馬革裹屍」是激勵歷代將士的一句豪言壯語，不知有多少軍人在它的激勵之下捨身赴死、為國捐軀。這句話出自東漢伏波將軍、新息侯馬援之口，馬援是一位令人敬佩的一代名將，他的一生充滿了傳奇色彩。

傳說有一年，有蠻族在交趾一帶反叛，聲勢浩大，以致於其他郡縣的蠻族積極回應，集體造反。一時間，整個交趾地區幾乎都被那群蠻夷之人佔據，隨時都有脫離漢帝國的危險。於是，在眾人的推薦下東漢王朝開國皇帝劉秀封馬援為伏波將軍，討伐交趾，收復失地。

這場艱難的戰爭持續了兩年之久，馬援和他的軍隊斬首數千，戰果纍纍，終於在開戰後的第三年裡，馬援將那群反叛之徒打得潰不成軍，消息傳到了劉秀那裡，劉秀很是高興，隨即封馬援為新息侯。之後，馬援繼續乘勝追擊剩餘叛黨，在斬獲了五千餘人之後，動盪不安的交趾地區得到了全部的平定。

戰事平息後，馬援又向劉秀建議對蠻族採取民族和解政策，以原有的制度約束越人，自此以後，南越土著一直奉行馬援的規定。

接著，劉秀派馬援去嶺南平息戰亂。馬援率軍到達臨鄉，將軍雖然年歲已高但威風不減當年，沒幾天的工夫便擒獲千餘人。在繼續征討的過程中，遇到了困境。當時面前有兩條道路，一條是近路但很險惡，另一條路很坦蕩但是運輸線太長。副將耿舒主張保險，走坦蕩的路。做為老將的馬援自然期望兵貴神速，堅持走險路。

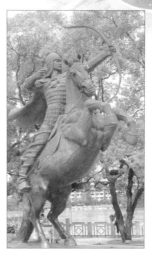

東漢伏波將軍馬援的塑像。

於是漢軍按馬援的意思行軍。當時天氣酷熱，瘴氣薰蒸，很多士兵水土不服，患瘟疫而死，馬援自己也被傳染。可是他依然蹣跚跛腳察看敵情，左右隨從也無不感動落淚。終於，馬援因為老邁體衰，沒能逃過瘟神的魔爪，一代名將隕落在蠻荒之地，真正實現了自己「馬革裹屍」的誓言。

老英雄就這樣悄無聲息地離開了，但讓人更加悲哀的是，早在馬援兵困於崎嶇水道中時，因為意見不合，副將耿舒就偷偷上書彈劾馬援，將大軍陷於瘟疫險阻之地徒勞無功的責任都歸咎於他。當老將軍死後，之前和他有過過節的一些在朝大臣立刻落井下石，趁機陷害馬援。被矇蔽的劉秀怒不可遏，不僅沒有給為國捐軀的老將軍應有的厚葬反而收回他的新息侯印信。

當初馬援在交趾時，曾經常服用薏苡仁以抵禦瘴氣。由於薏苡仁具有「輕身勝瘴氣」的神奇功效，班師時，馬援曾帶回了一車薏苡仁以便在內地種植，供日後防病治病用。當他死後，有人上書誣告他當初用車載的全是上好的珍珠與犀角，劉秀越來越惱怒。馬援的妻子、兒女又慌又怕，不敢將馬援的棺柩運回祖墳，只是草草埋在城西。馬援門下的賓客、舊友，沒有人敢來祭弔。一代名將竟落得如此下場，怎不令人唏噓不已？中國古代不知有

多少武將為國家拋頭顱、灑熱血，深入蠻荒險阻，最後卻往往被朝中小人算計，以種種罪名狼狼收場。

但歷史是公正的，雖然沒有韓信、張良的智慧，也沒有項羽、呂布的勇猛，但我們卻永遠記住了這位因為他那「馬革裹屍」的豪言壯語而彪炳千秋的可敬的老將軍。

薏苡仁甘補淡滲，功似茯苓，用於小便不利、水腫、腳氣及脾虛泄瀉等，對於脾虛濕滯者尤為適用；能滲濕，又能舒筋脈，緩和攣急，用於濕痹拘攣；清肺腸之熱，排膿消癰，用於肺癰、腸癰。

薏苡仁古今均為常用中藥，其別名還有很多如苦提珠、珍珠米等。薏苡仁為藥食兩用的佳品，用薏苡仁當作糧食煮粥是一種寓治於食的常用方法。

[複方]

廣東人在盛夏時，喜歡用薏苡仁與冬瓜煮粥，佐餐食，發揮其清熱利濕作用。如果用薏苡仁同綠豆、百合、蓮子等煮粥食用，可發揮清火、安神、補虛、益胃等效果。脾虛便難者及孕婦應慎服薏苡仁，滑精、小便頻多者也不宜食用。

知識延伸

薏苡仁可治療腳氣，腳氣是過去嶺南地區的一種流行病，病人手足麻木無力、疼痛，甚至下肢局部水腫或全身水腫，嚴重時出現心力衰竭的現象。馬援將軍用薏苡仁所治的正是此病。唐朝時該病從江南蔓延至長江以北，人們稱為江南病。實際上，腳氣病即維生素B_1缺乏症，而薏苡仁中正好含有大量的維生素B_1（每100公克薏苡仁中所含維生素B_1高達33m公克），所以能預防和治療腳氣病。

澀腸止瀉禹餘糧

【藥名】禹餘糧

【藥性】乾、澀，平。歸胃經。

【功效】澀腸止瀉，收斂止血，止帶。

【產地】主產於浙江、廣東等地。

「大禹治水，三過家門而不入」的故事婦孺皆知，大禹做為治水英雄數千年來一直受到後人的尊重和敬仰。禹餘糧的傳說同樣與大禹有著密切的關係。

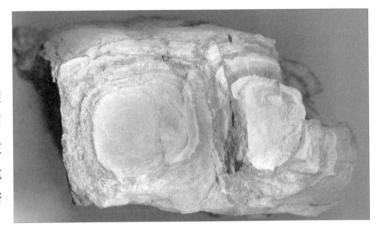

相傳，大禹為了疏通九河，在治水時經常廢寢忘食，艱辛的生活條件加上毫無規律的飲食作息習慣，大禹身體日漸消瘦，慢慢地就生了病，經常拉肚子、便溏。大禹的妻子塗氏聽說後，知道丈夫沒時間回家休息，於是她急忙到山上採集了一些收澀止瀉的草藥，連夜和麵粉蒸了一籃子摻了藥的饅頭，天一亮就給丈夫送過去。

一路上塗氏走得很急，當她沿著溪水走向山崗時，突然感到地震山搖，整個人都站不穩，一下子驚嚇得跌坐在地上，籃子裡的饅頭大多都掉進河裡了，只剩下四、五個。塗氏抬頭看見一頭似象非象、似牛非牛的怪獸，用又粗又長的鼻子在拱山，那隻巨獸力大無窮，隨著一聲巨響，巍峨的高山竟被

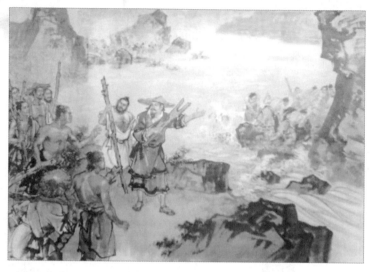

大禹治水圖。

牠拱倒了一角。原來那隻巨獸是大禹變的，他聽到妻子的驚叫聲，知道誤會了，便搖身一變，又恢復了人形，趕緊把妻子攙扶起來。

　　妻子知道巨獸是丈夫的化身後，心情平復了很多。「妳上山來有何事啊？」經丈夫這麼一問，塗氏才從驚嚇中恢復過來，忙打開籃子說：「我聽說你生病了，特意做了些藥饅頭給你送過來。」低頭一看，籃子裡的饅頭就剩四、五個，這才意識到饅頭都掉進河裡了，看到妻子傷心的樣子，大禹打趣地說：「我吃這幾個就足夠了，饅頭掉進河裡是好事啊！就當它們是我的餘糧，儲存在河裡，這樣以後都會年年有餘的。」妻子也被大禹的一番話給逗開心了，說道：「你先吃吧！等我回家再做些，過幾天再給你送過來。」

　　後來，大禹採用「隨山浚川，陂九澤」疏河導江引水入海，圍湖蓄洪的辦法治水成功，為了犒賞治水有功的人，大家一致決定在會稽山召開治理洪水慶功大會，大會辦得隆重，食物很豐盛，所有的人都敞開肚皮吃，開懷暢飲，到散會的時候大家發現依然還剩許多吃的，能帶走的大家都帶走了，有的實在是拿不走，大家便把它們拋棄在鄰近的溪水裡、岸邊和山崗河底。

　　很多年之後，這些被拋棄的糧食，秉天地之靈氣，受日月之精華，生長

變成一種黃褐色的石頭，有的皺褶像山核桃，有的圓形似鐵球，用手搖它們，其內核隨即振動有聲，甚是奇特，相當珍奇罕見。砸碎後裡面還有黃色無砂質感的粉末。後來經過人們長時間的用藥實踐，發現這種礦石藥具有很好的澀腸止瀉、收斂止血的功效，因為這些藥都是在會稽山下找到的，人們都說是大禹的餘糧變的，所以就把它叫做「禹餘糧」，並把會稽山下的溪水改名為禹溪，在溪水邊還建了一座禹王廟，供人們景仰。

禹餘糧味甘澀，能澀腸止瀉，用於久瀉、久痢；能收斂止血，固崩止滯，用於崩漏，帶下。實驗研究發現禹餘糧含氧化鐵以及磷酸鹽、鎂、鋁、鉀、鈉等。臨床報導見治療婦科帶下。

知識延伸

禹餘糧、禹糧石、餘糧、鍛禹餘糧等處方中寫禹餘糧、禹糧石指生禹餘糧。為原藥除去雜質和泥土後打碎入藥者。鍛禹餘糧為淨禹餘糧在無煙火上鍛紅，趁熱置醋中淬酥，撈出曬乾入藥者。收澀止血功效增強。

補腎要藥菟絲子

> 【藥名】菟絲子
> 【藥性】辛、甘，平。歸腎、肝、脾經。
> 【功效】補腎益精，養肝明目，止瀉，安胎。
> 【產地】中國大部分地區均有分布。

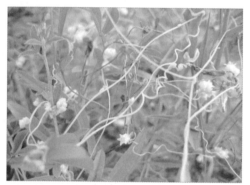

從前有個財主，他很喜歡養兔子，各種顏色、各種品種的兔子他都有。由於兔子養多了，財主便花錢請了個長工來飼養，但他的要求也是很嚴的，如果有兔子受傷就會扣掉長工的部分工錢；如果有兔子死掉，長工就要賠償，並會被解雇。

意外總是不可避免的，一天，那名長工失手打傷了一隻白兔，白兔躺在地上動彈不得了，眼裡充滿哀傷，看得長工心裡直發慌。

「得想個辦法才行，如果被苛刻的財主發現了就麻煩了！」他想了想，偷偷地把那隻兔子藏到了花園外的黃豆田裡，一來讓牠養傷，二來免得被財主看見扣他工錢。長工每天都小心翼翼地，提心吊膽的。越是這樣，越容易招人懷疑，精明的財主不久就發現少了隻白兔子，按照當初的協議，他要求長工賠償。長工只好承認自己打傷白兔並把牠藏在黃豆田裡的事，至少兔子還沒死，財主不至於解雇自己。財主得知真相後，知道兔子還活著，也沒有太刁難長工，只是叫他把白兔找回來。

當長工到了黃豆田時，發現那隻兔子已經不在原來的地方了。急得他四

處找，突然發現不遠處的一堆草叢在騷動，長工輕輕地走過去瞧了瞧，看到那隻白兔在草叢裡吃草。長工趁機上去抓牠，哪知白兔一下就跑掉了，長工目瞪口呆地看著眼前這隻活蹦亂跳的兔子，簡直不敢相信。他擔心兔子跑掉，立刻又追了上去，折騰半天才將白兔抓住。長工細緻地觀察了一番白兔，在牠身上找不到一點受過傷的跡象，自己都糊塗了。不管怎麼，還是先把兔子交給財主。財主見自己喜愛的玉白兔安然無恙，也沒深究。

對於這件事，長工越想越不明白。晚上回家後，他把白天在財主家發生的事跟他爹講了，希望聽聽老人的看法。前不久，他爹在家搬重物時不小心扭傷了腰，起初以為沒什麼大礙，近些天來，疼得不能下床走動了，吃了些藥也沒見什麼療效。老人家聽完兒子的話後，說道：「這事值得仔細琢磨下，照理說打傷了腰不經過治療怎麼會自己好起來了呢？」老人沉思了一會兒，吩咐兒子道：「這樣，你自己去買一隻兔子，把牠打傷再扔進黃豆田，看看牠還會不會自己好起來。」好奇的長工也想搞清楚這件事，於是便按照他爹的吩咐做了。

他將剛買回來的兔子打傷腰脊，放在了黃豆田。他自己則站在一旁仔細觀察。可是，很長時間那隻受傷的兔子只是趴在哪裡一動也不動，長工等呀等，還是毫無動靜，到了餵兔子的時間了，他便回去了。當他再次來到黃豆田的時候，發現那隻受傷的兔子抬著頭，伸著脖子，在努力地啃著嘴邊那些纏繞在豆秸上的野生黃絲藤的種子。吃了一段時間後，兔子便趴在原處不再動彈了。「牠一定是吃飽了，休息了。」長工便離開了。回家後，長工跟他爹講述了他白天所見到的，老人家沒說什麼只是叫兒子繼續觀察那隻兔子。就這樣，過了大概四天的樣子，那隻兔子的腰傷便好了。長工便採了一些黃絲藤和它的種子帶回家。

老人家看著那些黃絲藤說：「這種藤在黃豆田裡到處都有。它是纏在黃豆枝上生長的，人們擔心它把黃豆纏死，總是把它當雜草去除。可是它居然能治好兔子的腰傷，可見它不是一般的雜草，應該有一定的藥效。我們不妨

也用它煎些藥湯試試看。」

老人家喝了幾次「藥湯」後，感覺還不錯。於是接著喝了一個月，果然他的腰傷痊癒了。沒多久就可以下床走路了。從此，父子倆就斷定這種黃絲藤可以治療腰傷。

後來，經過進一步的深入研究，長工父子倆把黃絲藤及其種子做成了藥，不久，這種藥便成為了專治腰病的良藥。上門求醫的病人問起這藥的名字，長工想到發現這藥的是兔子，加上這藥是絲藤，於是便叫它「兔絲子」了。後來，有人在「兔」字上加了草頭，寫成了「菟」。

菟絲子既能補腎陽腎陰，又有固精、縮尿、止帶之效，用於腎虛腰痛，陽痿遺精，尿頻，帶下等症；能益腎養肝，使精血上注而明目，用於肝腎不足，目失所養而致目昏目暗、視力減退之症；能溫腎補脾而止虛瀉，用於脾腎虛瀉。有補肝腎，固胎元之效，用於肝腎不足的胎動不安。此外，菟絲子還能治腎虛消渴，酒浸外塗，對白癜風亦有一定療效。

[複方]

（1）菟絲子150公克、蓮子、山藥各100公克，茯苓30公克。共研磨為細末。每次約15公克，溫水沖調食。本方以菟絲子補養肝腎、補腎陽，蓮子、山藥補脾益腎，且均能固精；茯苓滋養益脾。用於老人肝腎不足，脾氣虛弱，體倦乏力，眩暈耳鳴，飲食減少。

（2）菟絲子10公克、枸杞5公克、雞蛋1個。雞蛋倒入碗中，與菟絲子、枸杞子一併調勻，用油煎熟食。本方以二藥補養肝腎，雞蛋養血，共奏明目之功。用於肝血虛，或肝腎不足，視物昏花。

知識延伸

菟絲子可與熟地、車前子、枸杞子配伍，以滋腎養肝明目。

頭痛必用為川芎

【藥名】川芎

【藥性】辛、溫。歸肝、膽、心包經。

【功效】活氣行血，祛風止痛。

【產地】主產於四川、貴州、雲南，以四川產者質優。

相傳，藥王孫思邈有一次帶著徒弟去了素有「幽甲天下」美譽的青城山採藥。到了那後他們發現青城山層巒疊嶂，峰峰竟秀，林海莽莽，狀如城廓。大家都被眼前旖旎壯觀的風光給吸引住了。他們進山後更是驚喜不斷，很輕鬆地就找到了他們要採的藥。到達混元頂的青松林時，孫思邈決定停下來休息，這時忽見林中山澗邊的一隻大雌鶴正帶著幾隻小鶴涉水嬉戲。

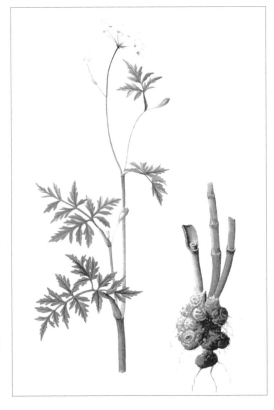

沒過一會兒，突然聽到幾隻小鶴不斷地驚叫。藥王師徒一瞧，原來那隻大雌鶴頭部低垂，雙腳顫抖，不斷哀鳴。小鶴們看見「媽媽」撲撲顛顛，也嚇得悽楚怪叫。

藥王心裡明白，這隻雌鶴一定患了急病。第二天，他們採藥又到了昨天看見鶴群的地方，經過時聽見那隻患病的雌鶴在鶴巢裡發出痛苦的呻吟聲，一

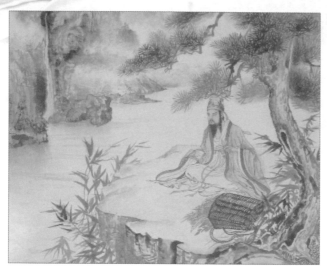

「藥王」孫思邈畫像。

群小鶴都靜靜地守候在鶴巢的旁邊。這時，忽然天空中傳來一陣陣鶴鳴，只見幾隻白鶴從混元頂飛了下來，牠們停在了鶴巢旁邊，從嘴裡掉下幾片葉子落入病鶴巢中。徒弟撿起落在地上的葉子，發現形狀很像紅蘿蔔的葉子，便滿不在乎地丟在地上，但藥王卻若有所思，命徒弟把葉子撿起來保存好。

次日，藥王師徒再次來到青松林，但已聽不到病鶴的呻吟聲了。抬頭仰望，只見幾隻白鶴在空中盤旋，嘴裡又掉下幾朵小白花，還有一些結節狀的拳形團塊。徒弟依然不覺得稀奇，藥王卻又命徒弟撿起來保存好。此時藥王發現病雌鶴的身子已完全康復，又率領小鶴們嬉戲如常了。

回來後細心的孫思邈一直琢磨著這件事，他想動物生病吃了這藥草沒過幾天就能康復，如果人生同樣病，這藥會不會也有同樣的療效呢？為了找到這些藥的來源，孫思邈師師徒經過幾天的觀察，發現那些白鶴會經常去混元頂峭壁的古洞，那兒長著一片綠茵茵的野草，野草的花、葉都與往日從白鶴嘴裡掉下來的一樣，當看到那些野草時孫思邈不禁想到這不就是治癒病鶴的那些草嗎？於是，他們師徒倆便才挖了一些下山。

經過孫思邈對這種藥草進行嚐試後發現，其根莖苦中帶辛，具有特異的濃郁香氣。根據他多年的經驗斷定，此品有活血通經、祛風止痛的作用。於是，他便叫徒弟上山多採收一些，用它給患有胸脅刺痛、跌打腫痛、頭痛、風濕痺痛等病的人治病，果然靈驗。藥王興奮地隨口吟道：「青城天山幽，

川西第一洞，藥草過仙鶴，蒼穹降良藥。這藥就叫『川芎』吧！」

前人有「頭痛不離川芎」之說。川芎辛散溫通，既能活血，又能行氣，為「血中氣藥」。能活血行氣，祛風止痛。用於安撫神經，正頭風頭痛，症瘕腹痛，胸脅刺痛，跌撲腫痛，頭痛，風濕痺痛。此外，傷科之跌打損傷，外科之瘡瘍癰腫，亦可用之。

[複方]

（1）川芎白芷酒

【**用料**】川芎、白芷各6公克、米酒60毫升。

【**做法及用法**】隔水蒸，去渣，喝酒，每晚1次。

【**效用**】主治頭風。

（2）蘇木配川芎

【**用料**】蘇木20公克、川芎15公克、80％的乙醇50～100毫升。

【**做法及用法**】取蘇木、川芎浸泡15天後使用，每天用藥液擦於患處，次數不限，一般1～2週效果明顯或治癒。

【**效用**】對局部凍傷者有奇效。

知識延伸

選擇川芎以個大飽滿、質堅實、斷臉色黃白、油性大、香氣濃者為佳。

溫腎補陽話肉桂

【藥名】肉桂

【藥性】辛、甘，大熱。歸腎、脾、心、肝經。

【功效】補火助陽，散寒止痛，溫經通脈，引火歸元。

【產地】主產於廣西、廣東、海南、雲南等地。

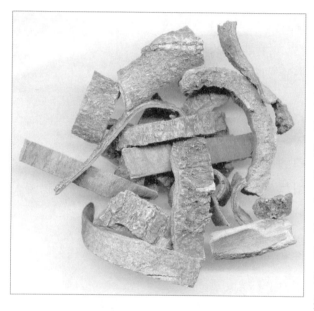

相傳在很久以前，在廣西有個很小的村莊，村子的前面是平原，後面是大山。由於地理環境不好加上最近自然災害頻繁，使得原本就貧瘠的土地更加產不出糧食，村民們的日子越加艱辛。即便是這樣，貪婪而惡心腸的地主仍不肯放過窮苦的百姓，他一邊一如既往地在人們那搜刮他想要的一切，一邊變本加厲地折磨村民。對此，大家也只是敢怒不敢言，因為地主有很多的手下，毫無還擊之力的老百姓哪是他們的對手。

在村子的南邊住著一對父女，女兒叫枝花，她漂亮聰明，勤勞質樸，村子裡有好多年輕的小伙子都很喜歡她。但枝花有自己喜歡的人，就是住在村子北邊心地善良、聰明勇敢的阿桂。

有一年，村子裡發生了瘟疫，很多人都在死亡線上掙扎，可是那狠毒的

地主卻以殘害大家為樂。他帶來一個巫師說是為大家驅邪，巫師披頭散髮，搖動羊皮板，在火塘邊狂跳，一會兒口唸巫咒，一會兒把一盆髒水潑到病人身上，甚至還用刀背砍病人，用火炭燒病人，可憐的病人被折磨得血跡斑斑，死去活來……

正義而善良的阿桂實在看看不下去了，因為他以前跟村外的一位老中醫學過看病，所以他清楚地知道巫師是不會看病的，只有給鄉親們找到治病的藥才能解救大家。於是他和枝花商量他要進深山挖回草藥給大家治病。枝花很支持阿桂的想法，同時不捨地對阿桂說希望他能早日回來。阿桂被枝花深情的叮囑深深地感動了，他對枝花說：「阿花，妳放心吧！我一定會找到救治大家的草藥，找到藥我立刻就回來。」兩個年輕人相互告別後，阿桂就出發了。

誰知就在阿桂跟枝花道別時，被地主的管家無意中聽到了，他回去將這一消息告訴了地主，地主聽了恨得咬牙切齒，憤憤地說：「居然還有人敢跟我作對，真是不想活了！」說完便派管家及一批手下跟著自己去追趕阿桂。勇敢的阿桂進山後採了一大筐的草藥，就在他彎腰準備繼續採藥時，突然聽見「颼」的一聲，一支帶毒的利箭飛了過來。又聽見「啊」的一聲，枝花姑娘倒在了地上。原來她得知惡毒的霸主要上山找阿桂，便尾隨其後，捨身救了阿桂。

阿桂猛然轉身，看見枝花姑娘指著山崖後面倒了下去，才知道有人要殺害自己。阿桂怒吼著撲了過去，和那幫人廝打了起來。最終因為寡不敵眾，倒在了桂枝的身邊再也沒有起來。

鄉親們得知這件事後，都憤怒了，大家團結起來，打跑了地主。過了不久在阿桂和枝花的墳頭，突然長出了一棵樹，它有著灰褐色的厚皮，散發出濃郁的香氣，枝葉則像枝花姑娘的綠羅裙，花果則像是阿桂俊俏的臉龐，鄉親們用這樹的皮熬藥湯喝，患病的都好了，大家都覺得這樹是阿桂和枝花變的，為了永遠不忘記他們，便把這奇特的樹取名為「肉桂樹」，直到現在。

肉桂為樟科植物肉桂的乾燥樹皮。別名牡桂、簡桂、玉桂。其樹枝（桂枝）、幼果（桂子）均可入藥。桂皮為珍貴中藥及調味品，有溫腎補陽、散寒止痛的作用。從桂樹、桂葉蒸餾得到的桂油，是珍貴香料和多種有機香料的合成原料，並可藥用。

[複方]

（1）桂漿粥

【**用料**】肉桂5公克、車前草30公克、粳米30公克、紅糖適量。

【**做法及用法**】先煎肉桂、車前草，去渣取汁，後入粳米煮粥，熟後，調入紅糖，空腹食用。

【**效用**】溫陽利水。

（2）乾薑肉桂飲

【**用料**】乾薑20公克、肉桂10公克。

【**做法及用法**】乾薑、肉桂分別洗淨，置鍋中，加清水500毫升，大火煮開5分鐘，改文火煮30分鐘，濾渣取汁，分次飲用。

【**效用**】溫補脾腎。

知識延伸

肉桂與桂枝同生於桂樹，肉桂為桂樹皮，桂枝為桂樹嫩枝。二者皆有溫營血、助氣化、散寒凝的作用。但肉桂長於溫裡止痛，入下焦而補腎陽，歸命火，桂枝長於發表散寒，振奮氣血，主上行而助陽化氣，溫通經脈。

方中妙藥話靈芝

【藥名】靈芝

【藥性】甘，平。歸心、肺、肝、腎經。

【功效】補氣安神，止咳平喘。

【產地】主產於四川、浙江、江西、湖南等地。除野生外，現多為人工培育
品種。

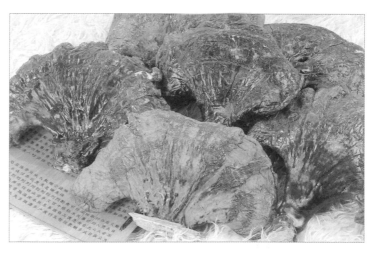

傳說很久以前，在山上住著一對靠採藥為生的父女，女兒叫靈芝，善良、漂亮。在靈芝姑娘很小的時候，她的母親就去世了。一直以來，她都是和父親相依為命。靈芝從小便跟著父親這山那山地跑，練就了一副好身體。不幸的是，父親因為採藥不小心跌入山谷，也去世了。靈芝姑娘很傷心，但很快就走出失去父親的痛苦，振作起來了，她一邊繼續上山採藥，一邊潛心專研父親留下的醫術，慢慢地，靈芝姑娘學會了看病救人。

有一年，可怕的瘟疫突然在山下附近的一個村子裡氾濫了，患病的人們頭暈目眩，又吐又瀉，有些嚴重的病人相繼死去，大家沉浸在一片恐慌與無奈之中。靈芝姑娘得知這件事後，馬上帶著從山上剛採回來的藥來到村子

裡，給大家看過病後，用那些藥熬了一鍋藥湯，給所有被傳染的病人喝，就這樣幾天下來，大家的病都好了，所有的人都很感激靈芝姑娘，誇她是活菩薩，好心一定會有好報的。

村子裡一個靠裝神弄鬼騙錢騙物的老巫婆知道這件事後很生氣，因為靈芝姑娘的出現搶走了她的「生意」，完全擾亂了她的日子。於是，她絞盡腦汁地想一定要阻止靈芝姑娘繼續救人。她見靈芝姑娘長得漂亮，父母又都不在了。於是，便想到一個惡毒的方法。

一天，巫婆藉機會找到村裡很貪色的那位財主，她極具誘惑地向財主描繪了靈芝姑娘的美貌，並且說娶個會看病的老婆，有個頭疼發燒的也方便治療。之後，巫婆主動說要給財主成人之美，幫忙帶路上山。財主聽了這個好事，高興得不得了。第二天，財主帶著人跟隨巫婆上山了。

靈芝姑娘看到這麼多人到自己家，看樣子也不像是看病的，心裡有一種不祥的預感，她問道：「不知道大家有什麼需要我幫助的？」那財主第一眼看見靈芝姑娘就被她的美貌迷住了，哪還記得說話。巫婆替他回答說：「這位是本地的財主，他生病了，想請姑娘下山為財主看病。而且財主仰慕姑娘很久了，今天順便叫上我這個媒人，一同把姑娘嫁了。」靈芝姑娘覺得荒謬，叫他們自便，謊稱自己不舒服，哪裡都不去。於是，巫婆便在財主面前煽風點火又說了一通，財主也顧不得那麼多，命人搶人。一幫人蜂擁而上，要把靈芝姑娘駕起來。靈芝姑娘掙扎著說：「我怕了你們了，放開手，我會跟你們走的。」財主見靈芝姑娘老實了很多，便命手下的人鬆手了。

就這樣，在一群人的簇擁下靈芝姑娘和他們準備下山了。靈芝姑娘突然靈機一動，對財主說：「我突然記起來我爹臨死之前在山後給我留下了一棵千年人參，在我走之前我必須把它挖出來帶走。」財主一聽，心裡樂開懷，心想：「今天不但得到了個漂亮媳婦還能撿個大便宜，白白得到千年人參。」於是，便同意和靈芝姑娘一起去趟後山。去後山的路崎嶇難走，但靈芝姑娘從小就走習慣了，沒一會兒的工夫便將財主和那幫人丟在身後了。臨

近山頂時，財主意識到自己上當受騙了，於是，命令打手們拉弓射箭。靈芝姑娘實在沒有退路可逃，於是縱身一躍，跳下了山崖。就在此時此刻，突然天色暗淡，電閃雷鳴，狂風大作，巫婆和財主一幫打手們也都被颳到山下摔死了。

雨過天晴後，山裡一片安然，進山採藥的人們發現了靈芝姑娘的屍體，便含淚將她埋葬在清新的山林裡了。第二年，人們在靈芝姑娘墳前的樹林中發現了一種像扇子形狀的大蘑菇，採回去吃過後很多疑難雜症都治癒了，人們都說這大蘑菇就是靈芝姑娘變化來的。於是，從那以後便有了「靈芝」這一草藥。

靈芝，通稱靈芝草，古稱瑞草、仙草、長壽草，並視其為「祥瑞」、「吉祥如意」的象徵。靈芝有「太上之品，方中妙藥」的美譽，長期以來一直被視為滋補強壯、固本扶正的珍貴中草藥。民間傳說靈芝有起死回生、長生不老之功效。中國是世界上最早認識和使用靈芝的國家。《神農本草經》中記載有紫芝、赤芝、青芝、黃芝、白芝、黑芝六種，均列為上品。至明朝李時珍《本草綱目》中記載的靈芝有青、赤、黃、白、紫五種。現今僅有赤澀和紫色兩種野生靈芝。

[複方]

（1）將靈芝切碎（靈芝切片），放入罐內，加水，像煎中藥一樣地熬水服，一般煎服3～4次；也可以連續水煎3次，裝入溫水瓶慢慢喝，每天喝多少都無限制，有利於治療甲亢、失眠、便糖、腹瀉等症。

（2）將靈芝剪碎（靈芝切片）放入白酒瓶中密封浸泡，三天後，白酒變成紅棕色時即可喝，還可加入一定的冰糖或蜂糖，適合神經衰弱、失眠、消化不良、咳嗽氣喘、老年性支氣管炎等症。

（3）靈芝9公克，銀耳6公克，冰糖15公克，用小火燉2～3小時，至銀耳成

稠汁，取出靈芝殘渣，分3次服用，治咳嗽、心神不安、失眠夢多、怔忡、健忘等症。

（4）靈芝6公克，黑木耳（雲耳）6公克，白木耳（銀耳）6公克，蜜棗6枚，瘦豬肉200公克。滋補肺、胃，活血潤燥，強心補腦，防癌、抗癌，降血壓、血脂，預防冠心病。

知識延伸

靈芝分野生靈芝和人工栽培靈芝兩種。野生靈芝多為褐黑色，有光澤，栽培靈芝為棕色實體。好的靈芝子實體柄短，肉厚，菌蓋的背部或底部用放大鏡能看到管孔部位，呈淡黃或金黃色為最佳，呈白色的次之，呈灰白色而且管孔較大的則最次。

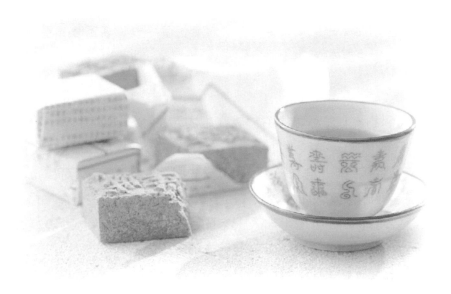

氣血雙補話黨參

【藥名】黨參
【藥性】甘，平。歸脾、肺經。
【功效】補脾肺氣，補血，生津。
【產地】主產於陝西、山西、甘肅等地。

古時候在山裡的村莊中住著一個姓高的大財主，做盡壞事，人人暗地裡唾罵。他還開了個藥鋪，雖名為「濟世堂」，實際上賣的盡是假藥、劣藥，害得當地老百姓苦不堪言。有一個叫張郎的青年，很孝順父母，一天他的母親覺得身體不舒服，他就去「濟世堂」買了藥，結果原本不是很嚴重的病變得一發不可收拾，不久母親就去世了，並且還欠下了一筆藥債。從此以後，只剩下張郎和父親二人相依為命，張郎也更加用心地照顧著父親。

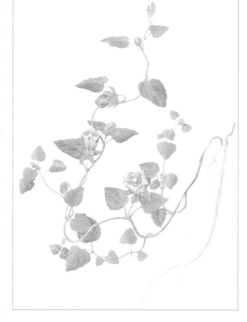

一波未平，一波又起。老邁的父親也得了重病，不得已張郎又到「濟世堂」賒了幾副藥吃，不料父親的病卻越發沉重了。原來醫生在處方上開的藥材「黨參」，抓藥時卻被別的草根代替了。張郎看出了「濟世堂」的藥不可靠，對「濟世堂」完全失望了，他不願看到父親像母親那樣白白地死去，於是決定出門親自尋找黨參。張郎把重病的父親托付給隔壁鄰居後，帶著出門的行頭便走了。

　　經過一路的打聽他得知有人曾經在東邊的大山裡挖到過黨參，由於父親的病已經耽誤不得，於是，張郎向山下的村民借了採挖的鋤頭和背簍，連夜進了山。他藉著火把的火光四處尋覓，毫無蹤影。也不知道過了多久，又累又餓的張郎實在走不動了，倒在了一個岩洞的門口。

　　迷迷糊糊之中，他似乎感覺到有人在餵水給他喝，他感到口中一片滋潤清涼，像喝了瓊漿玉露一般，整個人一下子精神了，突然清醒過來。只見一個面容姣好的年輕姑娘手裡正端著一碗湯，俯在自己身旁，面帶微笑地看著他。張郎記得自己倒在了岩洞門口，之後的事就不清楚了。於是，他問那位姑娘：「這裡是哪？我怎麼會在這裡。」姑娘回答：「這裡是我的家，我回來的時候發現你暈倒在我家的門口，便把你救了回來。」張郎環顧了下四周，才發現自己在岩洞內，這岩洞可不同於一般的洞穴，洞內溪水潺潺，鳥語花香，氣候宜人，簡直猶如人間仙境一般。姑娘見張郎這般驚訝，也不多說只是接著問道：「你一個人為什麼在這又黑又冷的夜晚進山呢？」張郎便把事情的前前後後向她細說了一番，姑娘說：「沒想到世間竟還有這樣利慾薰心的人，你不用擔心，這岩洞後有一片黨參，是我種植的，明天你挖些回家，治好父親的病，多的就栽種在自己的院子裡，以後就不用去求那黑心的老闆了。」張郎聽姑娘這樣說大喜，忙向姑娘道謝。

　　第二天，張郎醒過來的時候，那位姑娘已經不見了。張郎也沒來得及細想，趕緊去山後找黨參了。果然，在後山有一片茂密的黨參院子，張郎急忙挖了些下山。

　　到家後張郎洗乾淨幾棵黨參給父親煎藥，隨後在園中搭好藤架，把剩下的黨參種在院子裡。沒過幾天，父親的病便全好了。張郎很感激那位岩洞裡的姑娘，一直想著找個機會當面謝謝她。沒想到的是，有一天晚上，在黨參架下他居然再次見到了那位姑娘，這時，姑娘才告訴他自己是山裡看守黨參的精靈，自從那次偶然相識之後她便喜歡上了張郎，特意下山來找他的。張郎知道真相後也很高興，他早已被姑娘的善良和美貌所吸引。兩個年輕人不

久便結婚了，從此，過著只羨鴛鴦不羨仙的幸福快樂的日子。

黨參能補中益氣，用於中氣不足的體虛倦怠、食少便溏等；能補益肺氣，用於肺氣虧虛的咳嗽氣促、語聲低弱等；有益氣生津和益氣生血之效，用於氣津兩傷的氣短口渴，及氣血雙虧的臉色萎黃、頭暈心悸等。黨參可藥食兩用，可以直接沏茶、泡酒、煲湯，入膳黨參常用量為20～30公克，長期堅持，可以強身健體，延年益壽。

[複方]

（1）黨參附片狗肉湯

【用料】黨參30公克、附片20公克、狗肉500公克、生薑9公克。

【效用】方中黨參補中益氣，附片溫中補陽；狗肉補中益氣、溫腎助陽。

（2）黨參百合紅棗田雞湯

【用料】：田雞2～3隻、黨參15公克、紅棗10枚、百合15公克。

【效用】：此湯有補氣養血、滋陰解毒之功。

知識延伸

人參補氣，無補血的功效；當歸補血，無補氣的功效。而黨參氣血雙補，兼具二功，所以臨床應用有其獨到之處。黨參的補益作用次於人參，所以一般補益劑中，舉凡用人參補氣者，都可以用黨參代替。只是黨參較人參補益力弱，所以用量宜大，一般可為人參的2～3倍。

消癰散結蒲公英

【**藥名**】蒲公英
【**藥性**】苦、甘，寒。歸肝、胃經。
【**功效**】清熱解毒，消腫散結，利濕通淋。
【**產地**】中國各地均有分布。

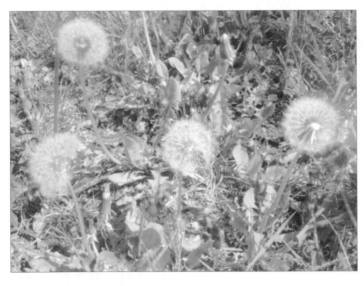

傳說在很久以前，天上有一位非常漂亮的仙女叫蒲公英，從小就生長在天庭裡的她，一直都很嚮往自由自在的生活，常常找機會下凡到人間遊玩。

有一次，一位剛到人間辦過事的神仙回到天庭後跟大家聊天說道：「再過幾天，就是人間的元宵節了，在那一天他們會做很多好吃的，還有很多花燈和燈謎，所有的人都會穿著漂亮的衣服出去遊玩……」蒲公英仙女聽得著迷了，她的心早就飛到了元宵節的燈會上。

於是，蒲公英仙女趁父王忙的時候偷偷地下到了人間。此時正好是元宵節，人山人海，一片熱鬧的景象，仙女先美美地吃了一頓湯圓，接著便去湖邊賞風景，湖水平靜，微風徐徐而來，當她陶醉在這美好的一刻時，突然聽見「救命！救命！」的呼喊聲，尋聲望去，只見橋頭一群人在那裡喊「有人

落水了」，仙女想：「我可以用仙法把他救上來！」就在仙女準備施法救人時，有一個身影縱身一躍跳進了河裡。正月的河水涼得刺骨，岸上的人都在為河裡的人擔憂。

過了一會兒，就看見兩個人頭露出了水面，其中一個人拉著另一個人奮力地游到了岸邊，落水的人得救了，大家都很佩服救人的那個年輕的小伙子。仙女也被他捨己救人的舉動所感動了。仙女很想認識那個年輕人，於是便偷偷地跟蹤他。發現他和老母親住在山後的一間小屋裡。

夜晚來臨的時候，仙女敲響了年輕人的家門。來開門的是老母親，仙女裝出一副迷路了很可憐的樣子，跟老人家說想借宿一晚，老人家很熱情地招待了她。就這樣，仙女又以父母雙亡、無依無靠等理由暫住在年輕人家了。經過一段時間的相處，仙女發現年輕人是一個很孝順，正義，善良的人，慢慢喜歡上了他。同時，年輕人也被仙女的美貌與聰明所吸引。就這樣，仙女與年輕人私訂終身，留在了人間。

他們一直生活得很幸福。直到有一天，這件事被仙女的父王察覺，祂勃然大怒，仙女豈能和凡人通婚。於是，祂命神兵神將將蒲公英抓回了天庭，鎖入天牢。癡情的年輕人見自己的妻子被抓走，而自己卻無力挽救，自此天天對著上蒼祈求，祈求祂們放回仙女。由於天天心情憂鬱，不久便病倒了，高燒昏厥，神昏譫語，嘴裡一直不停地喊著仙女的名字。仙女在天牢裡得知外面所發生的一切後，悲痛欲絕，淚水禁不住地往下流，流啊，流啊，淚水變成了霏霏春雨灑向了人間大地，一夜間滿山遍野就長出了能清熱解毒的小花。

仙女在老母親的夢中告訴她那些小花熬藥可以治好年輕人的病。第二天，老母親就上山採了小野花熬藥，年輕人吃了幾天後，果然病就好了。從此，村子裡誰有個頭痛腦熱，瘡癰腫毒，老人家就用那藥，大家問那藥叫什麼名，老人家想到那是兒媳婦告訴她的，就隨口說叫「蒲公英」，至此「蒲公英」這名便傳開了。

　　蒲公英苦以泄降，甘以解毒，寒能清熱兼散滯氣，為清熱解毒、消癰散結之佳品，用於癰腫疔毒，乳癰內癰主治內外熱毒瘡癰諸症，兼能通經下乳，又為治療乳癰良藥。

[複方]

（1）感冒傷風：蒲公英30公克，防風、荊芥各10公克，大青葉15公克，水
　　　煎服。

（2）各種炎症：蒲公英60公克，金銀花30公克，水煎取汁，加粳米100公克
　　　煮粥，日服2次，連服3～5日。

（3）便秘：鮮蒲公英60公克，水煎取50～100毫升，加白糖或蜂蜜適量，日
　　　服1劑，連服3～5日。

（4）急性乳腺炎：鮮蒲公英60公克，水煎服，早晚各服1次，同時將蒲公英
　　　搗爛敷患處，蒲公英、忍冬藤各30公克，加水及適量黃酒，煎濃汁，
　　　日服1劑，分2次服用。

知識延伸

　　蒲公英除藥用外也是早春一種很好的野生蔬菜，食用方法很多，葉片可生食、醃漬或焯後涼拌，也可切細片後與米煮食或油炒食用，還可製成不含咖啡鹼的蒲公英咖啡。其花則可釀造成蒲公英酒。日本已開始利用蒲公英提取物製成糖果、飲料和糕點等系列保健食品。

化積消食話山楂

【**藥名**】山楂
【**藥性**】酸、甘，微溫。歸脾、胃、膽經。
【**功效**】消食化積，行氣散瘀。
【**產地**】主產於河南、山東、河北等地。

從前，山裡住著一些農戶，大家都是靠開挖山地、種植莊稼謀生。有戶姓黃人家，黃大叔從小就比較精明，做山裡活是把能手，也沒見他念過什麼書，但他卻懂得各方面的知識，他知道什麼時候上山打獵可以捕到大量的動物，知道什麼時候播種或收穀子最適宜，村裡的人都很佩服他這種與生俱來的本領，並且給他取名「百事通」。

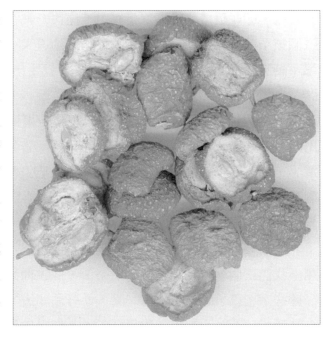

頭腦靈活的黃大叔經常把山裡的產物拿到鎮上去賣，隨著認識的人越來越多，黃大叔的生意越做越大，也越來越忙。有一年，恰好他出門做生意，他的妻子在家要生孩子了，孤單無助的妻子在生下孩子後就死去了。黃大叔回家後痛哭了三天三夜，望著襁褓中的孩子他後悔不已。後來黃大叔便較少

出門做生意了，他想好好養大孩子，彌補自己的過失。等孩子稍長大一些以後，家裡的開銷越來越大了，黃大叔心裡猶豫著要不要出去做點生意，以補貼家用。他把自己的想法跟隔壁的朋友說了，朋友很支持他的想法。「可是我要是出去了，孩子一個人在家我怎麼能放心啊！」「這個好辦，再給他找個媽不就解決了。」就這樣，那孩子有了後媽。

剛開始後媽對孩子還行，可是等到她有了自己的孩子之後，她便有了私心，很討厭前妻留下的那個孩子，對孩子的態度有了一百八十度的大轉彎。每次總是趁黃大叔不在時，用各種理由責罰孩子，並且威脅孩子不准他告訴黃大叔。即便是這樣後媽還是心中不痛快，總在心裡盤算著能在哪一天除掉這個孩子就好，她甚至想到把這孩子偷偷送人，但是一直沒有機會。她等啊等，終於等到了一個合適的機會。黃大叔要出門做生意，而且去好長的時間。

黃大叔臨出門前向後媽交代清楚了諸多事情，並囑咐她道：「我這一趟出門也不知道要花多長時間，家裡的一切就有勞妳操心了，特別是兩個孩子還小，一定要照顧好啊！」「你放心地去吧！家裡有我呢！我會好好帶好兩個孩子的，你一個人在外注意照顧好自己啊！」後媽假惺惺地應承著黃大叔。黃大叔聽了後媽的這番話安心地出門辦事了。就在黃大叔前腳離開村子，後媽後腳就把老大叫到面前，一番刁難：「你看你父親出門了，家裡就剩下我們三個，這活是多得做不完了，你說你都這麼大了，就不知道幫著我分擔些？」孩子大氣不敢出一聲，低著頭問道：「娘，我能做些什麼呢？」後媽喝了口茶，心裡早就盤算好了：「你看你重活做不了，細活又做不來，不如到山上去看我們家的莊稼，免得趁父親不在時有人偷莊稼。」

從此，老大就每天到山上看莊稼，無論颱風還是下雨。孩子雖然覺得一個人在山上很寂寞無聊，但還是一天天地堅持著。惡毒的後媽每天總是給孩子準備些剩菜剩飯，有時甚至是壞掉了的。孩子老是不敢吭聲。正在成長的孩子哪經得起這樣的折騰，風吹雨打的，還經常吃不飽，漸漸的，孩子一天

比一天消瘦。終於有一天，孩子怯生生地跟後媽說：「娘，我每天都沒吃飽。」「不會吧！你早幹嘛去了，現在才跟我說，你爹回來要是看到你這個樣還以為我虐待你呢！從明天開始，我給你多備點飯菜。」後娘看著孩子一天天的消瘦下去，心裡高興得不得了。

第二天，孩子帶上山的飯菜確實是比平日裡多了些，但飯菜都是半生不熟的，孩子吃了胃脹的慌，但他不敢再跟後媽提要求了。就這樣，孩子一連吃了一個多月的夾生飯，胃的消化功能被破壞了，比之前瘦得更厲害了。

有一天，天氣很不錯，孩子沒有呆坐在田頭，而是進山玩耍了。在山裡他發現了很多紅燦燦的野果子，他早就懼怕吃後媽做的飯菜了，看到這麼多這麼漂亮的野果子，孩子開心極了，他摘了一把，嚐了嚐，味道酸酸甜甜的，脆脆的，果汁很多，孩子吃了很多。

從此，孩子每天都只吃一點後媽準備的飯菜，餓了就吃那些野果子。更奇怪的是自從孩子吃了那些野果子後，肚子不脹了，胃也比以前好多了。再吃後媽給的飯菜都能消化，後媽看著孩子一天天的恢復過來，覺得很蹊蹺，心想：「這小子怎麼這樣折騰都不死，難道他死去的娘在保佑他？」想到這裡後媽渾身出冷汗，從此再也不敢打孩子的主意了。

又過了些日子，黃大叔回來了。孩子把前後經過一說，黃大叔便叫孩子帶他進山，見多識廣的黃大叔一眼就認出了那些野果子是山楂。他斷定野山楂一定有藥性，就用它製成藥，賣給病人吃。後來，果然發現山楂有健脾和胃、消食化瘀的作用。

山楂有消積化滯之功，尤為消化油膩肉食積滯之要藥，用於肉食積滯症；能行氣止痛，用於瀉痢腹痛、疝氣痛。性溫能通行氣血，有活血祛瘀止痛之功，用於瘀阻胸腹痛、痛經。

[複方]

（1）治消化不良：焦山楂10公克，研磨成粉末加適量紅糖，開水沖服，每日3次。或生山楂10公克，炒麥芽10公克，水煎服，每日2次。

（2）治高血壓、肝火頭痛、暑熱口渴：山楂15公克，鮮荷葉50公克，煎水代茶常飲。

（3）治痢疾初起：山楂30公克，紅、白蔗糖各15公克，水煎沖細茶5公克飲服。

（4）治高血脂症：山楂10公克，杭菊10公克，決明子15公克，稍煎後代茶飲，每日1次。

（5）治產後腹痛：山楂30公克，香附15公克。濃煎頓服，每日2次。

（6）治閉經：山楂60公克，雞內金10公克，紅花10公克，紅糖30公克，每日1劑煎服。

知識延伸

　　雖然山楂是一種藥食兩用的佳品，但也並非不加區別的什麼情況下都能用。氣虛便溏，脾虛不食，兩者禁用。另外，服用人參時也不亦食用山楂，因為山楂的破氣作用可對抗人參的補氣作用。一次性大量食用山楂容易導致發生胃石症。潰瘍病患者亦少食山楂，多食山楂會損害牙齒，尤其是齲齒患者不可多食。

藥食兼宜話山藥

【藥名】山藥

【藥性】甘，平。歸脾、肺、腎經。

【功效】補脾養胃，生津益肺，補腎澀精。

【產地】主產於河南省，湖南、江南等地亦產。

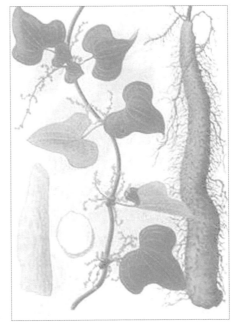

　　古時候，一些大國為了擴張領土，壯大自己的國家，經常會入侵一些小國。在那個年代戰爭是不可避免，並且是常發生的事。有一年的冬天，一個很具野心的大國派軍隊攻打了一個小國，弱國軍隊雖奮力反抗，但由於兩國實力實在相差甚大，最終弱國傷亡慘重，退敗山林。

　　此時，小國的軍隊只剩下區區幾千人，而大國一直乘勝追擊至山腳下，所幸的是此山周邊環境險惡，易守難攻，大國幾次欲攻上山都沒有成功。大國的將領認為此國志在必得，因為小國的將士們在山上沒有糧草，所有出山的道路都被封鎖的情況下，小國的人一定會出來投降的，他們所需要做的就是等待，於是大國士兵就在山腳下安營紮寨了。

　　山上，小國的軍隊在修整，將領和所有的士兵都在討論如何突圍，大家都意識到隨身攜帶的糧食只夠吃幾天這一事實，下山籌集的可能性沒有，深

山密林又不見一戶人家，「先吃乾糧，一小部分人輪流負責在山上為大夥找尋野草野菜和動物，實在不行我們就殺馬充飢，其餘的人跟我操練陣法，我們一定會殺出重圍的！」「我們一定會奪回屬於我們的領土的！」此時，大家都化悲痛為動力，專心操練，研究新的作戰方法。就這樣，一個月的時間過去了，兩個月，三個月……一晃一年的時間過去了，大國的軍隊見山上一直沒動靜，猜想山上被困的人肯定早就糧盡草絕，餓死了。於是，他們便放鬆警戒，鬥志懈怠，吃喝玩樂，準備撤軍。

　　一天夜裡，正當強國軍隊酣睡時，忽然聽見殺聲大震，火把通明，從山裡殺出一票人馬，打得大國軍隊措手不及，紛紛棄寨逃命，小國軍隊一鼓作氣，乘勝追擊，把原來失去的國家奪回來了。

　　被困的士兵們為什麼在一年的時間裡沒有被餓死反而最終轉敗為勝了呢？原來山中到處生長著一種藤草，這種藤草夏天開白色或淡綠色的花，地下的根莖呈圓柱狀或棒狀，小國的士兵們挖它來充飢，吃了又甜又香，人人精神倍增。就這樣，人吃根莖，馬吃藤葉，幾千人馬就兵強馬壯了，取得了最後的勝利。為了永遠記住這種藤草，將士們便給它取名為「山遇」，意思是說，當他們在山裡被困無助時，遇到了它。後來，人們便經常上山採挖「山遇」，把它當糧食，久而久之，人們發現它還具有健脾胃、補肺腎的功效，吃了它可以治療脾虛、泄瀉等症。

　　山藥原名薯蕷，唐朝宗名李預，因避諱改為薯藥；北宋時又因避宋英宗趙曙諱而更名山藥。河南懷慶府（今溫縣）所產最佳，謂之「懷山藥」。「懷山藥」曾在1914年巴拿馬萬國博覽會上展出，遂蜚聲中外，歷年來向英、美等十多個國家和地區出口。山藥是天然補肺潤燥之品，養陰生津宜生用，健脾止瀉宜炒用。在臨床上是治療肺虛久咳、虛喘的濟世良藥。

[複方]

山藥枸杞粥

【用料及做法】生山藥200公克，去皮洗淨切顆粒狀。紅棗10公克，
枸杞30公克，白米50公克，清水浸泡1小時後先下山藥
粒，煮沸後下白米、紅棗煮粥，待粥七分熟時下枸杞，
粥黏稠燜透即可食用。

【效用】這款山藥枸杞粥有健脾胃、益肺補腎、凝神補氣、助睡眠的功
效。

知識延伸

　　山藥皮中所含的皂角素或黏液裡含的植物鹼，少數人接觸會引起山藥過
敏而發癢，處理山藥時應避免直接接觸；不可以生吃，因為生的山藥裡有一
定的毒素。

安神養顏話珍珠

【**藥名**】珍珠

【**藥性**】甘、鹹，寒。歸心、肝經。

【**功效**】安神定經，明目消翳，解毒生肌。

【**產地**】海產珍珠主產於廣東、海南、廣西等沿海地區，以廣東合浦產地最佳；淡水珍珠主產於安徽、江蘇、黑龍江等地。

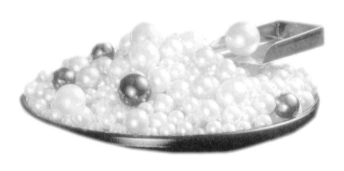

傳說很久以前，在海邊有個叫白龍村的小漁村，漁村裡的人有的靠捕魚為生，有的人則靠採珍珠為生。村子有個叫四海的青年，小時候父親就告訴四海：「我們的祖祖輩輩都是靠著大海得以生存，離開這海，我們就什麼都沒了。」四海是看著海浪拍打海岸長大的，他把父親的話刻進了腦海。

成年後，四海便經常隨父親出海，風裡來，浪裡去的，練就了一副好身子，水性也相當好。父親把自己從爺爺那裡繼承來的一些採珍珠的方法和經驗都悉數交給了四海，四海腦子靈活一學就會，後來四海見自己採珍珠的技術已經很熟練了，考慮到父親年齡也大了，便叫父親在家好好歇著，他自己一個人出海沒問題。一開始父親不同意，他說：「大海變幻莫測，你一個人單獨出海太危險了。」後來四海一再表示自己會小心，再大的風浪他都能挺住。父親見孩子如此堅持，而且遲早有一天他得一個人去面對那汪洋大海，

於是便同意了。既便如此，每次四海出海之前，父親還是會不停地囑咐道：「小心使得萬年船啊！」有了幾次單獨出海的經歷之後，四海更加無所畏懼了。

有一天，四海在告別父親後，便駕著那條小船出海了。那天天氣很不錯，海面風平浪靜，四海心想今天可以提前收工了。可是天有不測風雲，尤其是在神秘的大海上，剛才還好好的天氣，突然一陣狂風大作，雷雨交加，四海做了最大的努力，還是沒能躲過這次災難，落入了海中。

更可怕的是，他在海底遇到了海怪的侵襲。四海頑強抵抗，經過一番生死搏鬥，四海戰勝了海怪，海怪逃走了，四海也因為體力消耗過大加上受傷，昏迷過去了。當他醒過來的時候，發現自己躺在一間華麗的房子裡，身邊還有一位漂亮的姑娘在替自己清理包紮傷處，見他醒過來，那姑娘說道：「你醒了，這裡是龍宮，我是人魚公主，我剛才出去遊玩時，見你和海怪作戰，英勇無比，很是敬佩，便救你回來了。」四海以為自己在做夢，抬抬手臂感覺疼痛無比，才知道這一切都是真的。

在公主精心的照顧下，四海的傷很快便痊癒了。這段時間公主與四海兩人朝夕相對，透過相互瞭解，兩人互生愛慕之情。終於有一天，四海對公主說：「我來龍宮也有段日子了，年邁的父親一個人在家我很不安心。多謝公主這段日子對我無微不至的照料，如果有機會我一定報答妳的恩情。」公主見留不下四海，便自願貶為庶民和他一起回了白龍村。

父親見兒子回來，高興得哭了。鄉親們為了慶幸四海不僅大難不死，而且還娶到美麗的妻子，便熱熱鬧鬧地慶賀了一番。龍宮公主雖然從小養尊處優，但她一點都不嬌氣，到了白龍村入鄉隨俗，家裡、家外，老人、丈夫都被她照顧的有條有理。可是，好景不常，當地惡霸早就垂涎於公主的美貌，於是勾結當地官府，給四海定了條莫名其妙的罪名想將之處死，奪取他的妻子。

可憐的四海竭力反抗，最後寡不敵眾，死在那群惡人的亂棒之下。公主

得知丈夫已死，痛哭不已，不久便自殺了。當人們發現她的時候，看到公主流下的傷心之淚都變成了顆顆晶瑩光亮的珍珠。四海的老父親因為痛失兒子和媳婦，哭瞎了雙眼，人們便用公主眼淚變化的珍珠磨成細粉，給老人服下，不久老人雙目便清晰了。從此，珍珠粉便成了一味常用礦物藥。

　　中國是世界上最早利用珍珠的國家之一。早在4000多年前，合浦珍珠就是中國宮廷中的珍品。魏晉時期的《名醫別錄》把珍珠列為治療疾病的重要藥材，並闡明珍珠的藥效。在《日華子本草》載：「珍珠安心、明目。」《本草衍義》曰：「除小兒驚熱。」《本草匯言》曰：「鎮心、定志，安魂，解結毒，化惡瘡，收內潰破爛。」

[複方]

（1）每次0.5公克珍珠粉，每日一次。一般懷孕期間吃一到二兩即可，可以安胎。磨粉時必須磨成極細膩粉狀，否則不易吸收，容易傷胃。

（2）睡前先徹底清潔臉部，再以0.3公克的珍珠粉加入少許礦泉水，均勻融化後輕拍臉部，過二十分鐘再以清水洗淨，可使臉部美白有光澤。

知識延伸

　　一般來說，質細氣微、味淡的就是優等珍珠粉；腥味較重、氣味不好的就是劣等珍珠粉。同樣的珍珠用不同方法製造的珍珠粉，品質也有所不同。傳統製造珍珠粉，先將珍珠洗淨，用布包好，和整容共煮約兩小時，取出，夜露1～2次，研末極細，乾燥備用。此種優質珍珠粉倒在水中能形成懸浮液現象，且能溶於胃酸，既能保留珍珠粉的全部有效成分，又使珍珠粉的吸收率提高。目前市面上的珍珠粉，有的是珍珠蚌殼研磨成的，價錢、品質和真品有天壤之別。

服食益壽話黃精

【藥名】黃精

【藥性】甘，平。歸脾、肺、腎經。

【功效】補氣養陰，健脾，潤肺，益腎。

【產地】為百合科植物黃精、滇黃精或多花黃精的根莖。主產於河北、內蒙古、陝西；滇黃精主產於雲南、貴州、廣西；多花黃精主產於貴州、湖南、雲南等地。

這是《本草綱目》上記載的一個故事，故事發生在臨安。臨安城有一財主，此人性格暴躁，一遇到不順心的事就會拿家裡的家奴或婢女出氣，傭人們都知道他這惡脾氣，平日裡做事都是小心翼翼地，生怕哪天一個不小心招惹了財主。

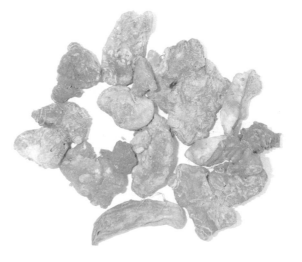

一天，財主出門談生意，結果沒談成功。回家的路上就憋了一肚子的氣，到家後要喝茶，一叫阿碧的婢女端上茶來，燙得財主直吐舌頭，他藉題發揮，把那個婢女打罵了一番，並命人把她關進柴房，三天不給吃的、不給喝的。

可憐的阿碧被關進柴房整整一天沒吃沒喝了，早就餓得兩眼昏花。「阿碧，吃點東西吧！」她抬起頭望著窗戶，原來是好心的負責掃院子的吳大嬸，她見阿碧實在可憐便趁財主出門偷偷地給她弄了點吃的送過來。阿碧哭

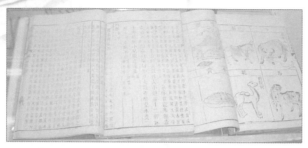

清‧乾隆年間出版的《本草綱目》刻本。

著求吳大嬸放她出去，不然的話她一定會被財主折磨死的。吳大嬸這人心軟，經不起阿碧這般苦苦的哀求，就偷偷地放她出去了。

逃出財主家後的阿碧也不知道去哪裡，因為她從小就被賣到了財主家做傭人，沒有其他人可以依靠。她一直跑啊跑啊，在天黑之前她跑進了一座深山。從那以後，阿碧就住在山上了，她就靠吃山上的野草、野果為生。

過了很久，有人向財主回報看見逃走的阿碧經常在山上出現。於是，財主便派人上山去將她抓回來。可是派去的人抓不到阿碧，因為此時的阿碧像變了個人似的，腿腳非常靈活，跑得飛快，眨眼的工夫就不見人了。

後來有個年輕的郎中聽說了此事，他想阿碧一定是在山中吃了什麼，才會變得如此神奇。他很想知道阿碧到底吃了什麼。於是，他便想辦法誘惑阿碧。他在山中觀察了許多日子，終於發現阿碧經常到北山嘴的石崖旁邊去。他就準備了一些吃食，放在那裡。第二天，吃食不見了。

年輕郎中猜想：可能被那姑娘吃了。他又放了一些吃食在原處，然後躲在石崖背後，悄悄地等著。過了一會兒，阿碧果然出現了。她一看附近沒人，抓起食物就吃。郎中趁阿碧沒提防時，猛衝上去，一把抓住她。並且告訴阿碧他不是財主派來抓她的人，自己也不是壞人，只想和阿碧交個朋友。阿碧聽年輕人這樣說才沒有拼命掙扎，舒了口氣。後來阿碧告訴郎中她在山中什麼都吃，不過有一種長得想雞爪似的樹根她最喜歡，也經常吃的。郎中想見見，阿碧指著一種開白綠色花兒的野草，說：「就是這東西。」郎中立刻挖出這種草根。只見那草根肥大色黃，上面還有鱗斑，真像小黃雞一樣。郎中把「黃雞」挖回來，試著給病人吃過，發現它果然是一味養身補氣的好

藥，並且還有潤肺、生津的作用。

後來，大概人們覺得「黃雞」不太像藥名，就改叫「黃精」了。

黃精能滋腎陰，潤肺燥，用於陰虛肺燥，乾咳少痰，及肺腎陰虛的勞嗽久咳等；既補脾陰，又益脾氣，用於脾胃虛弱，腎虛精虧引起的頭暈、腰膝痠軟、鬚髮早白及消渴等。古代仙家，以及醫藥學家，均視黃精為延年益壽之品。黃精與粳米共同煮粥，早晚食之，可補虛療損，令人強健。

[複方]

（1）黃精粥

【用料】黃精30公克、粳米100公克。

【做法】黃精煎水取汁，入粳米煮至粥熟。加冰糖適量吃。

【效用】本方重用黃精以滋養脾肺。用於陰虛肺燥，咳嗽咽乾，脾胃虛弱。

（2）黨參黃精豬肚

【用料】黨參、黃精各30公克，山藥60公克，橘皮15公克，糯米150公克，豬胃1具。

【做法】豬胃洗淨；黨參、黃精煎水取汁，橘皮切細粒，加鹽、薑、花椒少許，一併與糯米拌勻，納入豬胃，紮緊兩端；置碗中蒸熟食。

【效用】本方以黨參、黃精補脾益氣，山藥滋養補脾，橘皮理氣健胃。用於脾胃虛弱，少食便溏，消瘦乏力。

知識延伸

黃精與玉竹都是百合科的植物，形態、作用也相似，但玉竹重養陰，黃精能補脾益胃。由於二味都味甘質潤，因而脾胃有濕者忌用。

金瘡要藥話三七

> 【**藥名**】三七
> 【**藥性**】甘、微苦，溫。歸肝、胃經。
> 【**功效**】化瘀止血，活血定痛。
> 【**產地**】主產於雲南、廣西等地。

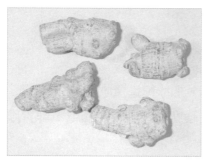

傳說，有兩個年輕人感情很好，無論對方遇到什麼事另一方便會傾其所有，竭盡全力地幫助對方，久而久之，兩人便結為生死與共的好兄弟。從此，便是「有福同享，有難同當」。

不幸的是，有一天義弟突然身患重病，看了不少大夫，吃了不少藥，不但沒有好轉反而變得更加嚴重，嘴裡吐血，鼻孔流血，大便拉血，小便尿血。由於失血過多，幾天的工夫，義弟便面如灰土，奄奄一息。之前幾天義兄都在外辦事，回來得知義弟的病情後，安慰義弟道：「你再堅持堅持，我這就回家給你挖藥。」義兄急急忙忙地趕回家，在後院裡挖了些草藥，煎湯送到義弟床前，就這樣一連幾天下來義弟的血被止住了，再調理了段日子就痊癒了。

義弟謝過義兄後，接著問道：「大哥，你用的是什麼靈丹妙藥啊！我這麼嚴重的病都被它治好了？」

義兄說：「這是我們家祖傳的止血藥草。」

「怎麼以前沒聽你說過啊！有機會我要見識見識！」

「這是祖傳的要藥，我爹留下祖訓此藥不得外傳，你我親如兄弟，就不算外人了。」原來是這樣啊！義弟為此很感動。

後來，義弟完全康復後到義兄家去答謝他，想到那救命的藥草，義弟便想去看看。於是，義兄就把他帶到後院。只見後院的牆角處長著一片開著淡黃色小花的草，義兄指著那片茂盛的草說道：「這就是救你性命的藥草，除了能治療各種內外出血，還能活血散瘀，消腫定痛，是傷科要藥。」義弟是個貪心的人，他聽說這種藥草有如此多的神奇功能，想從中牟利。於是，騙義兄說：「大哥，聽說患過出血症的人，復發的機率非常大，你送我一棵行嗎？」義兄想都沒想就同意贈與義弟了。義弟得到藥草後如獲珍寶，經常給它澆澆水、施施肥，在他的精心呵護下，那棵草藥成長得很好，不久就長成了很茂密的一片。

這時，知府大人的寶貝女兒也得了「出血」的病，吃了很多的藥都不管用，漸漸地臉上一點氣血都沒有了，急得知府大人貼出告示：「如果誰能治好小姐的病，本大人一定重重有賞！」義弟看到告示後很是高興，因為他十分肯定自己有辦法治好小姐的病。他自告奮勇地為知府小姐煎好了藥湯，可是小姐喝下藥湯後，不久便因出血過多而死去了。

知府大人一怒之下將義弟關進了監牢，準備以「庸醫製造假藥，謀財害命」的罪名將他處死。情急之下義弟將草藥是義兄贈與的事實說了出來。知府便找來義兄問話，義兄得知整件事情的經過後說：「這草藥的確是我們家祖傳的止血要藥，但是三到七年，藥力最強。」這時，所有的人才恍然大悟。

後來，人們為了牢記這種藥草的藥力在三～七年最好，三年之內不能止血，便給它取名「三七」。

三七既能止血，又能散瘀，藥效卓著，有止血而不留瘀，化瘀而不傷正之特點，誠為血症良藥，用於各種內外出血症，尤以有瘀者為宜；能活血化瘀而消腫定痛，為傷科要藥，用於跌打損傷，瘀滯疼痛。

[複方]

（1）三七藕蛋羹

【**用料**】三七粉3公克、鮮藕汁1杯、雞蛋1個。

【**做法**】藕汁加水煮沸，雞蛋打入碗中，放三七粉調勻，入沸湯中煮成羹食。

【**效用**】本方以三七化瘀止血，鮮藕涼血止血。用於胃熱吐血、口乾舌紅，或舌上有瘀斑。

（2）三七蒸雞

【**用料**】三七15公克、雞1隻。

【**做法**】雞除去毛與腸雜，洗淨切塊，三七蒸透切片，與雞一併放入碗中，加水和生薑、鹽、黃酒等，上籠蒸至雞爛熟。

【**效用**】民間用三七和雞燉食，常以三七活血生血；與補益氣血的雞配用，主要取其補益氣血。用於氣血不足而有瘀滯者，可用於冠心病、腦血管病及跌打損傷等。

知識延伸

　　人參、西洋參、三七是人參屬植物中的三大名貴藥材，著名的療傷止血的「雲南白藥」中，三七是其主要成分。民間有「生打熟補」的說法，不熟三七當作補藥來用。那麼，什麼是「熟三七」呢？將三七切成薄片，先用文火將雞的肥油煉成熟油，然後將三七片置於油中煎炸，以微黃為度，取出晾乾，即可。有些地方常用三七煮肉，或用三七燉蛋、燉童子雞，做為傷科病人的調理食品進行食療。

　　近年來，研究顯示三七花（為生長兩年以上的三七尚未開放的花蕾）是三七全株中含三七皂苷最高的部位，含量高達13%，具有鎮靜安神、抗炎鎮痛、降血壓等藥理作用。三七花茶，熱茶沖泡，堅持每天一直飲用，對於降血壓、失眠等症狀有明顯的效果。

眩暈肢麻覓天麻

【藥名】 天麻
【藥性】 甘，平。歸肝經。
【功效】 息風止痙，平抑肝陽，祛風通絡。
【產地】 主產於四川、雲南、貴州等地。

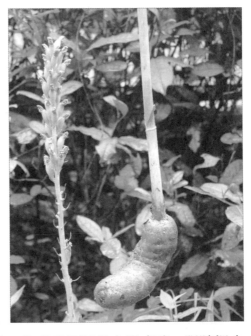

　　傳說在雲南彝族的山寨裡，有一位姑娘叫依麻，她與從小青梅竹馬的小伙子阿基相愛。依麻聰明漂亮、心地善良，可是天有不測風雲，善良的依麻突然得了一種很奇怪的病，整天頭暈目眩，嚴重時還會四肢痙攣，找了一些醫生來治療都沒什麼效果，大家都替依麻感到難過，尤其是阿基。

　　一天，依麻在自己房門口橫放了一塊黑心木頭。阿基依舊像往常一樣天天來看她，當他看見那塊黑心木頭時，心裡更加的難過了，因為他明白依麻因為病情不想見任何人，而他此時卻不能做任何的事來減輕依麻的痛苦。依麻看見阿基走過來時，眼睛裡含著悲哀的淚水說道：「阿基哥，你以後不要再來我家了，不是阿妹不喜歡你，我這病也不知道能不能好，我不想拖累你，你走吧！」阿基聽了更加地傷心了，他推開攔木走了過去，激動地對依麻說：「我是愛妳的，不管遇到任何的困難我們一起面對，我是不會放棄妳的。」

依麻很感動，同時也更加地傷心，這時她突然感覺一陣頭痛，痛得她兩手抱頭，接著倒在地上四肢不停地抽搐，阿基看在眼裡，疼在心上，急忙把依麻抱上床，然後出去找醫生。沒過多久，依麻恢復正常了，想到自己的病情越來越嚴重了，雖然深愛著阿基，但為了他的幸福自己不能連累他，可憐的依麻情不自禁地哭了，就在那一刻她決定遠遠地逃離，於是她將阿基送給她的耳環放在門口，便悄悄地出門了。

依麻以最快的速度離開了村子，她也不知道自己要去哪裡，只是萬念俱灰地朝前方的深山走去。焦急的阿基請回醫生後發現依麻已經不在了，他發現了放在門口的那對耳環，頓時明白了：「傻姑娘離開自己了。」阿基望著那對耳環心痛欲絕，他立刻追了出去。

依麻走在深山老林裡，聽見狼嚎虎嘯聲，她不懼怕，她想如果能這樣安安靜靜地被野獸吃掉就好了；突然電閃雷鳴，她不懼怕，她想如果能這樣沒人知道的被雷電擊中也好……幽谷裡響起了宏亮的聲音：「依—麻，依—麻，妳在哪！依—麻……」

依麻意識到是癡情的阿基追上了，為了讓阿基死心，於是她故意躲了起來，她躲在一堆草叢後面，在她蹲下來的地方，她發現了一些被雨水沖出泥土的植物的根莖，淡紅色，半透明，很漂亮。於是，她隨手挖了很多出來，這時阿基找到了她，經過一番遊說後，依麻徹底被感動了，最後他們一起回家了。

回家後依麻的阿爹把那些漂亮的根莖做成了湯，給依麻吃下了，不久依麻頭痛好了，再後來她完全恢復了健康。阿基看到依麻病好後，非常高興，於是又上山找了好多這樣的植物，把它分給村子裡患有頭痛、風寒濕痺的老人們。人們吃了這些根莖後，病都很快地好了。大家激動地對依麻和阿基說：「依麻，這是老天賜給我們的天麻。」於是，「天麻」的名字在寨子裡傳開了。

天麻在中國入藥已經有2,000多年的歷史，《神農本草經》把天麻列為「上品」之藥，認為「久服益氣力，長陰肥健，輕身增年。」李時珍在《本草綱目》中進一步論述道：「補

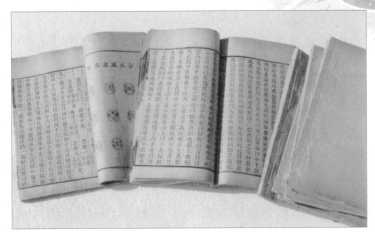

中醫藥典——《神農本草經》。

益上藥，天麻第一。助陽氣，通血脈，開竅生機，食服無忌。」經常食用天麻保健品和鮮天麻，可以達到補益強身、延年益壽的功效。

[複方]

（1）鮮天麻羊肝粥

【用料】鮮天麻150公克、羊肝60公克、蔥30公克、白米100公克。

【做法】鮮天麻見上述製作，羊肝清水煮熟切成方丁，白米磨成細粉，蔥切成末備用。鍋內放入油適量，燒至6分熱放入蔥花，爆出香味後加入清水2000公克。白米粉用冷水調成糊狀，待水開後加入，再加入鮮天麻、羊肝丁、精鹽，煮成粥即可食用。

【效用】補肝、明目，治頭暈。

（2）鮮天麻茶

【用料】鮮天麻片（不需要加工）20公克、白菊花2公克、枸杞3公克、紅棗2枚。

【做法】鮮天麻洗淨去蒂，切薄片，與乾白菊花、乾枸杞子和紅棗一起

用80℃開水泡10分鐘即可飲用。

【效用】去肝火，明目，補腎，治高血壓。

知識延伸

冬季莖枯時採挖者名「冬麻」，品質優良；春季發芽時採挖者名「春麻」，品質較差。「鸚哥嘴，凹肚臍，外有環點乾薑皮，松香斷面要牢記。」這是鑑別天麻真假的口訣。具體地說，天麻採收後因加工壓扁，呈扁長橢圓形，皺縮，有時稍彎曲，頂端有尖而微彎的紅棕色芽苞（俗稱「鸚哥嘴」）；末端有圓臍形疤痕（俗稱「凹肚臍」）。表面呈淡黃色或淺黃棕色，略透明。

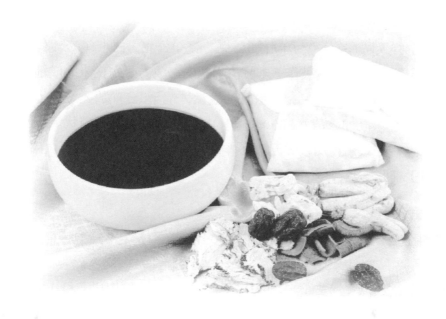

祛瘀調經益母草

【**藥名**】益母草
【**藥性**】辛、苦，微寒。歸心、肝、膀胱經。
【**功效**】活血調經，利水消腫，清熱解毒。
【**產地**】中國大部分地區均產，野生或栽培。

益母草又名坤草，為唇形科多年生草本植物。茺蔚了，即益母草子，又名坤子。說起益母草的由來，還有一段動人的故事。相傳在夏商時期，在豫西地區伊洛河畔的一個小山村，有一貧婦李氏，在她懷孕的時候，丈夫到外地，身邊無人照顧，在生孩子的時候留下了瘀血腹痛之症，一直沒有治癒，以致體質越來越差。

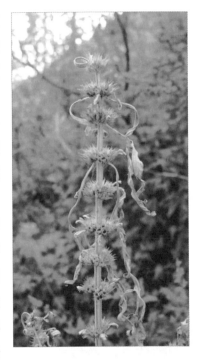

李氏的兒子叫茺蔚，在他長到十二歲那年他開始懂事。他常常見母親幹活沒多久就會停下來，用手不停地搥著腰，緊緊地皺著眉，很難受的樣子，每當此時他便會跑過去為母親搥腰鬆背，每次他問母親怎麼了，李氏都說沒事休息休息就好了，可是後來越來越嚴重了，最後李氏竟至臥床不起。小茺蔚，侍奉床前，端茶送水，非常孝順。小茺蔚站在床前又問母親：「娘，妳得的是什麼病？我們去找大夫治病吧！」李氏傷心地說：「孩子，我這是生你的時候留下的『月子病』，我們家連隔夜糧都沒有，拿什麼治病啊？」

　　小芫蔚聽了更傷心，他就暗下決心，一定要把母親的病治好。於是，從第二天開始，他每天都早早地起床，外出為母親問病求藥，他沿著伊洛河走啊走啊，逢人便問，見草就挖，也沒找到能治好母親疾病的神醫良藥。

　　有一天他太累了，實在是走不動了，便在一座破廟裡睡著了，等他醒過來的時候，發現有一位採藥人也在這寺廟休息。於是，小芫蔚急切地向採藥人訴說道：「老先生，我母親在生我的時候得了『月子病』，這麼多年來她一直都生活得很辛苦，現在我長大了終於可以幫她分憂了，可是她卻臥病在床了，我四處給母親找治病的藥，但找了很久都沒找到。您採藥年數久，知不知道什麼藥可以治我母親的病啊？」老人家聽完小芫蔚的這番話，望著眼前這個小孩子，他被小芫蔚的孝道深深地打動了，可是他想故意為難為難他，於是不慌不忙地說：「你母親的病我能治，可是我這藥值白銀十兩，白米十擔。」小芫蔚求醫心切，爽快地答道：「錢糧有何為難，只要能治好我母親的病，錢糧照付不誤。」「那你什麼時候採藥呢？」 小芫蔚問，老人說：「這個你就不用知道了，明天早晨你帶著錢糧來取藥便是。」

　　這天接近黃昏的時候，老郎中肩扛鋤頭，身背藥簍，悄悄地進了山，他知道小芫蔚躡手躡腳地跟在他後面，只是笑笑不說話。不久老郎中便俯身挖草藥，只見那藥草葉呈手掌狀，莖呈四方形，節間開滿紫紅色小花，結有黑色三稜形小果實。小芫蔚欣喜若狂，暗道：「這不是上山砍柴常見的野草嘛！」他用這種草煎湯給母親喝，不出十日，母親的病果真漸漸好起來。小芫蔚又把這種草藥介紹給其他患「月子病」的婦女，也都收到了很好的療效。由於這種草是芫蔚為醫治母親的病而找到的，且又益於婦女，於是人們就把它取名「益母草」，它的種子就叫作芫蔚子了。

　　益母草苦泄辛散，主入血分，善於活血祛瘀調經，為婦科經產要藥，用於血滯經閉、痛經、經行不暢、產後瘀滯腹痛、惡露不盡等。有利尿消腫之功，用於水腫，小便不利，又因其具有活血化瘀作用，對水瘀互阻的水腫

尤為適宜。此外，本品又可用於跌打損傷、瘡癰腫毒、皮膚癢疹等，有清熱解毒消腫之功。

[複方]

（1）產婦諸疾及內臟受傷瘀血等。用益母草全草洗淨，竹刀（忌鐵刀）切為小段，不斷煮爛，去草取汁，約得五、六斗。澄清半日後，濾去濁渣，以清汁在慢火上煎成一斗狀如糖稀。收存瓶中。每取一杯，和酒內服。一天兩次，此方名「益母膏」。

（2）用益母草搗爛封瘡，另取益母草絞汁內服，可以治療各種疔瘡。

（3）用益母草搗爛，加新汲水一碗，絞出濃汁一次飲下，對治療喉壁腫痛有奇效。

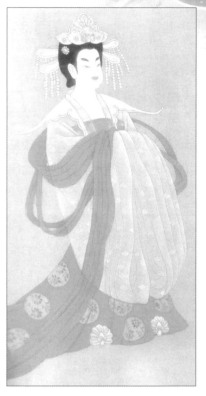

女皇武則天畫像。

知識延伸

《新修草本》記載，武則天長年使用調製後的益母草粉擦洗臉和雙手，使她活到八十歲的時候，仍然保持花容月貌。

這一宮廷秘方後來流傳到民間，傳說的具體做法是：將益母草全株用清水洗淨，瀝乾水分，切細、曬乾、研磨為粉末，加入適量的水和麵粉，調和並揉成湯圓大的球狀，然後用火煨一晝夜，待涼後再研磨成粉末，每300公克藥粉中加入滑石粉30公克、胭脂粉3公克，拌勻，放入瓷瓶中，密閉備用。用以敷臉有潤肌之效。益母草入菜，最常用的是加入花生碎粒、皮蛋、瘦肉煮湯，保留益母草天然的香草味，又因加入花生和鮮肉而平衡了青澀。此菜適宜在清晨食用。

清熱祛濕馬齒莧

【藥名】馬齒莧

【藥性】酸，寒。歸肝、大腸經。

【功效】清熱解毒，涼血止血，止痢。

【產地】中國大部分地區均有。

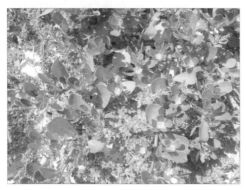

傳說在上古時代，天上原本有十個太陽，他們都是天帝的兒子。十兄弟由他們的母親照料，天帝的妻子每天都會帶上他們到東海去洗澡，洗完澡就安排他們在東海邊的一棵大樹上休息，每個人都會有自己的樹枝。十兄弟中有九人會在較矮的樹枝上休息，而另一人則會站在最高的樹梢，因為黎明過後他便要乘著由兩隻火麒麟拉著的太陽神車穿越天空，他的任務就是給地上的人們帶去光與熱，幫助世間萬事萬物自然健康地成長。幾百年來都是這樣，大家每天輪流出去完成自己的任務。可是，有個孩子厭倦了，有一天他對他的兄弟說：「一個人出去好無聊啊！大家和我一起去吧！我們可以在天上一起玩耍。」所有的孩子和他有同感，於是大家都支持他，稍稍準備後，等到太陽神車來到樹下時，所有的孩子都擠上了神車。

大家在一起有說有笑，很是開心。可是，他們不知道此時地上的人們卻在受著煎熬。十個太陽同時出現在天空，地上的湖泊乾涸了，植物和大地被烤焦了，動物跑出了火焰般的森林，所有的人都熱得奄奄一息。

就在人們以為世界末日到來的時候，有一群聰明的人卻在克服種種困

難，積極地想辦法解救自己，終於他們想到了。他們試圖找一個神射手，將天上的十個作惡的太陽射下來。在眾人的努力下他們找到了一個叫后羿的年輕人，此人不僅力大無窮而且還是個百發百中的神射手。后羿義不容辭地擔當射日的職責。所有的人花了九天九夜的時間為后羿打造了一張萬斤重的強弓和十支千斤重的利箭，后羿在所有人的一片期待中出發了。

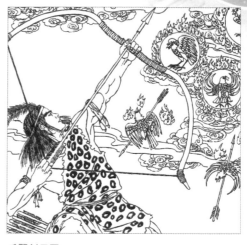

后羿射日圖。

他翻越了不計其數的高山，穿過了數不清的河流，穿越了最後的大峽谷，來到了東海。在東海的附近找了個最巍峨的山峰，攀登上去後便搭弓準備射箭。后羿瞄準了一個距離自己最近的太陽，用上全身力氣，嗖的一聲將弓箭放了出去。火辣辣的太陽被射中了，跌入了茫茫大海。其他太陽見自己的親兄弟被射死了，更加地仇恨后羿，散發出更多的光與熱，企圖燒死他。

后羿的皮膚被燒得快裂開了，他強忍著疼痛繼續拉弓，這一次，他準備三支箭。又是嗖的一聲三支箭一起射了出去，果然這很有力的三支箭射中了三個太陽。剩下的太陽開始害怕了，他們四處躲竄，后羿乘勝追擊，毫無虛發地又射中五個，最後只剩下一個了。后羿追了他一天一夜，最後讓他給跑掉了。突然間，大地一片黑暗，從山林中逃出的野獸四處殘害黎民百姓，后羿意識到要留住一個太陽，哺育萬物。於是，他大聲對著留下來的最後一個太陽說：「你出來吧！我不會射死你的。」

剩下的那個太陽聽到后羿的承諾後，緩緩地從馬齒莧的葉子底下探出了頭，慢慢地升上了天空。從此以後，太陽變得循規蹈矩了，再也不敢給自己找麻煩。同時為了答謝救過自己一命的馬齒莧，他贈與馬齒莧不怕強光的特

權，所以即使在炎炎夏日，所有植物被太陽熾熱的光烤焦了時，馬齒莧依舊翠綠欲滴，一副生機盎然的樣子。後來，經過長時間的觀察人們發現了馬齒莧這一特徵，大家便叫它「太陽草」或「報恩草」。

　　馬齒莧為馬齒莧科植物馬齒莧的全草。它葉青、梗赤、花黃、根白、子黑，故又稱「五行草」。是古籍上早有記載的對人類有貢獻的野菜，外國人對馬齒莧也頗為青睞，如法國人就喜歡把馬齒莧調和在沙拉中食用。由於馬齒莧具有保健功能，所以古人稱其為「長壽菜」。

[複方]

（1）用鮮嫩馬齒莧搗泥外敷，每日換藥4～6次，對治療帶狀皰疹（俗稱「串腰龍」）疼痛十分有效。

（2）鮮馬齒莧，洗淨搗爛絞汁約60公克，生雞蛋2個，去蛋黃，用蛋白和入馬齒莧汁中攪和，開水沖服，每日1次。治婦女赤白帶。

涼拌馬齒莧

　　【用料】 鮮馬齒莧500公克，仙人掌60公克，白糖、醋、麻油適量。

　　【做法及用法】 將馬齒莧洗淨切成段，仙人掌去刺皮切成絲，二味放入沸水中焯過，加入白糖、醋、麻油適量拌勻。佐餐食用。

　　【效用】 清熱解毒，消腫止痛。適宜一切疔瘡、丹毒、痔瘡患者及乳腺炎患者。

知識延伸

　　馬齒莧忌與甲魚同食，否則會使食用者腸胃消化不良、食物中毒等。

藥食同源魚腥草

【藥名】魚腥草
【藥性】辛，微寒。歸肺經。
【功效】清熱解毒，消癰排膿，利尿通淋。
【產地】分布於長江流域以南各省。

「臥薪嚐膽」的典故幾千年以來都被人們當作苦心勵志，發憤強國的典範。但是，其中還有一個鮮為人知的，和中藥「魚腥草」息息相關的情節。

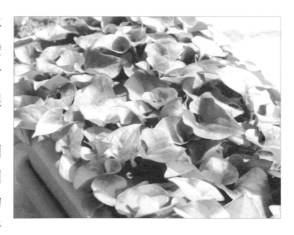

相傳，吳國和越國因為一個小誤會而展開了一場戰爭，兩國的國王均親自掛帥出戰，吳國的軍隊是由著名的用兵大師孫子所一手訓練出來的身經百戰的戰士，越國的軍隊在人數上遠遠少於吳軍，而且大多數人是剛加入軍隊不久的年輕人，幾乎沒有作戰經驗。但是在年輕的越王勾踐和足智多謀的軍師范蠡的指揮下，力量懸殊的越軍大敗吳軍，年老的吳王也在戰爭中身受重傷，回去不久，便去世了。

吳國舉國上下都很悲哀，年輕的夫差繼承了王位，他暗自發誓一定要替父親報仇。在接下來的三年時間裡，夫差在首輔大臣伍子胥的扶助下，勵精圖治，富國強兵。慢慢地強大的吳國越發勢不可擋了，夫差終於等到了復仇的機會。於是，他親自率領雄兵大舉進攻越國並大獲全勝，一直乘勝追擊到了越國的都城會稽。

　　越國的大夫文種用大量的錢財買通吳國那些貪財的大臣，透過他們極力與夫差周旋，最終使夫差動了惻隱之心，打消了摧毀越國的念頭，越國這才得以保全，但勾踐和王后及所有大臣都成了吳國的奴隸。精明的伍子胥意識到留著勾踐始終是個危險，一直極力說服夫差殺掉他，夫差一直猶豫不決，就在這個關鍵時刻，聰明的范蠡為勾踐獻出了很多計策甚至不惜犧牲勾踐的一切尊嚴，使得夫差最終沒有聽從伍子胥的勸告。

　　在勾踐為奴的這段時間裡，他完全忘記了自己曾經為王的榮耀，每天低聲下氣地替夫差當馬夫。有一次，夫差生病，勾踐立刻意識到這是個感化夫差的良機，他親自為夫差嚐糞尋找病源，夫差因此大受感動，從此對勾踐態度和緩了很多。後來勾踐被越國的人刺傷，傷得很重，夫差擔心奄奄一息的他死在吳國，引起不必要的麻煩，就將勾踐釋放了。

　　回到越國的勾踐，放棄了舒適安逸的王宮生活，他住進破舊的馬廄，睡在柴草上，在房樑下吊了一根繩子，繩子下端拴著一個奇苦無比的豬苦膽，每天醒來，勾賤做的第一件事就是先嚐一口奇苦無比的苦膽！就這樣，勾踐雷打不動地堅持了二十年，天天如此。

　　在大臣的輔助下，勾踐開始了富國強兵之路。對外，文種不斷出使吳國，進貢財寶。對內開始著手普查人口，獎勵生育，科學種植。

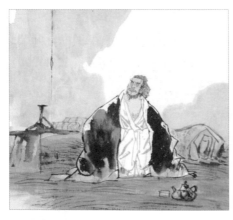

勾踐臥薪嚐膽圖。

　　有一次，勾踐親自下鄉去視察農民的糧食作物種植情況，當他走到田間時，看見大家都在吃一種野菜，便問大家：「你們吃的是什麼啊？怎麼不吃糧食啊？」大家說他們吃的是從山上挖回來的蕺菜，為了給國家多存些糧以備後用，大家都吃這個，而且患肺癰吐膿的病人吃了它就痊癒了。勾踐聽了，感動得熱淚盈眶，當即嚐了一口蕺菜，感覺

有一股濃重的魚腥味，從那以後，勾踐便節衣縮食，與老百姓同甘共苦，經常到山上採食蕺菜，以牢記國恥。

後來，越國轉弱為強，終於打敗了原來比越國強大的吳國，創下了以弱勝強的軍事奇蹟。正所謂：「有志者事竟成，破釜沉舟，百二秦關終屬楚；苦心人天不負，臥薪嚐膽，三千越甲可吞吳。」蕺菜也成為一種被人們廣泛使用的草藥，由於它的魚腥味，大家便給它取名「魚腥草」。

魚腥草，俗稱豬鼻孔、側耳根，為三白草科多年生草本植物，蕺菜的根或全草，有清熱解毒、消癰排膿之效。中國早在兩千多年前就把魚腥草做為野菜佐食。魏晉時起，蕺菜便正式做為藥用，以「魚腥草」之名收入醫藥典籍。在歷史變遷發展中，它便一直扮演藥、食兩用的雙重角色，為民眾養生保健、防病治病發揮著作用。

[複方]

（1）治肺部感染：取鮮魚腥草100公克搗汁，調少許食鹽開水沖服，1日2次。伴有膿痰、血痰者，取鮮品60公克（或乾品15公克）、天花粉15公克、側柏葉15公克同煎湯服用，1日2次。

（2）治肺結核：有陣咳、盜汗者，取魚腥草鮮品60公克、豬肚1個洗淨，將魚腥草填入豬肚內，文火熬煮，飲湯吃肉，每日1劑。

（3）治痔瘡、肛癢、外陰瘙癢：取鮮品適量，煮水外洗，1日2次。

（4）治療癤、癰腫：取鮮品適量，洗淨、搗爛，外敷患處。或取乾品適量，研末，加少許蜂蜜調勻外敷。

（5）治帶狀皰疹：取魚腥草乾品30～50公克（鮮品300公克），加水適量，煎湯，溫服。每日1劑，分3次服，可連續服用3～7天。

知識延伸

魚腥草用作菜餚，由於其性寒，所以不宜多食。

降壓降脂萊菔子

【藥名】萊菔子

【藥性】辛、甘，平。歸肺、脾、胃經。

【功效】消食除脹，降氣化痰。

【產地】中國各地均有栽培。

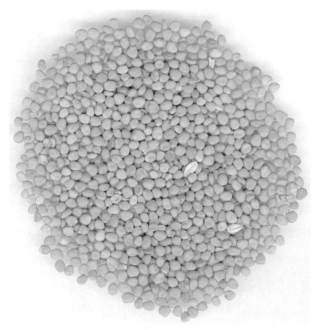

相傳，在清朝末年，慈禧太后垂簾聽政，因為內憂與外患，加上歲數大了，她精力日漸衰退，時常感到力不從心，身邊伺候著的人個個都小心翼翼，生怕太后有個頭痛、發燒的，那就更麻煩了。可是，千防萬防太后還是生病了。這下著實讓太醫院的御醫們慌張了，大家急忙連夜會診，經過商議大家一致認為太后她老人家是由於政務繁忙所致身體虛弱，所以按照「弱者補」的原則，每天用上等人參煎湯給太后服用，人參是大補之品，可以增強體質、提高免疫力，並且在太后的膳食中多加了很多營養滋補的食品。

吃了不久，太后的確感覺精神比以前強了一些，可是，隨著時間的推移，太后便覺得眩暈眼花，胸口憋悶，食慾不振，而且肝火易怒，整天煩躁

不安。太后每天都愁眉不展，大家只能看她的臉色謹慎行事。尤其是太醫院裡的那群負責看病的醫生，每天都誠惶誠恐。

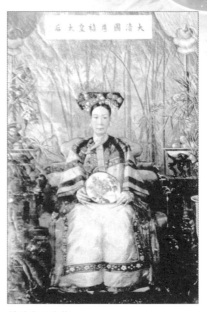

慈禧太后畫像。

其實有些太醫已經看出來太后患的是「富貴病」，但是太醫有太醫的規則，大家都是給皇家重要人物看病，求的是安全，不能隨便冒風險，所以也就沒人站出來說句實話，最後有人提議張貼皇榜，求醫術高明的民間醫生進宮診治，可是，立刻就有人反對，說：「現在國事這麼緊張，張貼皇榜尋醫，會讓全天下的老百姓都知道老佛爺生病了，而且連御醫都沒辦法了，大家肯定會以為太后她老人家病得不輕，民心就會更動

盪

了，這個辦法行不通。」就這樣，直到散會大家都沒想出個合適的方法。

這個時候，恰逢一位姓曹的老醫生到京城辦事，他有個朋友是在宮裡當差的。好朋友見面把酒言歡，幾杯酒下肚後，那個朋友就抱怨起來了：「現在在皇宮裡當差可不件好差事。」曹老先生說：「怎麼這樣說啊？多少人想進去都進不去。」朋友說：「您老，不知道太后她生病了，御醫都看了好久都不見好，太后心情極差，現在每天都得提心吊膽地當差。」後來，經過一番仔細詢問，曹老先生說：「太后這病，我能治。」於是，朋友便帶他進宮了。

經過四處打理，曹老先生終於見到了慈禧。給慈禧診過脈，看過舌苔後，曹老先生更加肯定之前的想法了。他不慌不忙地從隨身攜帶的藥袋裡取出一把蘿蔔籽，研成細末，再加入一點麵粉，用水調和均勻，搓成三顆小丸子呈給太后說道：「這個是羅漢丸，供太后服用，一日三次，一次一顆，幾天之後太后就能康復。」果然，當太后服用完三顆「羅漢果」之後，之前的

一些病症就消失了，食慾大開，精神也慢慢恢復了。

事後，御醫們紛紛驚奇地問曹老先生用的什麼方子，曹老先生說：「三錢蘿蔔籽。」原來，太后患的是眩暈症（高血壓），加上人參吃多了，產生氣有餘便導致火的症候。萊菔子不僅可以解人參的補性，而且有降壓、降血脂的功效。太醫們聽了都敬佩不已，慈禧重賞了曹老先生，並封他為「宮外御醫」。

萊菔子，也就是大眾日常吃的蘿蔔，是一味消食化積的良藥。萊菔子生用，性善上行，如服用量過大，可致噁心嘔吐；如果經過炒過食用，則性善降，用於降氣化痰、消脹平喘。

[複方]

萊菔子粥

　　【**用料**】 萊菔子末15公克、粳米100公克。

　　【**做法及用法**】將萊菔子末與粳米同煮為粥。早晚溫熱食用。

　　【**效用**】化痰平喘，行氣消食。適用於老年慢性氣管炎、肺氣腫。

知識延伸

　　現代研究證實，萊菔子有祛痰作用，此藥膳用於咳喘伴痰多者。人參忌萊菔子，故吃此粥期間不能服用人參。

止血清熱話馬勃

【**藥名**】馬勃

【**藥性**】辛，平。歸肺經。

【**功效**】清熱解毒，利咽，止血。

【**產地**】中國各地均有分布。

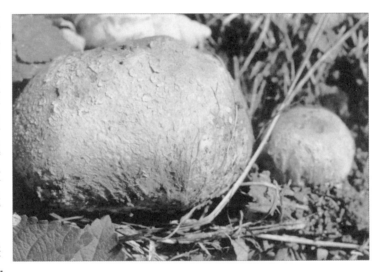

傳說很久以前，在一個小山村裡有個放豬娃，名叫馬勃。有一年夏天，馬勃和村子裡的幾個小夥伴一起到荒山打豬草。大家一邊割草一邊玩玩打打，很開心。突然大家聽到一聲慘痛的叫聲，誰都不知道發生了什麼事，但大家都急忙停下手中的活，奔向那個叫喊的孩子。原來那個孩子割草的時候只顧著跟旁邊的小夥伴玩耍，沒注意到前面的大樹，一不小心，腿腹被樹杈劃破了一個大傷口，鮮血直流。那孩子疼得直叫喚，別的孩子看著那麼多的血往外流也嚇慌了。

馬勃急忙過來安慰那個小夥伴說：「別哭，你把傷口按住，等我一下，我有辦法幫你治。」大家都感到很驚奇，眼光隨著馬勃的身影轉，只見他在山坡上東轉西轉，找到一個灰褐色的灰包。馬勃把灰包掰開，往孩子的傷口

上一按，然後用布條紮緊，便把他背回了家。

　　把孩子送回家後，他的父母得知整個事情的經過後，連聲謝過馬勃，並且執意留馬勃在家吃晚飯。馬勃也沒推遲，便在那孩子家陪他玩，等著吃飯。孩子的母親對父親說：「你出去買點菜，我們要好好感謝馬勃。再買些止血生肌的藥回來，我看孩子用了藥至少也得休息一個多星期。」馬勃聽到後忙說：「嬸，叫叔不用出去了。我就是想多陪陪小明，不用刻意為我準備飯菜。那藥也不用買了，我給小明包的那灰包就能止血。過不了幾天小明的傷口就會好的。」孩子的父母很吃驚地問馬勃：「什麼灰包啊？」「就是長在山坡上的那種大大的灰包。」「孩子，你聽誰說那個東西能止血啊？」「你們看。」馬勃彎下腰，捲起褲角，露出一道傷疤，「這就是大灰包治好的。」馬勃說，「有一回我在山上砍柴，一不留神，腿被刀砍了，血流不止，疼得我直冒汗。周圍一個人都沒有，正在這叫天天不應、叫地地不靈的時候，我看見身邊有個大灰包，急忙用它按住傷口，當時就止住了血。在山上坐著休息了一會兒，就一拐一瘸地回家了。回家後覺得傷口不怎麼疼，就沒去買藥了。沒想到過了幾天，傷口就好了。以後，我進山砍柴或打豬草，不管手割破了，還是臉擦傷了，我都去找大灰包，用它來治。每次總是幾天就能好。」「這樣啊！你真是個聰明的孩子。那我們家小明也用那個灰包試試。」三天之後，那孩子揭開傷口一看，果然不但沒化膿，而且長出新的嫩肉來；再過兩天，傷口全好了。

　　從此以後，孩子的父母見人就提這件事，不過多久，人們就傳開了，凡有外傷就找馬勃；找不到馬勃的，就到山上找大灰包。日子一久，「馬勃」便成了大灰包的代號。

　　馬勃是一種植物的果實，幼嫩的時候是球形的，成熟後，乾燥化為灰褐色的灰包。不但可以止血，還能清肺、解熱、利咽。由於它的用途越來越多，後來就成了一味有名的中藥。

[複方]

（1）治外傷出血，鼻衄，拔牙後出血：馬勃撕去皮膜，取內部海綿絨樣物壓迫出血部位或塞入鼻孔，填充牙齦處，有良好的止血功效。

（2）治癰疽瘡癤：馬勃孢子粉，以蜂蜜調和塗敷患處。

（3）治凍瘡：先將患處用溫水浸洗，使局部發紅，擦乾後按患部大小敷貼馬勃。如瘡面已破潰，則先塗抹紫草油 （紫草根9公克，麻油30公克。浸十天即得），再敷馬勃，包紮之。

知識延伸

馬勃，一名灰菇，又稱牛屎菇或馬蹄包。屬擔子菌類馬勃科。嫩時色白，圓球形如蘑菇，但較大，鮮美可食，嫩如豆腐。老則褐色而虛軟，彈之有粉塵飛出，內部如海綿。當地印第安人曾用它當作「催淚彈」抗擊入侵者。

固精養肝沙苑子

【**藥名**】沙苑子
【**藥性**】甘，溫。歸脾、腎經。
【**功效**】補腎固精，養肝明目。
【**產地**】主產於內蒙古、東北和西部地區。

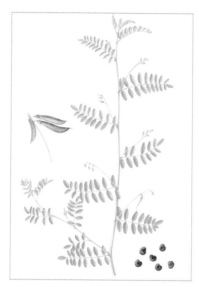

相傳，唐玄宗有一位被封為永樂公主的女兒。這個公主雖然生在宮廷，生活條件極為優越，但自幼體質極差，長得又瘦又小，面黃髮焦，動不動就生病，名為永樂，其實她過得並不快樂。雖然她的父親是當時無所不能的皇帝，但對女兒的病卻束手無策，無論是宮中的御醫還是民間有名的散醫都給永樂公主看過病，開了很多處方，其中有好些都是貴重的藥材，仍無濟於事。

在永樂公主十五歲那年，發生了安史之亂，李隆基帶著皇家一群人員倉惶出逃。在慌亂之中永樂公主和從小照顧她的奶娘與大家失散了。為了躲避叛軍的通緝，奶娘和公主都隱姓埋名。大家聽她們的口音好像是從京城來，有人便好奇地問她們怎麼會來到陝西，奶娘便說：「我們原來住在京城，孩子父親是做布匹生意的，一家人本來過得很幸福的，誰知道發生了戰亂，京城裡有人趁亂到處搶奪擄掠，丈夫因為和那些人爭執了一下，就被他們活活打死了……」每次說到這奶娘便會潸然淚下，「我和孩子再也不想待在那個傷心的地方，便離開了京城。」村裡人聽說她們悽慘的遭遇後，大家對這對「母女」都特

別的照顧。

民間的日子對奶娘和公主來說是很艱辛的，從小就錦衣玉食的公主剛開始時根本就吃不習慣那些粗茶淡飯，本來就瘦骨嶙峋的，沒過一段時間瘦得就剩皮包骨了，奶娘看著公主日漸消瘦愁得睡不著，逢人就說：「這孩子本來身體底子就單薄，來到這後水土不服，身體越來越差了，這可怎麼是好啊？」

大家知道後，就告訴奶娘：「我們當地有一位七十多歲的遊鄉道士，名叫東方真人，大家遇到什麼疑難雜症都會去找他，都被他看好了，妳可以帶孩子過去試試。」奶娘急忙帶公主去找東方真人，那老先生雖已年過七十，卻生得鶴髮童顏，精神矍鑠。在給公主診治後老人說：「孩子這病是從娘胎裡帶出來的，我看還是有希望治好的，只是得慢慢來。」從此以後奶娘便經常帶公主去東方真人那，久而久之，漸漸地公主便和老人的小孫女成了好朋友。

公主也沒了初來民間的那種懼怕與陌生感，加上少了宮廷裡那些條條框框的約束，公主便經常與她的好朋友一起到野外遊逛，或到山坡上去摘野果，或到小溪邊抓魚，有時還幫東方真人到沙灘上找白蒺藜。這樣她們幾乎每天都能喝到用自己採摘來的白蒺藜泡的茶。

日子過得飛快，不覺三年過去了。公主變得挺拔健美，像換了個人似的。後來，長安被收復了，此時玄宗已退位，當朝皇帝是永樂公主的哥哥，想到自己的親妹妹不知去向，他便很內疚，於是便詔令天下，尋覓永樂公主。

公主得知這一消息後，喜極而泣，和奶娘商榷之後準備回京。臨走之前，她向照顧自己這麼多年的東方真人告別並說出了事情的真相。東方真人心裡雖然對這個可愛的孩子依依不捨，但同時為她終於能和家人團聚而感到開心，他還贈送了一袋白蒺藜給公主，並囑咐她：「妳身體底子差，每天用它泡茶喝，可以保持身體健康。」

公主回去後，看到她氣色紅潤、神采奕奕，大家都很驚奇。皇兄問道：「妹妹，之前妳在宮裡的時候，每天錦衣玉食還整天病快快的，現在流落民間想必一定吃了不少苦，怎麼反而身體比之前強多了？」公主笑了笑，把她在民間這些年來的點點滴滴都悉數告訴了哥哥。肅宗聽完後大誇白蒺藜的神奇功效，並下旨以後每年都進貢白蒺藜。從此白蒺藜便成為一種家喻戶曉的草藥了，並由皇上下旨將其名改為沙苑子。

沙苑子能補腎陽，益腎陰，固精縮尿，用於腎虛陽痿、遺精早洩、白帶過多及腰痛等。有補養肝腎以明目之效，用於肝腎不足的眩暈目昏。

[複方]

（1）沙苑杜仲酒

【**用料**】沙苑子30公克、韭子10公克、杜仲15公克、白酒500公克。

【**做法及用法**】浸酒。每次飲一小杯。

【**效用**】本方以沙苑子補腎固精，韭子補腎固精、壯陽，杜仲補腎強腰。用於腎虛陽痿、腰痛、小便餘瀝不盡。

（2）沙苑菟絲茶

【**用料**】沙苑子、菟絲子各15公克。

【**做法及用法**】沸水浸泡飲。

【**效用**】本方以沙苑子、菟絲子補肝腎，明目。用於肝腎不足，視物昏花。

知識延伸

沙苑子配白鮮皮、公丁香，可用於養顏美容，對治療雀斑、蝴蝶斑、臉部瘢痕及祛除臉部皺紋等有很好的效果。

理氣健脾話陳皮

【**藥名**】陳皮

【**藥性**】辛、苦，溫。歸脾、肺經。

【**功效**】理氣健脾，燥濕化痰。

【**產地**】主產於廣東、福建、四川、浙江、江西等地。

陳皮為芸香科植物橘及其栽培變種的成熟乾燥果皮。提到橘，我們都會不由自主地想到與「杏林春暖」取名的醫德故事──「橘井泉香」。

傳說在西漢惠帝四年，有位姓潘的姑娘到河邊洗衣服，當她洗累了的時候抬起頭來，發現遠處有一條紅絲帶順著河流

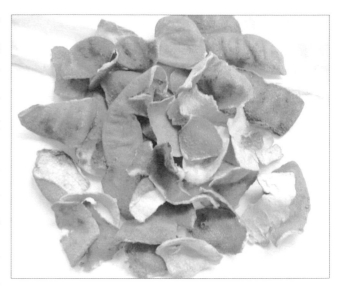

漂了過來，漂到她面前時，她把那條紅絲帶撈了起來，突然間奇怪的事發生了，手中的紅絲帶不翼而飛了，就在這時她似乎感覺到自己的肚子往下沉了一下。潘姑娘不知道發生了什麼事，趕緊洗完衣服就回家了。

沒過多久潘姑娘發現自己懷孕了，在當時沒有結婚而懷孕是會遭人唾棄的。於是潘姑娘躲進了深山，將孩子生了下來，取名為蘇耽。潘姑娘沒有奶水，山裡也找不到給嬰兒吃的東西，正當她發愁時，一隻白鹿走進山洞，牠用自己的乳汁餵養了孩子。

冬天來臨時，特別寒冷，洞裡沒有棉絮給孩子禦寒，這時一隻白鶴飛了進來，用自己大而溫暖的翅膀為孩子驅寒保暖……就這樣，蘇耽在山裡健康地長大了。

在他到了能幫母親做事的年齡，潘氏決定走出深山，到附近另一個村莊和兒子一起過日子。不久，母子二人在湖南郴州的一個村子落了戶。到了上學的年齡，其母親把他送進了私塾，教書先生覺得蘇耽特別聰明，而且發現他在看病這方面特別有天賦。於是，母親後來又給蘇耽找了一位郎中師父。幾年之後，蘇耽就出了師門可以獨自給人看病了。而且很多情況下給人看病都是不計報酬的。就這樣，蘇耽和母親一直都生活得很平靜。

有一天，蘇耽上山砍柴遇見了一位白鬍子老人，老人家見他聰明又孝順，便傳授了一些仙術給他，這仙術能讓蘇耽隱身，日行萬里，變化莫測。蘇耽非常孝順母親，有一天母親突然很想吃湘潭名產臭豆腐，但當時天色將晚，估計等走到賣豆腐人那裡，都已經收攤了。為了能讓母親吃到臭豆腐，蘇耽用自己所學的仙術轉眼間就買回來了。又過了幾年，蘇耽道行已經很深了，可以升天成仙了，在他臨走之前對母親說：「根據五運六氣之說，兒子推斷明年天下將會發生流行瘟疫，家中後院的櫟樹和井水可以救治疾病。患者如果惡寒發熱，胸膈痞滿，可以用橘葉一片，井水一升，煎湯服用。治癒後，和我在家時一樣，不收取錢物。」

第二年果然發生了疫病，母親便按照兒子臨走前交代的方法去做，所有的病人都治好了。原來，橘葉是能疏肝、行氣、化痰的中藥，而橘皮則是有名的中藥「陳皮」，不成熟的橘皮稱為「青皮」，具有疏肝破氣、消積化滯的功效。

「蘇耽橘井」的美名就這樣傳了下來，成了稱頌良醫美德的專有名詞。

陳皮辛行溫通，有行氣止痛、健脾和中之功。又因味苦燥濕，故寒濕阻中的脾胃氣滯，脘腹脹痛、噁心嘔吐、泄瀉者，用之尤為適宜。陳皮不宜與

半夏、南星同用；不宜與溫熱香燥藥同用。氣虛體燥、陰虛燥咳、吐血及內有實熱者慎服。

[複方]

陳皮粥

【用料】陳皮10公克（鮮者加倍）、白米100公克。

【做法及用法】將陳皮擇淨，切絲，水煎取汁，加白米煮為稀粥服食，或將陳皮研末，每次取3～5公克，調入已沸的稀粥中，同煮為粥服食，每日1劑，連續3～5天。

【效用】和胃理氣，化痰止咳。

知識延伸

　　冬季是人們進補的大好時節，但一些具有滋補作用的中藥在服用過程中，容易導致腹脹、食慾減退等不適，適當加入一些理氣和胃的陳皮，再配合一些健脾化濕的薏米、雲苓，就可以減少上述不適的發生。另外，對於因飲食過量導致腸胃功能紊亂的人，在吃白米粥等清淡食物的同時，可以用3片生薑、3枚紅棗和1～2片陳皮煮湯或泡水服用，也可以發揮良好的調理作用，有利於促進腸胃功能的快速恢復。

清熱散風金銀花

【**藥名**】金銀花

【**藥性**】甘，寒。歸肺、心、胃經。

【**功效**】清熱解毒，涼散風熱。

【**產地**】主產安徽、浙江、江西、福建、湖北、湖南、廣東、廣西、四川及貴州。

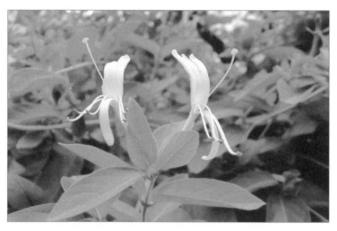

古時候，有一個村裡，一對善良的夫妻，妻子懷了雙胞胎，生下一對可愛的女兒，一個叫金花，一個叫銀花。她倆長得如花似玉，聰明伶俐，父母疼愛，鄉親、鄰居們也非常喜歡這對姐妹。

兩姐妹都到十八歲了，求親的人絡繹不絕，幾乎踏破門檻。可是姐妹倆誰也不願出嫁，生怕從此分離。她倆私下發誓：「生願同床，死願同葬！」父母也拿她倆沒辦法。

誰知好景不常，忽然有一天，金花得了病，這病來勢又凶又急，渾身發熱，起紅斑，臥床不起。請來醫生給她看了病，醫生驚嘆地說：「哎呀！這是熱毒症，無藥可醫，只好等死了！」

銀花聽說姐姐的病沒法治，整天守著姐姐，哭得死去活來。

金花對銀花說：「離開我遠一點吧！這病會傳染人。」

銀花說：「我恨不得替姐姐得病受苦，還怕什麼染不染病呢？」金花說：「反正我活不成了，妹妹還得活呀！」

銀花說：「姐姐怎麼忘啦？咱們有誓在先：『生同床，死同葬。』姐姐如有個好歹，我絕不一個人獨活！」

沒過幾天，金花的病更重了，銀花也臥床不起了。

她倆對爹媽說：「我們死後，要變成專門治熱毒病的藥草。不能讓得這種病的人再像我們這樣乾等死。」

姐妹倆死後，鄉親們幫著其父母把她倆葬在一個墳裡。

來年春天，百草發芽。可是這座墳上卻什麼草也不長，單單生出一棵綠葉的小藤。三年過去，這小藤長得十分茂盛。到了夏天開花時，先白後黃，黃白相間。人們都很奇怪，認為黃的就是金花，那白的是銀花。想起兩姐妹臨終前的話，就採花入藥，用來治熱毒症，果然見效。

從此，人們就把這種藤上的花稱為「金銀花」了。

金銀花味甘性寒，氣味芳香，既可清透疏表，又能解血分熱毒，尤為治陽性瘡瘍的要藥。配以連翹、牛蒡子、薄荷、荊芥，則疏表解熱；配以鮮生地、玄參、連翹、竹葉卷心等，則清營泄熱；配以紫花地丁、野菊花、蒲公英，則解毒療瘡；配以黃耆、當歸、甘草，則托毒消癰；配以黃芩、白芍、甘草等，則清熱治痢。

[複方]

（1）取金銀花15公克，生甘草3公克，煎水含漱，可治咽喉炎。

（2）取金銀花60公克，山楂20公克，煎水代茶飲，可治感冒發熱、頭痛咽痛。

（3）取金銀花、蒲公英各25公克，甘草15公克，每日1劑，水煎服，可治腮腺炎。

（4）取金銀花、菊花、山楂各10公克，蜂蜜100公克，加清水適量，煎煮30分鐘，濾出藥汁飲服，可治暑熱頭痛、心煩口渴。

（5）取金銀花15公克，焙乾研末，水調服，可治痢疾。

知識延伸

採集金銀花頗有講究，須在晴天清晨露水剛乾時摘取，並即時晾曬或陰乾，這樣藥效才佳。

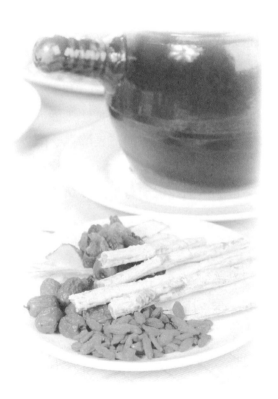

抗衰烏髮何首烏

【**藥名**】何首烏

【**藥性**】苦、乾、澀，微溫。歸肝、腎經。

【**功效**】製用：補益生精。生用：解毒，截瘧，潤腸通便。

【**產地**】中國大部分地區有出產。

相傳古時候，有個老漢叫何田兒，他從小就體弱多病，鬚髮早早就白了，五十多歲了，但卻沒有一兒半女。老婆和他這些年來一直都在為此而煩惱。

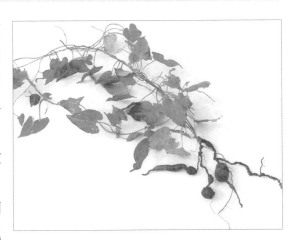

有一天，他的一個朋友的女兒出嫁，朋友住在山的那一邊。在白天的酒宴上，田老漢看到朋友嫁女兒的歡喜進而聯想到自己膝下無兒無女，心裡很不是滋味，於是不自覺地多喝了幾杯，天黑回家時已經醉醺醺了。回家的山路有一段路崎嶇難走，醉意甚濃的田老漢一不小心被一根從山上蔓延下來的藤莖給絆倒了，劇烈的疼痛讓田老漢清醒過來了，他順著絆倒自己的藤莖往上看，只見這株植物的枝蔓互相糾纏，糾纏一會兒又分開，分開了又糾纏，周而復始，循環不止。田老漢覺得此物很奇特，就動手把它的根莖挖了出來。只見那根莖酷似人形，非比尋常，於是田老漢把它帶回了家。

第二天，田老漢拿著昨晚挖回的根莖，在村裡到處詢問，遺憾的是沒人認識它。田老漢也不敢輕易嚐試。就這樣，幾個月後的一天，有個從外地路

過的老中醫聽說了此事，主動到田老漢家中，想看看這根莖。田老漢知其來意後，很高興地找出了那已經風乾了的根莖，老中醫看過後說：「我不曾見過此物，不過，此物這般異樣，一定是珍奇之物，根據我多年來採藥和行醫的經驗，我覺得你可以把它當作補藥來服用，一定會大有益處的。」田老漢聽了這才放心地試著吃這些藥材，他遵照老中醫的囑咐，把挖回的根莖研成粉末，每天空腹服用，黃酒為引送服一錢。

一段時間後，田老漢發現以前的一些舊病都消失了，臉色紅潤，精力旺盛。更神奇的是一頭蒼白的頭髮變得烏黑發亮，而且妻子還給他生了個胖兒子。在後來的日子中，田老漢一直堅持服用此藥，他的身體也因此一天強似一天，最後活到了一百多歲。

何田兒返衰老為健壯，變白髮為烏髮之事，在民間被視為罕見傳奇之事廣為傳播，後來很多人都效仿田老漢把此藥當補品來用。由於是何田兒最先服用此藥，並且白了那麼多年的頭髮變黑了，所以大家把這種藤本植物的根莖取名為何首烏，其莖蔓取名為夜交藤。

何首烏能補血養肝，益精固腎，烏鬚髮，強筋骨，用於血虛而見頭昏目眩，心悸失眠，萎黃乏力，肝腎精血虧虛的眩暈耳鳴，腰膝痠軟，遺精崩帶，鬚髮早白等症；生首烏有截瘧、潤腸、解毒之效，用於體虛久瘧，腸燥便秘及癰疽、瘰癧等症。

何首烏是現代應用廣泛的延年益壽的藥物之一，常用於食療。

[複方]

（1）何首烏煮雞蛋

【**用料**】何首烏100公克，雞蛋2個。

【**功用**】補肝腎，益精血，抗早衰。適用於血虛體弱、頭暈眼花、鬚髮早白、未老先衰、遺精、脫髮，以及血虛便秘症等。最適用於

虛不受補的患者。

（2）何首烏煲牛肉

【用料】何首烏15公克，牛肉、黑豆各75公克，龍眼肉、紅棗若干。

【功用】益精，補肝腎，強筋壯骨，補虛損，適用於胃弱脾虛、腰膝乏力等。

知識延伸

近年來，多次在媒體上看見一些地方發現人形何首烏的報導，其形狀往往可以看出頗似人之男女的異性。對此有人大肆地渲染其有特殊功效。在研究這些異性何首烏之後，發現多數是認為加工的。一般是利用何首烏生命力強的特點，用竹籤把形如雞蛋大的小何首烏縱橫連接起來，然後雕成人形，埋入土中繼續生長幾年後再挖出來；或用木塊或磚塊做成人物模型，把小的何首烏根塊放入，讓其繼續生長最終長滿模組。其實即便是真正的「人形何首烏」和一般形狀的藥效並無差別，因此，對「人形何首烏」的神話，我們應當以平常心對待，不為騙術所矇騙。

解暑袪熱話藿香

【藥名】藿香

【藥性】辛，微溫。歸脾、胃、肺經。

【功效】化濕，止嘔，解暑。

【產地】主產於廣東、海南等地。

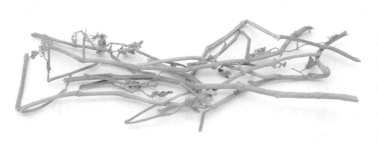

從前，有對相依為命的兄妹，妹妹叫藿香。他們的父母在他們很小的時候由於一場瘟疫而去世了。後來哥哥成親了，娶得嫂子名叫佩蘭。佩蘭十分疼愛妹妹，藿香也很體貼嫂子。不久哥哥外出從軍了，家中就只剩姑嫂兩人了。白天她們一塊兒下田做農活，一塊兒操持家務。晚上她們一起做針線活，一起談心。

一年夏天，天氣異常炎熱，在田裡勞作的嫂子不幸中暑了，一陣眩暈，便倒在了田埂上。在一旁幫忙的藿香急忙把嫂子扶回家，說：「嫂子妳好好地休息！以前哥哥教我認識過兩種藥草可以袪暑解熱，我進山挖些回來，給妳煎湯喝吧！」「不行不行！」佩蘭急忙阻止妹妹，「我休息一下就好了，妳不用為我擔心。山裡不安全，妳一個小姑娘，我怎麼能讓妳進山冒險呢？」藿香看著嫂子蒼白的臉，知道嫂子一定很難受。聯想到父母臨終前那副虛弱憔悴的面孔，藿香不禁打了個冷顫，她感到很害怕，害怕失去嫂子。所以一心想給嫂子治病的藿香騙嫂子說：「嫂子，躺著不要動，我去廚房做點吃的給妳。」藿香想：「我上山採點藥，用不了多長時間就能回來了，藥

採回來了嫂子就不會說我什麼了。」於是她便偷偷地背上背簍，拿著鋤頭，進山去了。

天都黑了，嫂子一覺醒來，見屋裡屋外靜悄悄的。便猜到妹妹出門了。佩蘭唯恐妹妹有什麼閃失，心裡忐忑不安，兩眼緊盯著房門，但一直沒見妹妹的人影。

就在佩蘭望眼欲穿時，藿香回來了。佩蘭鬆了口氣，卻又猛然嚇呆了。只見藿香跌跌撞撞地踏進家門，還沒來得及叫聲「嫂子」便跌坐在地上，臉色煞白，嘴唇發紫，兩眼呆滯，佩蘭嚇了一跳，急忙掙扎著起來去攙扶妹妹，發現妹妹的手冰涼冰涼的，佩蘭急得哭起來，問道：「藿香妳這是怎麼了？」藿香微弱地回答嫂子：「我不小心被毒蛇咬了。」嫂子頓時心驚，急著問：「咬著哪裡了？」藿香用毫無力氣的手指了指自己的左腳。佩蘭趕緊脫下藿香的鞋襪，看見藿香的腳面又紅又腫。想都沒想佩蘭便俯下身子吸取妹妹傷口裡的毒血。藿香哭著推開嫂子，說：「嫂子，不要。」佩蘭緊緊握住妹妹的腳踝，說道：「只要還有一線希望我也得救活妹妹！」

就這樣，佩蘭為藿香吸取了一大灘的毒血，自己也中毒了，可惜的是，藿香中毒太深，雖然佩蘭做了最大的努力，藿香還是死去了。佩蘭也已經奄奄一息了。第二天，鄰居有人過來她們家借東西，發現姑嫂兩人都躺在地上，連忙叫鄉親們過來幫忙救治。

佩蘭對鄉親們說：「我估計是不行了。等我丈夫回來後，請大家幫我跟他說我對不起他，沒能照顧好藿香。」大家眼睛都濕潤了，只見佩蘭艱難地從妹妹的藥簍裡佩取出兩株藥草，接著說：「這是藿香進山為我挖回來的解暑祛熱的草藥，這家傳的草藥還沒取名字，這圓葉粗莖的，能芳香化濁，開胃止嘔，發表解暑，就叫『藿香』吧；這種根莖橫走，葉對生的，能治感受暑濕，寒熱頭痛，就叫『佩蘭』吧……」話音剛落，便死去了。

被這對姑嫂深深感動的鄉親們將她們兩人埋葬了。並將她們留下的草藥廣泛種植。從此，藿香與佩蘭便成了常用中藥。

藿香產於中國大部分地區，因產地不同而有不同名稱。產於江蘇蘇州者稱蘇藿香；產於浙江者稱杜藿香；產於四川者稱川藿香。然其大多數野生於山坡、路旁，故亦統稱為野藿香。該類藿香較廣藿香味淡，品質較次。廣藿香，亦稱南藿香。該品種與上述藿香同科不同屬，原產於菲律賓等東南亞各國，廣東、臺灣等地也有栽培。廣藿香有濃郁的特異清香，味微苦而辛，品質最佳，化濕和中、解暑避穢之力尤勝。

[複方]

（1）藿香、蒼術各6公克，野麻草15公克，車前子9公克，厚樸、陳皮各4公克，粉甘草3公克，生薑3片，紅棗5～7枚。水煎服。治療小孩腹瀉。

（2）藿香、陳皮、茯苓各15公克，砂仁、厚朴、半夏、檳榔、黃芩各10公克，柴胡12公克，水煎服，每日1劑。治療中焦濕熱症。

知識延伸

藿香還可涼拌食用，用於解表散邪，利濕除風，清熱止渴。

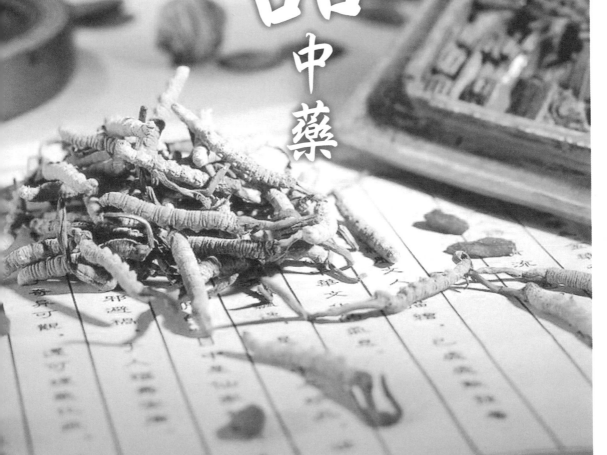

第二篇

中品中藥

藥食兩用話百合

【**藥名**】百合
【**藥性**】甘，微寒。歸肺、心、胃經。
【**功效**】養陰潤肺，清心安神。
【**產地**】中國各地均產。

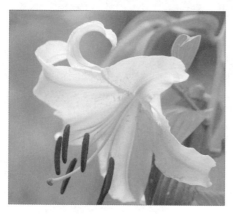

傳說，很久以前在東海上經常有一群海盜出沒，他們靠打劫海邊漁民為生。

有一天，這群海盜又傾巢出動了，他們來到一個之前選好的漁村。海盜的船停好後，就將村子四周圍了個水洩不通，大家見他們個個人高馬大，長相兇惡，沒人敢站出來反抗，只好眼睜睜地看著他們搶走自己的糧食和錢財。臨走前他們打算帶走一群婦女和兒童，漁民們奮力反抗，可是勢單力薄的漁民根本就不是那群訓練有素的海盜的對手，沒多長時間，就死了好幾個漁民，最後海盜們帶著他們的收穫揚長而去了，剩下身後一片狼籍和村子裡無限的淒涼。

被抓上島的婦女被他們當傭人使喚，每天都得給他們洗衣、做飯；孩子們則每天被他們專門的人訓練，希望等孩子們長大了也能成為海盜。海盜時常會去不同的村子打劫，每次回來都會帶很多「戰利品」到島上，他們用搶回來的錢財去別的地方換美味的食物、香醇的美酒與基本生活用品。除非是島上的婦女相繼死去，他們才會搶人回島上。

一天，海盜船又駛離海島，到別的地方搶劫去了。由於這次要去搶劫的

漁村比較大，海盜為了萬無一失決定海島上所有的海盜都出動，連個看守的人都沒留下，因為他們知道這些手無縛雞之力的孩子和婦女是無論如何也逃不出這位於茫茫大海中的孤島的。

就在海盜出海的第二天，天氣驟變，狂風大作，大雨如潑，海浪一浪高一浪。島上的婦女見這般情景，紛紛在心裡祈禱希望龍王能把他們的船掀翻，也許上蒼真的對這群可憐的孩子和婦女動了惻隱之心，海盜的船果真在這次風浪中沉沒了，船上所有的人都長眠於大海之中了。時間悄無聲息地流走了，大家依舊看不見海盜的蹤影，心裡暗自高興。再過了些時日，大家確定海盜在那次暴風雨喪命了，所有的人高興得手足舞蹈。

但是，高興只是暫時的，因為面對著茫茫大海他們不知道怎麼回去，大家都很思念家人。又過了些日子，情況更加糟糕，海盜儲備的糧食被大家吃完了，大家又開始擔心起來，並且陷入了無限的恐慌之中。為了生存只要是能入口的東西大家都吃，島上的野果子、動物、沖上海灘的魚……在他們挖回來野果中有一種草根，圓圓的像大蒜頭一樣，根塊肉厚肥實。大夥把它洗乾淨，煮熟後，又香又甜，最後大夥就都紛紛挖起這種野草根子來了。吃了一段時間後，大家發現這東西既能當主食充飢又能治病，因為之前幾個患癆傷咳血的病人現在病都慢慢好起來了。就這樣他們在島上度過了一個冬天。

春天到來了，有一天一條採藥船來到了孤島。島上的大人、小孩都異常地高興，她們把自己的遭遇跟採藥人詳細的說了一遍。採藥人對他們的遭遇深表同情，同時也覺得很奇怪，便問道：「這荒島上根本不長糧食，這麼長時間你們是怎麼生存下來的啊？」「而且我感覺大家氣色、身體都不錯。」採藥人笑著補充道。大家便把他們吃了一個冬天的「大蒜頭」拿給採藥人看。採藥人嚐了一點，很甜，有種沁人心脾的感覺，猜想它可能具有藥性。

後來，在採藥人的幫助下大家都成功獲救了，在離開的時候還帶走了許多曾經救過他們性命的「大蒜頭」。經過研究發現那些「大蒜頭」果然是藥。由於在島上遇難的婦女和孩子，合起來一共有百人，這種藥是他們百人採挖品嚐後發現的，就把它叫做「百合」了。

百合能養陰清肺，潤燥止咳，用於肺陰虛的燥熱咳嗽及勞嗽久咳，痰中帶血等；能清心安神，用於熱病餘熱未清，虛煩驚悸，失眠多夢等。

百合鱗莖肉質肥厚，含有豐富的澱粉和蛋白質，熟食有獨特的風味，是蔬菜中的珍品，歷來被認為是滋補佳品。在中國，不論是南方還是北方，多以百合煲湯、熬粥來養生。南方人還用鮮百合烹製出各種菜餚。廣州人愛用百合加綠豆、淮山等煲湯做夏日的清補涼湯。

[複方]

（1）失眠、心悸

百合60～100公克，加適量糖（或鹽）煎水服用。此法又可用於肺結核的乾咳、咯血、熱病後期餘熱未清、虛煩驚悸等症。如加用瘦豬肉佐膳效果更佳。

（2）體虛

百合、山藥各30公克、白鱔魚1～2條（約250公克）。先將白鱔魚去內臟洗淨與百合、山藥一齊放瓦鍋中，將清水適量，隔水燉熟，調味服用。此法常用於治療肺結核持久不癒、低熱、煩躁、虛弱、食慾不振以及精神衰弱等症。

（3）神經衰弱、更年期綜合症

乾百合50公克，清水浸1晝夜。棗仁15公克，水煎去渣，取汁將百合煮熟，連湯服用，或鮮百合60～90公克與蜂蜜適量拌和蒸熟，睡前服。常食有清心滋陰安神的功效。

知識延伸

食療上建議選擇新鮮百合為佳；百合為藥食兼優的滋補佳品，四季皆可應用，但更適宜秋季食用。

清熱生津話知母

【藥名】知母

【藥性】苦、甘，寒。歸脾、胃、腎經。

【功效】清熱瀉火，生津潤燥。

【產地】主產於河北、山西及山東等地。

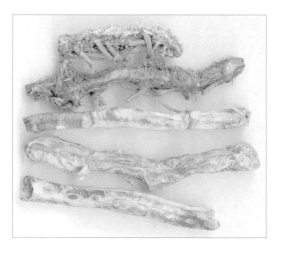

　　有個老婆婆，她年輕的時候靠上山採藥為生，很多時候她都把自己辛苦採得的草藥分文不取地送給那些看不起病的窮人，得到老人家幫助的人不計其數。但是歲月不饒人，漸漸地老婆婆年老了，膝下無兒無女，進山採藥對她來說成了一件很困難的事情，時間久了，老人家連吃飯的錢都沒了，最後只得靠沿街乞討為生。

　　很多被老婆婆幫助過的人都願意收留老人家，但她拒絕了。老婆婆有自己的想法，她不想拖累那些窮人，更重要的是她希望在自己有限的生命裡找到一個能繼承她採藥本事的可靠人，使自己這幾十年風風雨雨裡得來的寶貴經驗得到流傳，人們的各種病痛能得到好的治療。在沿街乞討的日子裡，老婆婆逢人就說：「誰願意收留我孤老太婆，我就傳授他識藥的本領。」

　　老婆婆在大街上行乞了很長一段日子，起初並沒有人理會她，只以為她是個無依無靠，想以此討點吃的可憐人。有一天，有個富家公子從酒樓裡出來，遇到了在酒樓門口乞討的老婆婆，聽見她嘴裡不停地嘮叨著：「誰願意

收留我孤老太婆，我就傳授他識藥的本領。」善於察言觀色的他，從老人家平和的眼神中看出老婆婆沒有說謊，想到平時和自己往來的一些達官貴人裡經常患病的不少，如果能學到採藥看病的本事，豈不是更容易和那群人搞好關係，富家公子心裡一邊盤算著一邊走到老婆婆面前，對老婆婆說：「老人家，您跟我回府吧！我一定把您當作親生爹娘照顧！」老婆婆答應了。

住進富家公子家後，老婆婆得到了很好的待遇。老婆婆住得是最好的房子，每天食必珍饈，還有貼身丫鬟服侍。日子過得很快，轉眼一個月的時間就過去了，富家公子見老婆婆絲毫不曾提起採藥的事情，終於按捺不住了，便問老人家：「不知道您在這住得還習慣嗎？有什麼不周到的您儘管對我說。」老婆婆回答：「一切都很好。」富家公子見機忙上問道：「那不知您什麼時候教我採藥？」老婆婆笑笑說道：「不用急，還不到時候。」富家公子聽到這樣的回答當場就火冒三丈，對老婆婆大聲吼道：「妳這個騙吃騙喝的老東西，還想我養妳到什麼時候。滾，馬上給我滾！」老婆婆沒說什麼只是靜靜地回房收拾了自己的東西便離開了。從此，又開始了沿街乞討的生活。

日久天長，人們都把老太婆當成了瘋子，誰也不再理她。有一天，由於上了歲數加上風寒感冒，老太婆暈倒在一家門口。這戶主人是個年輕的樵夫，以砍柴為生，家中有妻子、兒子，他回家時見老太婆昏倒在自己家門口，便把她攙扶回家，叫妻子熬了些稀飯和薑湯給老人家送到床頭。幾天後老人家身體恢復過來便告辭要離開，樵夫見數九寒天，她一個孤寡老人在外不放心，便執意把她留下來了。就這樣老人家一住三年。這三年裡樵夫對待她就像對他的親娘一樣，耐心侍奉，毫無怨言。老太婆心中暗喜，終於在我死前找到繼承人。

春日裡的一天，老太婆叫樵夫背她上山，到了山坡後指著一叢線性葉子、開著雪白帶紫色條紋花朵的野草，叫樵夫把它的根挖出來，然後指著黃褐色的根莖說：「這是一種能清熱瀉火、生津潤燥的草藥。孩子，你好好記

住它，將來會發揮很大作用的。這麼些年來，我一直在尋找知心的老實厚道的人，終於在我死之前遇到了你。」樵夫聽老婆婆這樣說心裡很難受，「就叫它『知母』吧！」老婆婆欣慰地說著，後來，老婆婆把自己畢生所學都毫無保留地交給了樵夫，樵夫也就改行成採藥了。他也像老婆婆一樣無私地幫助了很多貧困的人們。

　　知母性味苦寒而不燥，上能清肺，中能涼胃，下能瀉腎火。配以黃芩，則瀉肺火；配石膏，則清胃熱；配黃柏，則瀉腎火。知母既能清實熱，又可退虛熱，但它滋陰生津的功效較弱，用於陰虛內熱、肺虛燥咳及消渴等症，須與滋陰藥配伍，始能發揮它的作用。本品能潤燥滑腸，故脾虛便溏者不宜使用。

[複方]

知母龍骨燉雞

　　【用料】知母20公克、龍骨40公克、雛母雞1隻（當年未下蛋）。

　　【做法】將母雞拔毛去內臟洗淨，取知母、龍骨放入雞腹腔內，文火燉至熟爛即可。

　　【用法】早晚佐餐食用。

　　【效用】滋陰降火。知母苦、甘、寒，既可滋腎陰又能瀉相火，龍骨斂陰澀精，雞肉甘溫，起補益腎精之用，且能避免知母之苦寒太過，二者揚長抑短，相佐為用。

知識延伸

　　知母與石膏均能清熱瀉火，可用治溫熱病氣分熱盛及肺熱咳嗽等症。但知母瀉火之中長於清潤，肺熱燥咳，內熱骨蒸，消渴多選知母；石膏瀉火之中長於清解，重在清瀉肺胃實火，肺熱喘咳，胃火頭痛、牙痛多用石膏。

回陽通脈話乾薑

【藥名】乾薑

【藥性】辛，熱。歸脾、胃、肺、心、腎經。

【功效】溫中散寒，回陽通脈，溫肺化飲。

【產地】主產於四川、廣西、廣東、湖南、湖北等地。

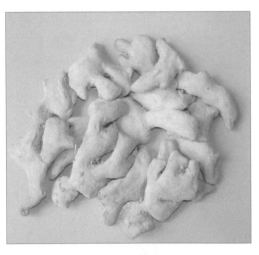

金朝有位著名的醫學家叫李杲，字明之，號東垣老人。李杲學醫於張元素，盡得其傳而又獨有發揮。

有一次，冬天剛過不久，有個姓馮的青年不小心染上風寒了，眼睛發紅、口渴、困乏，他以為傷寒是小病，就找了個江湖郎中給看了看，那郎中雖說不是什麼名醫名家，也有多年的行醫經驗，他替姓馮的年輕人把了把脈，當時的脈象為一呼一吸搏動七、八次，郎中即診治為熱症，於是，給他開了承氣湯，方子含大黃、厚樸、枳實、芒硝等一類藥物。這在當時是用來治療傷寒陽明的一般用藥，可以用來滌蕩腹中的積滯。

李杲與馮姓青年的叔叔是好朋友，這天正好到他們家看望朋友。剛走進院子，就聞見熬藥的味道。於是，進屋和朋友寒暄幾句之後，便問道：「我看院子裡在煎藥，馮兄不知道家裡有誰生病了？」「侄兒前幾天不小心患了傷寒，剛請郎中看過了，沒有什麼大礙，吃幾服藥就會好的。」朋友笑著回答道。出於醫生的本能，李杲又問了一句：「侄兒的病郎中怎麼診治

的啊？」朋友便將侄兒是如何得病的和郎中開的是什麼藥詳細的說了一遍，李杲聽後皺著眉頭思考了一下，什麼都沒說，只是叫朋友帶他去看病中的孩子。

李杲慢慢地走到孩子床邊，一邊切脈檢查，一邊仔細觀察其面容，頓時驚訝不已，立即對朋友說：「你們這哪是給孩子治病啊！簡直就是不讓他活命了。」朋友一聽，猶如當頭一棒，說道：「李兄，你這樣說是什麼意思？」李杲接著說：「《內經》上說『在脈，諸數為熱，諸遲為寒』，現在這個孩子的脈象大而滿指，搏動幅度是平常脈象的好幾倍，一呼一吸脈搏跳動的次數有七、八次，表面上看起來是極熱症。但在《會要大論》中也有指出，病有脈從而病反者何也？脈至而從，按之不鼓，諸陽皆然。意思是說脈象有時也會轉化疾病，脈象是熱症而病卻是相反的。現在孩子的病已經轉化為陰症了。」朋友聽完嚇了一大跳，立刻問李杲：「幸虧今天李兄到家裡來，那這病現在該怎麼治啊？」在切完脈後，李杲心中已有治病的方法了，他說：「馮兄，不用著急。這陰症也好治，你叫人準備一些乾薑、附子為孩子煎熬，以熱因寒法進行治療，就會好的。」

朋友按照李杲說的去做，侄兒在服了幾副藥之後，病就全好了。這件事流傳開來後，李杲名聲一時大震，每天求醫者絡繹不絕。有人稱他用藥如「韓信點兵」一樣靈活。

乾薑，辛熱燥烈，長於溫中散寒、健運脾陽，用於脘腹冷痛，寒嘔，冷瀉；性味辛熱，能回陽通脈，用治心腎陽虛，陰寒內盛所致之亡陽厥逆，脈微欲絕者；辛熱，善能溫肺化飲，用於寒飲咳喘，形寒背冷，痰多清稀之症。

[複方]

（1）薑艾薏苡仁粥

【用料】乾薑、艾葉各10公克，薏苡仁30公克。

【做法】將前兩味用水煮取汁，將薏苡仁煮粥至八分熟，入藥汁同煮至熟。

【效用】溫陽、化淤、散寒、除濕，適用於寒濕凝滯所致前列腺炎。

（2）乾薑枸杞鯉魚

【用料】雄鯉魚1條（約500公克），乾薑與枸杞各10公克。

【做法】同煎，煮開，加料酒、鹽、味精適量調味即成。

【效用】乾薑溫中散寒，健胃活血，枸杞子滋補肝腎，益精明目，此藥膳可治療由於腎陽虛衰引起的陽痿、畏寒肢冷、腰膝痠軟、倦怠等。

（3）薑紅茶

【用料】紅茶10公克、生薑18公克、紅糖10公克。

【做法及用法】加水1000毫升同煮，1天喝4～5杯。

【效用】生薑可使身體產熱，並且提高新陳代謝，有助減肥、排便，紅茶可使身體保暖，改善水腫。兩者加在一起，既可減肥又能改善水腫。

知識延伸

乾薑惡黃連、黃芩、天鼠矢。

亦藥亦食話葛根

【**藥名**】葛根
【**藥性**】甘、辛，涼。歸脾、胃經。
【**功效**】解肌退熱，透疹，生津止渴，升陽止瀉。
【**產地**】野葛主產於湖南、河南、廣東、江浙等地；甘葛藤多為栽培，主產於廣西、廣東等省，四川、雲南地區亦產。

相傳在古時候，有一位善良的採藥老人深居在山裡，他以採藥為生，常常把採來的藥草分給山下沒錢治病的貧苦百姓，大家都很感激和敬佩他。

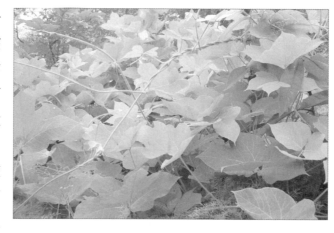

一天，採藥老人正在山上採藥，突然聽見山下一陣人喊馬嘶聲。老人準備下山探個明白，忽然有個小孩子向他跑過來，那小孩子急忙跪在老人門前，眼淚婆娑地懇求老人：「老爺爺，你救救我吧！那些官兵是來抓我的。如果被他們抓回去，我就沒命了。」斷斷續續地說不清，老人沒多想就把那孩子藏進了一個密洞裡，那個地方是他幾年前採藥時無意間發現的，非常隱秘。官兵們四處搜查都沒發現，最後天黑了，筋疲力盡的他們便下山了，回去後謊稱那孩子掉下山崖了，找不到人了，就這樣交了差事。

官兵走後老人把那孩子帶回家中，給他做了熱呼呼的晚飯，給他準備了暖暖的被子，孩子由於受到了過度的驚嚇，過了好多天才慢慢恢復過來。那

孩子告訴老人，他是葛員外的兒子，父親為官清正廉潔，因為看不慣奸臣陷害忠良的惡劣行為，便告老還鄉。誰知那些奸臣還是不放過他，誣告父親貪贓枉法，昏庸無能的皇帝一聽，信以為真，於是傳旨捉拿葛員外及其全家人等，押到京城，滿門抄斬。父親聽到凶信後，對我說：「君要臣死，臣不得不死。想我葛家世代忠良，今天卻落得如此下場，兒啊！你是葛家唯一的一根獨苗，如果你一同被殺，葛家就絕後了，你得逃出去，延續我們葛家祖先的香火。」說到這葛少爺已經泣不成聲了。

老人聽後為葛員外全家感到悲痛，他對葛家也有所聽聞，知道葛員外是個一心為百姓著想的好官。「孩子，你以後有什麼打算嗎？」老人關切的問。「老爺爺，我們全家都被滿門抄斬了，我現在已經無依無靠了，如果爺爺不嫌棄我願意跟著爺爺採藥，侍奉爺爺！」老人聽了葛少爺的話，感覺他可憐、心誠，自己又沒有兒女，孤身一人，就答應了。

從此，老人就把這孩子留在了自己身邊，一起上山採藥。無論是炎炎夏日還是寒冷的冬天葛少爺都能陪在老人身邊，背著藥簍隨著老人翻山越嶺，過水穿澗。他吃苦耐勞，勤奮好學，而且心智聰慧。他們發現了一種治療發熱口渴、泄瀉之症的塊根，療效很好，老人經常用這塊根給窮人治病。

後來，採藥老人去世了，葛少爺還在用那塊根給大家治病，有人問道這麼好用的要叫什麼名字？葛少爺想到自己悲慘的身世，想到自己是靠採藥老人的相救才留下這條命的，於是便把這藥叫「葛根」。從此，葛根的藥名就流傳至今。

葛根是一味古老而常用的中藥，早在漢朝張仲景的《傷寒論》中就有「葛根湯」這一著名方劑，至今仍是重要的解表方。《本草正義》謂葛根「最能開發脾胃清陽之氣」。葛根能解表退熱，生津，透疹，升陽止瀉。用於外感發熱頭痛、高血壓頸項強痛、口渴、消渴、麻疹不透、熱痢、泄瀉。明朝著名的醫學家李時珍對葛根進行了系統的研究，認為葛根的莖、葉、

花、果、根均可入藥。

[複方]

（1）葛根粥

【**用料**】葛根30公克，粳米50公克。

【**做法及用法**】粳米洗淨浸泡一夜，與葛根同入砂鍋內，加水1000
公克，用文火煮至米開粥稠即可。可當飲料，不限次
數。.

【**效用**】葛根有清熱除燥、生津止渴、降壓降糖之功；粳米有養胃生津
之效。

（2）

葛根30公克、綿茵陳20公克，煮水代茶飲，對口腔潰瘍療效頗佳。

知識延伸

葛根可以藥食兩用。

發汗解表話麻黃

【藥名】麻黃

【藥性】辛、微苦，溫。歸肺、膀胱經。

【功效】發汗解表，宣肺平喘，利水消腫。

【產地】主產於河北、山西、內蒙古、甘肅等地。

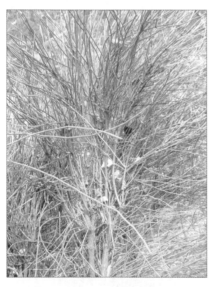

從前，有一位老人懂醫知藥，無論是在看病治人還是在辨草識藥方面都累積了很豐富的經驗。可惜的是，老人都年過花甲了，膝下沒有一兒半女，老人不想在自己百年之後這些好不容易積攢的知識就這樣隨自己而去。於是，老人便尋思著要收一個徒弟。

有一次，老人又上山採藥了，一不小心被毒蛇咬了。這種事並不是第一次發生，所以老人很鎮定。他包紮好腿，一步一步地往前挪，在他的印象中不遠處就有解毒的藥，也許是歲數大了的緣故，沒走一會兒，老人就支持不住了，倒在地上不能動彈了。就在這時，有個上山砍柴的年輕人經過，他發現了老人，在老人的指示下找到解毒的草藥救活了老人。

老人見年輕人學東西快，又救過自己一命，便收他為徒了。剛開始那徒弟學得可認真了，但是他這人有個缺點就是驕傲自滿。一年多時間過去了，他變得更加狂妄了，經常把師父的話當耳邊風，不把師父放在眼裡，師父常常被他氣得不行。

有好幾次他背著師父賣藥給別人，然後自己把錢拿去喝酒。師父得知

後，把徒弟叫到面前，傷心地說：「你已經長大了，師父也老了，該傳授給你的知識也傳授完了，你可以出師門了，好好收拾一下，走吧！」雖然有點突然，但徒弟不在乎地說：「謝謝師父這一年以來對我的栽培，如果師父沒有什麼可以教了的話，我也不想再留在這了，我想出去闖蕩一番，一定會大有作為的。」

師父難過又不放心地說：「有一種藥，你不能隨便賣給人吃，病情辨別不清，吃了就會出問題的。」「什麼藥啊？」徒弟暗想臨走前師父還不忘嘮叨，「是無葉草，它的莖可以用來發汗，而它的根是止汗的，一定不要弄錯了，否則會出問題的。」「莖發汗，根止汗。這有什麼難理解的，人老了就是囉嗦。」徒弟不以為意，向師父作揖言謝後，徒弟頭也不回地離開了。

從此，師徒兩人各自過著自己的日子。師父，照舊進山採藥，看病治人，只是他會時常惦記著徒弟，想著他現在怎麼樣了；徒弟，離開師父後，滿懷熱情地準備大展拳腳，在當地開了家藥店，一邊賣藥一邊看病。憑藉在師父哪裡學到的些許本領，他也看好了不少的病人，這時的徒弟更加不知天高地厚了。

可是好景不常，有一天，有個病人被徒弟治死了。死者家屬將其告到了衙門。這個案子很簡單，一經審問縣官便給徒弟判了個庸醫治死人的罪名，判坐十年大獄。徒弟心裡不服，向縣官申辯道：「我沒做錯什麼，這治病救人的法子都是師父傳授的，要治罪最多我也只是被人誤導而已。」縣官一聽，覺得這師父也有點問題，於是差人把師父找來，師父瞭解整個事件後，對縣官說了實情。縣官聽完後，心中明白了大致情況，問堂下的徒弟：「你把當日師父交代你的話說給本官聽聽。」

徒弟一聽著急了，他自己都記不清是「有汗用根，無汗用莖」還是「有汗用莖，無汗用根」的是情急之下便隨口胡說了：「發汗用莖，止汗用根。」縣官接著問：「你給病人用得什麼啊？」徒弟急得滿頭大汗，擦了擦額頭上的汗珠，吞吞吐吐地說：「用的是莖。」縣官大怒，「病人已經渾身

出虛汗，需要止汗，你卻用發汗的莖，這不是亂來嗎？自己學醫不精，還賴在師父身上。來人給我重打四十大板。」徒弟被當場打了四十大板，隨後就入獄十年。師父無罪，當堂釋放。

出獄後，徒弟端正了態度，誠心誠意的回來向師父道歉，並希望能繼續跟著師父學醫。師父見徒弟一片真心，便不計前嫌，再次收下了他。從此，徒弟再用「無葉草」時就格外小心了。為了記住這種草曾經給自己帶來過莫大的麻煩，就取名叫「麻煩草」，後來又因為這草的根是黃色的，又改叫「麻黃」。

麻黃為麻黃科植物草麻黃、木賊麻黃和中麻黃的草質莖。以色淡綠或黃綠，內心色紅棕，手拉不脫節，味苦澀者為佳。能夠發汗解表，宣肺平喘，利水消腫，溫經通脈。

[複方]

麻黃附片羊肉湯

【用料】麻黃5公克，附片10公克，羊肉500公克，生薑30公克，調味
　　　　料適量。

【做法】將羊肉洗淨，切塊，諸藥布包，加清水適量同煮沸後，調入
　　　　蔥、薑、料酒、辣椒粉、桂皮等，同燉至羊肉熟後，去藥包，
　　　　加食鹽、味精調味。

【效用】溫陽散寒，補腎益精。

知識延伸

用麻黃發汗、利水宜生用，止咳平喘多蜜炙用。

止咳良藥話貝母

【藥名】貝母
【藥性】苦，寒。歸肺、心經。
【功效】清熱化痰，散結消癰。
【產地】產於四川、雲南、陝西秦巴山區、甘肅等地。

　　從前有一個孕婦，歷經十月懷胎的漫長過程後，順利地產下了一個健康的孩子。但她身體很虛弱，生下孩子後便暈了過去。等她醒過來時，孩子已經死了。三年來這種不幸一再發生，家人和媳婦都很苦悶，大家都不知如何是好。

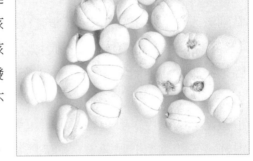

　　有一天，村裡來了個算命的瞎子，迷信的婆婆把自己的苦水一股腦兒地倒給了瞎子，希望能從他那裡得到一些指點。瞎子說要排排媳婦的八字才能掐算出來一二。於是，婆婆便把媳婦的生辰八字悉數報給了他。

　　瞎子聽完後，掐著手指算了算，皺眉說道：「難怪如此。」婆婆見瞎子似乎得知天機的樣子，便急忙問：「請先生快說。」瞎子說：「妳家媳婦屬虎，生下來的孩子都被她的兇猛氣焰給嚇死了。」婆婆一聽急了：「虎毒還不食子，她怎麼能殺死自己的孩子呢？」瞎子繼續裝腔作勢地說：「這是她命中註定的。」

　　看瞎子一副氣定神閒的樣子婆婆急忙又問：「想必先生一定有辦法，你可得幫幫我啊！我家就這一個兒子，可不能這樣斷了香火啊？錢方面的事，

我們好商量。」瞎子聽婆婆如此說心中早已高興得不行，不急不忙地說道：「村子的東邊有個海，海上有座島，下次孩子一出生，你們便將他抱著跑到那座島上，因為老虎怕水，孩子上了島就安全了。」

晚上，婆婆把兒子和丈夫叫到一塊兒，把白天瞎子說的話細緻地告訴了他們兩人。大家都達成了共識，決定按照瞎子的辦法試試。一年以後，媳婦又將生產了。丈夫事先在海邊準備好了船隻，只等妻子將孩子生下來。幾天後，孩子出生了，像往年一樣孩子一出世，母親便暈了過去。留下婆婆照料妻子，丈夫抱起孩子就跑向東邊的大海。可是還沒來得及到海邊，孩子便死在了丈夫的懷抱裡。婆婆再也承受不住這樣的打擊了，他和兒子商量，準備休掉媳婦，娶一個能養活孩子的回來。丈夫雖然心中不願意，可是他也不想看到老人傷心。媳婦知道他們的打算後，在家哭得死去活來。

這時，有個路過村子的郎中恰好經過他們家門口，聽到妻子悲切的哭聲，郎中便走進屋問道：「你們遇到什麼困難了嗎？我是個郎中。說來聽聽也許幫得上忙的。」媳婦哭著將事前的前前後後細說了一遍，郎中仔細觀察了番媳婦的氣色，發現她臉色暗沉發青，便說道：「我觀察到妳的氣色不是很好，先給妳把把脈吧！」把完脈後郎中心中已有數，便說道：「你們先不要休掉她，我有辦法讓你們有個活的孩子。」

婆婆不相信地說：「上次那個瞎算命的都沒能救活孩子，你能有什麼辦法啊？」郎中笑道：「算命的是胡謅，哪懂得看病治人啊！你家媳婦是肺臟有病，氣力不足，加上生產耗氣力過多，生下來的孩子很虛弱，自然難存活。我給你們開一種草藥，就生長在海邊的沙灘石縫之中，讓她連續吃三個月，一年以後保準能養個活孩子。」公婆感覺郎中說得有些道理，並且看在媳婦和兒子這麼多年夫妻情分上，於是，商量後決定再試試看。

從那以後，丈夫便每天到海邊採那些葉子先端捲鬚的草藥回家，將其鱗莖煎藥給妻子服用。一直堅持了三個月，後來妻子又懷孕了。十個月後順利地產下了個健康活潑的兒子。一家人高興得大慶了好幾天。大家想著應該好

好感謝那位郎中，可是再也沒見誰見到過他。丈夫想到是那些草藥治好了妻子的病，才順利生下孩子，所以應該將那些草藥廣泛栽種，使它的作用發揮更大，幫助更多的人。想到它還沒有名字便和妻子商量給它取個名字，便於人們記憶與使用。妻子說道：「我們好不容易才得到這個寶貝兒子，現在母子平安，就叫『貝母』吧！」

貝母是一種眾人皆知的止咳良藥，常用的貝母包括川貝母、浙貝母和土貝母三種，其名字雖然相似，但功效卻大不相同，購買時需加以注意。

川貝母特別適用於肺燥或秋燥所致的咳嗽；如果患者表現為咳嗽胸痛、惡寒發熱、咳吐腥臭膿痰、大便乾燥、舌紅口乾等症狀時，則應選擇浙貝母，因為浙貝母瀉火的功效要強於川貝母，而且擅長清火散結，是治療肺膿瘍的良藥。

川貝母藥性和緩，氣味不濃，更適合年老體弱者服用。而對於身體熱盛的幼兒及青年人來說，最好選擇浙貝母。土貝母常與其他清熱解毒藥物配伍使用，治療乳腺疾患、結核、皮膚腫爛等疾病。此外，還有一定的殺精子作用。因此，近期想做準爸爸的男性，更應該慎重選用。

[複方]

雪梨燉貝母

【用料】雪梨1個、川貝母粉3公克。

【做法】雪梨洗淨，挖空中心，入川貝母粉，隔水燉熟即可。水煎服。食梨，每日1次，連食3～5天。

【效用】清熱化痰，潤肺止咳。適用肺陰虛有熱，咳嗽痰黏稠者。

知識延伸

川貝母是貝母中的珍品，其價格中貝母中最高，一般大概在每千公克140～230美元。浙貝母大約每千公克4美元，土貝母大約每千公克1.5美元。（據2008年中藥市場行情）

婦科聖藥話當歸

【藥名】當歸

【藥性】甘、辛，溫。歸肝、心、脾經。

【功效】補血調經，活血止痛，潤腸通便。

【產地】主產於甘肅省東南部岷縣，產量多，品質好。其次，陝西、四川、雲南、湖北等地也有栽培。

　　相傳在古時候有個叫王福的年輕人，他為人寬容真誠，勤勞質樸，村子裡無論是老人還是孩子都很喜歡他。他家世世代代都是靠在附近的山上採收草藥為生。王福從小就對中藥有著一份狂熱的喜愛，常常跟隨父親進山瞭解各式各樣草藥以及如何採收。不幸的是，在他十歲那年，有一次在父親外出進山後，突然狂風暴雨來臨，那一次的雨下得很大而且持續的時間很長，山上的樹木都被颳倒，很多鳥獸都被淋死了，從那以後再也沒有人見過王福的父親，也就是從那時起，王福成了孤兒，與母親相依為命一直到成年。

　　到王福二十歲那年，由於常年採摘和氣候的變化，附近的山頭上草藥已一天比一天少了，村裡的人都在為這件事擔憂。一天，聽一位過路人提及在離村子兩百里的地方有座老君山，傳說是太上老君煉丹藥的地方。那裡峰巒疊嶂，整日雲霧繚繞，常常聽得見虎嘯狼啼的聲音，但山上卻有很多名貴藥材。因為毒蛇猛獸的原因，很少有人上山採藥。出於對中藥的熱忱，王福聽完這些，當即決定

去老君山。於是回家和老母親商量，母親也是為很開明的人，她同意兒子為實現自己的想法而出門，但是母親也提出了一個條件，就是在他走之前必須先成親。

當時喜歡王福的姑娘很多，王福自己也有喜歡的人，就是鄰村的李姑娘，不久經過雙方父母的同意，他們結婚了。三個月後，王福對妻子說：「我要上老君山採藥了，這一去也不知道什麼時候才能回來，我走後母親就麻煩妳照顧了。如果三年後我還沒回來，妳就改嫁吧！」「你放心地去吧！我會照顧好母親的，會等你回來的。」

時間飛逝，轉眼間王福已離家三年了，在這三年的時間裡他音訊全無，婆婆也在他走後的第一年裡去世了。李氏天天等，日日盼，就是不見丈夫的身影。時間久了，日夜的思念導致李氏憂鬱成疾，月事不調，臉色黃瘦，頭暈目眩，四肢無力，後來就病倒了。

周圍的鄰居都建議李氏改嫁，但李氏堅持等自己的丈夫回來。最後在自己父母的壓力下，李氏改嫁了。誰知道李氏改嫁不到一個月，王福帶著採收的藥草回家了。他得知妻子改嫁的消息後，伏在藥材上大哭了一場，眼淚掉在藥材上，滴出了一條條溝痕。李氏見了百感交集，兩人抱頭痛哭。後來王福對妻子說：「都是我不好，妳嫁人了我不怪妳，以後好好保重啊！這些藥材原來準備賣了供家中零用的，現在送給妳吧！謝謝妳對我及母親的照顧！」說完王福就惜別故土，遠走他鄉了。

李氏把王福帶回來的藥材煎熬喝了一段時間後，明顯感覺臉色紅潤了，精神好了，而且月事也正常了。後來村子裡有位好奇的秀才把此事吟成了一首詩：「三年當歸夫不歸，片言隻語也未回。神藥回去治相思，留給後人傳口碑。」從此，就把這種專治婦科病的中藥材取名為「當歸」。

當歸有「十方九歸」和「藥王」之美稱，特別是用於治療婦科疾病更是功效卓著，素有婦科「聖藥」和「血家百病此藥通」之說。其藥用價值高，需求量大，野生資源已經較為缺乏，其藥材的進出口、內銷主要依靠栽培。

甘肅四大名藥為岷縣當歸、文縣黨參、禮縣大黃、岩縣黃芪，甘肅岷縣當歸以數量之大、品質之優而首屈一指，有「中華當歸甲天下，岷縣當歸甲中華」的說法。素有「千年藥鄉」之稱的岷縣同時又被稱為「當歸之鄉」，醫藥界同仁常有「甘肅一次而聞名天下，岷縣因此而聞名九州」之感。

[複方]

（1）當歸生薑羊肉湯

【**用料**】當歸30公克、生薑30公克、羊肉500公克。

【**效用**】此為治血虛有寒的名方。對血虛有寒而見腹中冷痛，婦女產後虛寒腹痛，或虛寒性的痛經，皆有較好的療效。

（2）當歸益母蛋

【**用料**】當歸20公克、益母草30公克、雞蛋2個。

【**效用**】此方有養血益腎、調經止痛、安胎之功效。

知識延伸

古時有一風俗即「以藥寄情」 ──用中藥表達人們不同的感情，而相招時寄之以當歸即是一例。古書記載「古人相贈以芍藥，相招以文無。文無一名『當歸』，芍藥一名『將離』故也。」

明目止痢話秦皮

【**藥名**】秦皮
【**藥性**】苦、澀，寒。歸肝、膽、大腸經。
【**功效**】清熱燥濕，收斂止痢，止帶，明目。
【**產地**】主產於吉林、遼寧、河南等地。

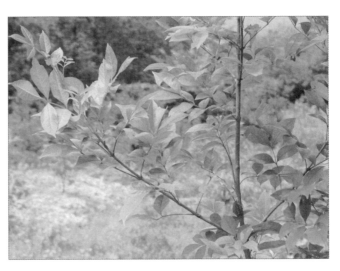

相傳，岳飛年輕時勤奮好學，並練就一身好武藝。19歲時投軍抗遼。後來金兵大舉入侵中原，岳飛再次投軍，開始了他抗擊金軍、保家衛國的戎馬生涯。傳說岳飛臨走時，其母姚氏在他背上刺了「精忠報國」四個大字，這成為岳飛終生遵奉的信條。投軍後，因為屢立戰功，不久岳飛便成為了大將軍，擁有人馬萬餘，隨後建立起一支紀律嚴明、作戰驍勇的抗金勁旅「岳家軍」。

而朝中裡通金國的奸相秦檜時時刻刻都想著謀害岳飛，為金國吞併南宋掃除障礙。一次，秦檜暗中彈劾在外作戰的岳飛：「皇上，岳飛他如今在外打仗節節連勝，百姓對他的擁護聲越來越高，而且他手握兵權，我擔心他會叛變。」

其實，在皇上心裡面也是這麼想的，但當時他的確需要岳飛來保住他的

江山。於是，他故意責怪秦檜：「丞相的意思是不是要我除掉正在為我大宋江山奮力頑強抗戰的岳將軍啊？」秦檜一聽皇上說話的語氣感覺不對，連忙改口說道：「請皇上明察，微臣絕沒有這個意思。我對天發誓，如果我有陷害岳飛將軍之心的話，叫萬人剝了我的皮。」皇上見秦檜這樣說，也就順水推舟說道：「我明白，丞相怎麼會是陷害岳將軍的人呢？這樣吧！等岳將軍回朝後，你設宴為他慶功。」

「微臣遵命！」秦檜連聲答應道。

不久，岳飛將軍凱旋回朝。秦檜為了掩人耳目，便設宴招待岳飛，以表示他對岳飛抗金行為的支持。岳飛知道秦檜一直都主張和金國議和，他請自己赴宴只是做做表面功夫。於是岳飛寫了一首詩回覆秦檜，詩的大意是吃吃喝喝這種事我是無福消受了，我岳飛只適合在塞北寒風中作戰。秦檜聽完後，氣得不行了，同時除掉岳飛的決心也更大。

後來正當「岳家軍」收復失地指日可待之時，皇上卻因擔心一旦中原收復，金人放回他的哥哥，他就保不住皇位，所以就急切地希望與金人議和。於是，他首先命令東西兩線收兵，造成岳家軍孤軍深入的不利態勢。後來又命秦檜以「孤軍不可久留」為名，連下十二道金牌，急令岳飛「措置班師」， 岳飛一回到臨安，立即陷入秦檜佈置的羅網。他遭誣告「謀反」，被關進了監牢。秦檜親自刑審、拷打，逼供岳飛。岳飛正氣凜然，光明正大，忠心報國。從他身上，秦檜一夥找不到任何「反叛朝廷」的證據，最後以「莫須有」的罪名將岳飛殺死了。

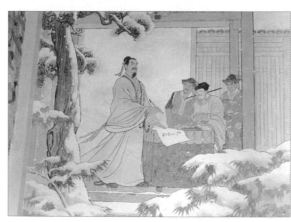

岳飛及子岳雲被縊死在大理寺的風波亭。

這時天下的老百姓無不悲

傷，不少大人、小孩哭得眼睛紅腫，見風流淚不止，疼痛難忍。秦檜死後，在他的墳上長出了一棵白蠟樹。有人說，這是秦檜謀害岳飛的誓言變成的，撥了它的皮，就能治好大家的眼疾。百姓聽了爭先恐後去撥秦檜墳上的白蠟樹皮，拿回去煮藥熬湯，用煮的藥水洗眼睛，果然一個個都好了。後來人們把這種治風淚不止，目赤腫痛的白蠟樹皮就叫做「秦皮」，以此紀念大家對岳飛的哀思之情。

秦皮苦寒，其性收澀，既能清熱燥濕解毒，又能收澀止痢、止帶，用於熱毒瀉痢，濕熱帶下；能清肝瀉火，明目退翳，用於目赤腫痛，目生翳膜。

[複方]

（1）治熱痢下重者：白頭翁二兩，黃柏三兩，黃連三兩，秦皮三兩。上四味，以水七升，煮取二開，去滓，溫服一升。不癒，更服一升。

（2）治婦人赤白帶下，及血崩不止：秦皮90公克，丹皮60公克，當歸身30公克。俱酒洗，炒研為末，煉蜜為丸，梧桐子大，每早服15公克，白湯下。

（3）治腹瀉：秦皮三錢。水煎加糖，分服。

（4）治麥粒腫，大便乾燥：秦皮三錢，大黃二錢。水煎服。孕婦忌服。

知識延伸

藥材呈槽形或單筒狀，外表面灰綠色至黑灰色，有時有灰白色的地衣斑，密布多數細小的皮孔，內表面光滑，淺紅棕色，質堅韌，斷面纖維性，易成層狀剝離。入冷水中，浸液在陽光下可見藍綠色螢光，無臭，味苦。以條長，呈筒狀，身乾色灰綠，外皮薄而光滑者為佳。

解肌退熱話石膏

【**藥名**】石膏
【**藥性**】甘辛大寒。歸肺胃經。
【**功效**】生用：清熱瀉火，除煩止咳；煅用：斂瘡生肌，收濕，止血。
【**產地**】主產於湖北、甘肅、四川、安徽等地，以湖北應城產者最佳。

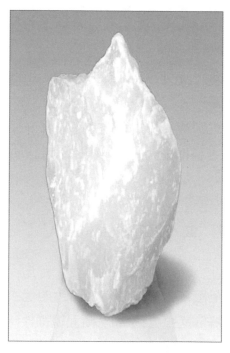

相傳在清朝乾隆年間，桐城縣有位專治「熱疫」的名醫叫余霖。余霖從小就喜歡博覽全書，尤其喜愛儒家學說的書籍。像那時所有的讀書人一樣，余霖每次都會參加科舉考試，希望有朝一日能金榜題名，光耀門楣。然而，不幸的是他每次都落第了，最後自己也沒什麼信心了。

有一年，桐城縣發洪水了，那一次的洪水很大，整個縣的大部分房屋都被兇猛的洪水給吞沒了，更不要說百姓的田地。不幸的是，可怕的洪水退後，又遇見了罕見的乾旱，可憐的人們對這些天災毫無能力。不久，由於飢荒死了很多人，尤為可怕的是，洪水退後瘟疫橫行，更多的人因此而喪命。余霖的父親也因此患上了瘟疫，恰巧他當時不在家，等他趕回去後，父親已經去世了。

父親的離去對余霖打擊很大，從那以後，他發憤攻讀醫書，仔細地分析了鄉親們患病的病因、病症，結合當地氣候、環境，終於他認識到那些病是

濕熱所致，於是他便在藥方中偏重授以石膏施治。許多病人服了他的藥以後，很快就痊癒了。

又過了幾年，余霖來到京師——北京城辦事。時值盛夏，那年的夏天奇熱無比，可怕的暑疫在不知不覺中狂亂地四處傳播。起初，人們參照明朝末年名醫張景岳的《景岳全書》中有關醫治瘟病、暑病的方法，強調溫補，結果不僅治不好病，反而死去的人越來越多。後來人們又按照吳又可著的《瘟疫病》中的方法來醫治，治好的人也不多。所有的人每天都在誠惶誠恐中度日。

當時，有位朝廷顯貴馮應榴，他的愛妾也患上這種疫病，已經病了好多天了，呼吸、脈搏欲絕。馮應榴很著急，請了不少京城裡的名醫都未見有什麼療效，於是他吩咐手下到城裡張榜尋醫。當余霖看見這張榜時，便想去馮府看看。當他為馮應榴的愛妾「望、聞、問、切」後，就開藥方了，方子中輔以大劑量的石膏。就這樣，沒過多久，馮應榴的愛妾慢慢地好了，病體不久就康復了，馮應榴要給余霖重謝，余霖拒絕了。從那以後，余霖醫名大振，來找他看病的人每天都絡繹不絕。

余霖在學習前人成果並總結自己臨床經驗的基礎上，創製了含大劑量石膏治療熱疫之名方「清瘟敗毒飲」，治療熱性瘟疫成功。晚年，他將自己30年刻苦鑽研醫術的成果和臨床經驗，進行了系統總結，著成《疫疹一得》一書，於乾隆五十九年（西元1794年）刊行於世。清代四大瘟病學家之一的王孟英，讚譽《疫疹一得》時說：「獨識淫熱之症，別開生面，洵補昔賢之未逮，堪稱仲景之功臣。」

石膏辛甘性寒，辛以解肌退熱，寒能清熱瀉火，甘寒除煩止渴，為清瀉肺胃二經氣分實熱的要藥，用於壯熱煩渴；辛寒入肺經，有清泄肺熱，止咳平喘之功，用於肺熱喘咳；能清瀉胃火，又用於胃火上炎，頭痛，牙齦腫痛等，用於胃火牙痛症；煅用有清熱收濕、斂瘡生肌之效，用於瘡瘍不斂。

[複方]

加味小青龍加石膏湯

【用料】麻黃3公克、桂枝3公克、僵蠶3公克、白芍4公克、五味子4公克、法半夏4公克、蘇子4公克、黃芩4公克、石膏8公克、乾薑2公克、甘草2公克、細辛1公克、全蠍1公克。

【做法及用法】水煎2次，少量多次餵服，每日1劑，7日為1療程。以上為2歲用量，小於2歲酌減，2歲以上酌增。

【效用】小兒喘息性支氣管炎。知識延伸；處方中寫石糕、石膏均指生石膏，為原藥去雜石和泥土，研細末生用入藥者；煅石膏又稱熟石膏。將石膏置瓦罐內，放入無煙爐火中煅至酥鬆，取出放涼，碾碎入藥者。

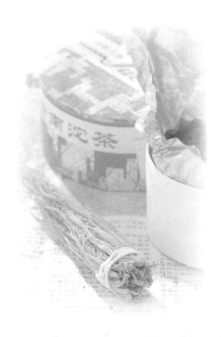

祛寒解氣吳茱萸

【**藥名**】吳茱萸

【**藥性**】辛、苦，熱。有小毒。歸肝、脾、胃、腎經。

【**功效**】散寒止痛，降逆止嘔，助陽止瀉。

【**產地**】主產於貴州、廣西、湖南、陝西、浙江、四川等地。

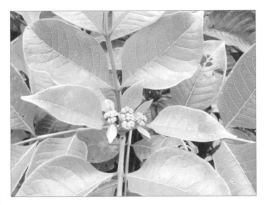

相傳，「吳茱萸」在春秋戰國時代叫「吳萸」，產於吳國，當地老百姓把它當作一種止痛藥用。當時吳國和楚國是比鄰的，但是楚國是大國，做為小國的吳國每年都得向楚國進貢。

有一年，吳王得知楚王患了腰疼痛的病，於是就在貢品中加了一些自己國家特產的專治各種疼痛的「吳萸」。在獻上貢品的那一天，每個國家的使者都會很刻意地攀比以突出自己國家的貢品比別的國家好，每當此時，楚王就會很高興，因為他不僅可以收到來自不同國家的那麼多的奇珍異寶，而且還可以揚揚楚國的威風。

那天，當吳國使者獻完貢品後補充道：「我國國君得知大王近來身體不適，患有腰膝疼痛的病，特命小人帶了些我國特產的止痛藥給楚王您！」楚王聽後表示感謝，隨即問道這要叫什麼名，吳國使者說叫「吳萸」。楚王一聽有些不高興了，心想：「我堂堂楚國這麼大都沒有一味以自己國名來命名的藥，你吳國憑什麼啊？」但他不好意思當著那麼多使者的面拒絕，於是就收下了那些藥。

後來，楚王的朱大夫用這些藥給楚王熬湯治病，但楚王就是不喝。「大王，據微臣所知吳萸是治胃寒腰痛，止吐止瀉的良藥啊！您怎麼不喝啊？」朱大夫見楚王不肯喝藥，好心勸解道。「小小的吳國能有這等好藥，我楚國地大物博難道就找不出比它更好的藥嗎？小小的吳國膽敢以自己國名給草藥命名。」楚王憤憤不平地說道。朱大夫見楚王聽不進自己的話，就退了出來。

朱大夫深知這種藥是難得一遇的好藥，能用到它的地方很多。於是便把剩下的藥帶回家中，把那些藥的種子種在自己的庭院中。幾年後，吳萸在朱大夫的庭院中長得十分茂盛，到了一定的時節就採收。

有一天，楚王腰痛的舊病又復發了，比之前幾次都嚴重，以前用的那些藥這次完全起不了作用。朝中的大夫都急得不行了。朱大夫聽說後，急忙用自己儲存的吳萸給楚王熬藥，楚王一連吃了幾劑就好得差不多了，並且誇讚朱大夫醫術高。

這時，朱大夫坦言道：「大王，治好大王的病並不是微臣醫術高超而是那藥功效好！」「那是什麼藥？」「這就是那一年吳國進貢的吳萸啊！微臣當年不忍心將它丟棄，便將此藥種在了自家的庭院中，想著有一天它一定能發揮作用。」楚王一聽是這麼回事，為自己當初拒絕吳國的一片好意而感到後悔。於是，命人給吳國送去了一份厚禮。並且號令楚國老百姓廣種吳萸。

後來，瘟病在楚國大肆流行，許多老百姓上吐下瀉，有的人甚至病死了，楚王急令朱大夫配藥救民，朱大夫經過詳細的診治後，便以吳萸為主要進行配伍製藥，救活了許多患瘟疫的病人。楚王為了嘉獎和讓人們記住朱大夫在此次瘟疫救治中所立下的功勞，就傳旨把「吳萸」更名為「吳朱萸」。後來為了表明這種藥是一種草藥，醫生又把「吳朱萸」中的「朱」子，加了個草字頭，就變成了今天我們常用的「吳茱萸」。

吳茱萸辛散苦泄，性熱祛寒，既散肝經之寒邪，又解肝氣之鬱滯，為治

肝寒氣滯諸痛之要藥，用於寒滯肝脈諸痛症；有溫中散寒、降逆止嘔之功，用於胃寒嘔吐症；能溫脾益腎、助陽止瀉，為治脾腎陽虛，五更泄瀉之常用藥，用於虛寒泄瀉症。

[複方]

（1）吳茱萸粥

　　【用料】吳茱萸2公克，粳米50公克，生薑2片，蔥白2根。

　　【做法及用法】將吳茱萸研磨為細末；用粳米先煮粥，待米熟後下吳茱萸末及生薑、蔥白，同煮為粥。每日早晚服用。3～5天為一療程。

　　【效用】補脾暖胃，溫中散寒，止痛止吐。適用於虛寒性痛經以及脘腹冷痛、嘔逆吞酸。

　　【注意事項】用量不宜過大，宜從小劑量開始。一切熱症、實症或陰虛火旺的病人忌服。

（2）以本品為米醋調敷足心（湧泉穴），可治口瘡。

知識延伸

　　以果實榨油做為辛辣味的調味料使用，或用以製茱萸醬，為古代常用的調味品，今已少用。

利尿通淋話瞿麥

【**藥名**】瞿麥

【**藥性**】苦，寒。歸心、小腸經。

【**功效**】利尿通淋，破血通經。

【**產地**】中國大部分地區有分布，主產於河北、河南、遼寧、江蘇等地。

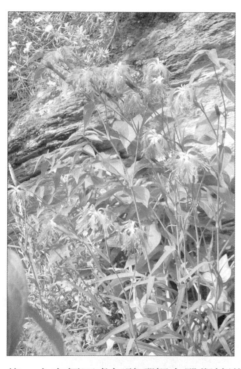

相傳，有一年華佗曾在廣陵南門大街開業行醫，由於華佗醫術高超治好了很多很多的病人，所以去往寺廟求神拜佛治病的百姓越來越少，附近的一些和尚廟、道士觀、尼姑庵的香火日漸稀少。對此，廣陵的和尚、道士、尼姑都對華佗恨得咬牙切齒。

過了一段日子，情況越來越嚴重，於是那些和尚、道士、尼姑不約而同地聚集到了城外的小亭，商量對付華佗的辦法，最後大家一致決定去別的地方找一個比華佗還厲害的郎中，進城行醫，等那個人把華佗比下去後，再把他請進各自的寺廟輪流「坐診」，就這樣商榷後，大家便四處打聽哪裡有醫術精湛的大夫，最後他們找到了。

不久在廣陵南門大街上又開了一家醫館，醫館的牌子上寫著「賽華佗」，一時間，來找華佗看病的人迷惑了，大家不知道到底哪個大夫看病更好些，有些人一看牌子就覺得「賽華佗」應該比華佗更厲害；有些人曾經找

華佗看過病，但心裡猜測另一個華佗也許會更好；有些人覺得無所謂只要能看好病就行，管他是「華佗」還是「賽華佗」呢……就這樣兩個大夫「共存」了一段時間。

當時廣陵縣有個姓張的知府，他的妻子懷孕十三個月了一直生不下來。張知府聽手下人說城裡有兩位郎中醫術都挺不錯的，一位是華佗，另一位是賽華佗，還說了些如此這般之類的話。張知府聽後，就把兩位大夫都請到家中說：「聽說兩位都是醫術很了不起的大夫，我的妻子懷孕十三個月了，孩子就是生不下來，想請兩位好好看看。如果看好了，本府自然不會虧待兩位。」

聽完知府的話，兩位華佗心裡都很清楚，這次如果能給知府夫人把病給看好，以後一定能在城裡立足。於是，賽華佗搶先一步說：「大人，能否請夫人出來，讓我給夫人把把脈。」知府猶豫了一下，因為夫人最近因為這件事整個人都很憔悴，不願出來見人，不過還是命丫鬟請夫人出來了。過了一會兒，張夫人由丫鬟攙扶著進了屋子，剛一坐定，相互問候之後，賽華佗準備給夫人把脈看病，這時華佗對張知府說道：「大人，張夫人的病我已診查清楚。」在場的人都吃驚地看著華佗。

「都沒見你診治，你怎麼就說治病了，在知府面前可不能信口胡言啊！」張知府不信地說道。「據我觀測夫人走路的步態和夫人的氣色，我敢肯定夫人肚中的胎兒已死，莫說十三個月，即使二十三個月也生不下來。」張夫人一聽胎兒已死，當場大哭，張知縣忙叫賽華佗確診，經賽華佗診治後，發現確實是死胎。大家都稱華佗是神醫，張知縣忙問華佗怎麼醫治，華佗說只需幾顆瞿麥丸即可。張夫人用溫水服下幾顆瞿麥丸後，果然生下一個死胎。

從那以後，賽華佗很明白自己的醫術不及華佗，而且也不想受控於那些個和尚、道士、尼姑，所以就悄悄離開廣陵了。而華佗在廣陵城的名氣越來越大。

瞿麥苦寒泄降，能清心與小腸火，導熱下行，而有利尿通淋之功，為治淋要藥。尤以熱淋、血淋最為適宜，用於濕熱淋症；能活血通經，用於血熱瘀阻之經閉或月經不調。

[複方]

（1）眼睛紅腫、生瘡。用瞿麥炒黃、研細。以鵝涎調勻塗眼周。用瞿麥搗汁塗眼亦有效。

（2）咽喉骨鯁。用瞿麥研末，每服一匙，水送下。一天服二次。

（3）小便不利。用瞿麥二錢半，栝樓根二兩，大附子一個，茯苓、山芋各三兩，共研磨為末，加蜜和丸，如梧子大。每服三丸，一天服三次，如無效。每服可加至七、八丸，以小便通暢、腹中溫暖為見效。

知識延伸

瞿麥的穗部利尿作用比莖部效果好，故用於利尿時常選用瞿麥穗。

清心除煩話梔子

【藥名】梔子
【藥性】苦，寒。歸心、肺、三焦經。
【功效】瀉火除煩，清熱利濕，涼血解毒。焦梔子：涼血止血。
【產地】產於長江以南各省。

傳說，在很久很久以前，有個妖精在南方一帶無惡不作，害得那一帶的老百姓不得安寧。那妖精見沒有人能制伏他，便變本加厲地塗害善良無助的人們，牠在人間頻頻散播火症、炎症，百姓大眾幾乎是生活在水生火熱之中，很多人都不堪忍受相繼死去。

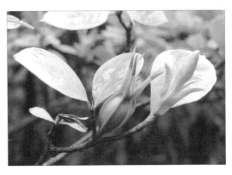

地位卑微的小仙土地神目睹了在自己管轄範圍內所發生的這一切，但由於祂的實力與那妖精懸殊，起初祂也只能束手無策，後來祂冒著被懲罰的危險上了天庭，向玉皇大帝稟明人間正在發生的疾苦。玉皇大帝聽後，不但沒有怪罪因為沒有諭旨卻擅自上天庭的小仙土地神，反而為自己沒有體察到人間疾苦而深深自責，祂很痛心地對身邊的二郎神說：「祢趕緊下去，把那為非作歹的妖精給捉拿回來。」二郎神領聖旨後，便急速下去捉拿那妖精。

那個妖精被捉後不久便死去了，但牠傳播在人間的火症、炎症仍然四處傳播，老百姓的生命仍舊時時受到威脅。玉皇大帝與眾位神仙商量解救黎民百姓的方法，有位大臣說：「據微臣之見，人間這火症、炎症乃是那妖精用自己千年火候所致，一般的凡物怕是難以消除。我們應派一位降火消炎的仙子變成植物，常住人間，把這種病徹底根治了。」大家都覺得那位老仙說得有道理，於是便又開始討論派哪位仙子下去合適。

玉皇大帝聽著大家祢一言我一語，感到很為難。這時，無意間聽到祂們談話的梔子姑娘步履輕盈地走到大家面前，極為平靜地對玉皇大帝說：「爹爹，不用難過，女兒願意前往人間拯救百姓，為大家分憂。」大家都為梔子姑娘的無畏和勇敢而感動，玉皇大帝更是心如刀絞，雖然難捨自己的寶貝女兒，但想到人們正在遭受的痛苦，看到梔子懇切的眼神，祂答應了女兒的請求。

梔子姑娘含淚拜別了父母雙親後，就降落到了人間，變成了千千萬萬棵梔子樹，並一起開了花。那潔白芳香的花朵，立刻吸引了很多百姓前來觀賞，消散大家心中的憂鬱與煩惱。不久梔子花落後結果為老百姓治病。人間的火症、炎症很快就被梔子的藥力給撲滅了，老百姓得到了拯救。

但可憐的梔子姑娘怎麼會不思念遠在天庭的父母和兄弟姐妹呢？日復一日，年復一年祂仰著頭雙手伸向天空，呼喚親人，時間長了，祂的身體逐漸消瘦了，臉色暗黃了，把滿腔的思念之情吞進了肚子，肚子逐漸地脹了起來。因此，梔子的果實變得中間大，兩頭小，顏色深黃，周身有六條青筋爆綻，味道清苦，頂端還有小鬚。據說，這些小鬚就是梔子姑娘的手指變的。

梔子苦寒清降，清瀉三焦火邪，有清心除煩之效，用於溫熱病，邪熱客心，心煩鬱悶，躁擾不寧等症；能清利肝膽濕熱而退黃疸，用於濕熱黃疸；有清熱涼血解毒之效，用於血熱吐衄；具涼血解毒，消腫止痛之效，又用於熱毒瘡瘍，紅腫熱痛。

[複方]

將梔子仁碾成細末，同時煮粳米為稀粥，待粥將成時，調入梔子末稍煮即可製成梔子粥。梔子粥可以清熱瀉火，但不宜久服多食，平素大便泄瀉的人忌用。

知識延伸

梔子瀉火宜生用，止血宜炒炭，除煩嘔宜薑汁炒。

養血調經話白芍

【藥名】芍藥
【藥性】苦、酸，微寒。歸肝、脾經。
【功效】養血斂陰，柔肝止痛，平抑肝陽。
【產地】主產於浙江、安徽、四川等地。

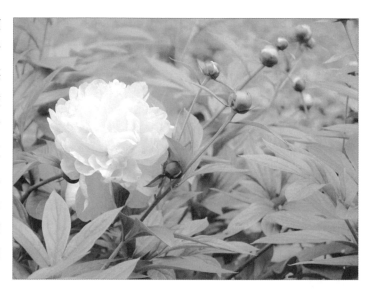

　　傳說，神醫華佗除了醫術精湛外，對草藥也很有研究。每次他上山採挖草藥碰到一些奇花異草都會帶回家，栽種在自家院子裡進行研究，以便發現新的草藥品種。久而久之，上山採藥的一些老農都知道了華佗這一習慣，大家遇到沒見過的花花草草便贈送給華佗，希望能有所用。

　　一天，一位老藥農剛採藥下山，便拿著一株長著綠油油葉子的植物到華佗家去了。他對華佗說：「這植物叫白芍，小的時候我的爺爺便對我說過它是可以治病的，但是爺爺並不知道怎麼去用它。我問過很多醫生，他們都沒有發現它的用途。聽說您對草藥有一定的研究，又是神醫。所以，我把它送給您，希望您能發現它的價值。」華佗謝過老農後，收下了那株白芍。

　　從此，華佗有空就給那株白芍鬆鬆土，澆澆水，偶爾還施施肥，在他的

精心管理下，那株白芍茁壯地成長起來，來年春天便開花了，那鮮紅的花朵很惹人喜愛。華佗見它已經開花了，便像神農嚐百草一般，嚐嚐它的葉、莖、花，感覺都沒有什麼特殊的藥味。後來，院子裡又新進了些植物，一時忙不過來，也就沒時間打理那株白芍了，一直把它擱置在院子的角落裡。

時間過得很快，一晃三年就過去了。一個秋高氣爽的夜裡，月光皎潔，秋風陣陣，華佗在書房裡挑燈看書，忽然聽見窗外傳來一陣哭聲，那聲音很幽怨。他合上書，循著哭聲望過去，只見一個青衣女子，頭戴紅花，正站在自己家院子裡掩面哭得傷心，華佗忙起身，想過去問個究竟，可是當他來到院子裡的時候那名女子便消失了，華佗在院子裡四處尋找都不見其蹤影，最後他覺得可能是自己看書太累了，產生了幻覺，於是便準備進屋休息。可是，當他進屋時，那熟悉的哭聲又傳了過來，華佗迅速地跑出去，可是那位女子又不見了。

這是怎麼回事呢？華佗越想越蹊蹺，於是回屋把剛才所發生的一切跟他夫人詳細地敘述了一遍，他夫人聽完也覺得這事很奇怪，於是他二人便一起到書房的窗口看了看，果然，一青衣紅花女子站在院子裡哭泣，「我明白了，」華佗的夫人突然說道：「她一定是白芍姑娘，你看她頭上戴的那些紅花，不就是白芍花嗎？她的哭聲充滿委屈，一定是在埋怨你沒有重視她，這麼長時間還沒有發現她的價值。」

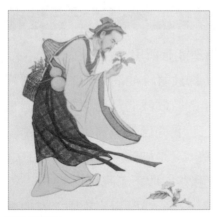

華佗採藥圖。

華佗彷彿一下子也醒悟過來，「可是，它的花、莖、葉我都試過沒發現有藥性？」「你再仔細想想有沒有漏掉什麼重要的部位？」「沒果實啊！難道它的根能治病？」「說不定，明天你挖點白芍根試試看。」「夫人說得有道理。」就這樣，華佗夫婦便回房睡覺了。

第二天，華佗的夫人起床做早飯，因為

昨天晚上的事，她一夜都沒睡好，暈暈乎乎的。切菜時一不留神把手給劃傷了，鮮血直往外流。她忙喊華佗起床替她止血包紮傷口。可是，平時用的那些止血藥這個時候都不管用了，血越流越多。華佗急得團團轉。她夫人說：「實在沒辦法了，不如挖些那株白芍的根，搗成汁，包紮起來試試？」華佗沒有辦法了，只好試試看。果然，用白芍根搗汁包紮後，血便被止住了。後來，華佗又對白芍做了細緻的研究，發現它還有調經、鎮痛、活血等其他功能，並把它記載在了《青囊經》裡。

白芍又名芍藥，係多年生宿根性草本植物，藥用其根，以柔肝止痛，養血斂陰而藥用。《綱目》云：「芍藥，猶卓約也。卓約，美好貌。」本品為芍藥之一種，以其根色白，故稱白芍藥。

[複方]

養血止痛粥

【用料】黃芪15公克、當歸15公克、白芍15公克、澤蘭10公克、糯米
　　　　100公克、紅糖5公克。

【做法及用法】黃芪、當歸、白芍、澤蘭四味放進砂鍋，多加水煎15
　　　　　　　分鐘後，取汁用；汁中放米煮成粥，熟時放紅糖煮化即
　　　　　　　可。經前7天早晚各喝一碗。

【效用】補氣血、健脾胃、止疼痛，主治女性痛經。

知識延伸

芍藥乃牡丹之母，自秦漢譽牡丹為花中之王，芍藥為相之後，二花被世人稱之為雙絕。安徽亳州芍藥產量最多，位居中國第一，種植白芍有上千年之歷史，婦孺老幼種芍皆有技藝。

疏肝解鬱話香附

【**藥名**】香附

【**藥性**】辛、微苦、微甘，平。歸肝、脾、三焦經。

【**功效**】疏肝解鬱，調經止痛，理氣調中。

【**產地**】中國大部分地區均產，主產於廣東、河南、四川、浙江、山東等地。

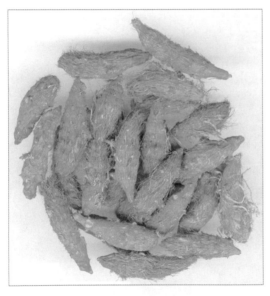

　　傳說，很久以前在山西芮城縣有一個叫侯憨子的人，他為人忠厚老實、心地善良、樂於助人。侯憨子的身世很可憐，聽村裡人說當年他母親懷他的時候，有一天在家門口的一個土臺子曬穀子，突然一陣陣痛，要生孩子了，當時正值農忙，丈夫和隔壁鄰居都不在，沒有任何人可以幫助他母親，就這樣，他母親在土臺子上把他生下來了。母親在生下侯憨子不久之後，因為產後照顧不當去世了。從小沒有娘的侯憨子一直跟父親兩個人相依為命，雖然缺少母親的疼愛，但父親對他無微不至的照顧也使侯憨子覺得很幸福。不幸的是，在他十歲那年，一場大風雪奪走了父親的生命，從此侯憨子便成了孤兒，靠著吃百家糧長大。

　　那時的人們都很迷信，大家私底下都認為侯憨子是個不吉利的人，就是因為他，他的父母才會相繼死去，所以大家一直都不願意跟侯憨子走得太

近，害怕壞運氣傳染給自己。可憐的侯憨子小時候給有錢人放養，長大了學了門做豆腐的手藝，從此就以做豆腐賣豆腐為生，雖然日子有些清苦，但足以養活自己。

侯憨子的鄰居是一位雙目失明的老人，老人無兒無女，能自理時還能勉強過日子。可是，年紀越老時，毛病就越多，今兒一個頭痛，明兒一個發燒的，更糟糕的是，老人又患了關節病，疼痛難走，常年臥床不起了。村裡都沒人管老人。善良的侯憨子卻十分同情憐憫老人。他給老人送飯，送豆腐腦，幫老人洗澡，把攢下來的錢給老

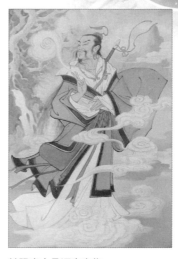

純陽真人呂洞賓畫像。

人看病，噓寒問暖，十幾年如一日。老人見人就說：「憨子真是個好娃，老天爺沒有虧待我啊！」村裡人看在眼裡，記在心裡，漸漸地大家對侯憨子是「掃把星」的看法就淡了。

一天夜裡，憨子正在磨豆子，忽然進來一位老翁，兩鬢蒼蒼，滿頭銀絲，三縷長白鬚飄在胸前，肩上挎著個採藥的籃子，笑著對憨子說：「我是位採藥人，上山採藥路過此地，口渴難忍，能否借杯水喝啊？」憨子立即進屋給老人倒了杯水，老人見他推磨很辛苦，說：「我來幫幫你吧！」不容分說，就推起磨來，磨轉如飛，剎那間，一大筐的豆子就被磨完了，侯憨子看到目瞪口呆。這時，老翁聽見有病人在呻吟，就問憨子是誰那麼痛苦，侯憨子把情況大致說了一遍，老翁聽完後，從籃子裡拿出一把三稜草，說：「這是我今天剛在山上採的藥草，它能活血化瘀、通絡止痛，你給瞎大爺用用幾天就能見效。剩下有根的你就種在你家門口的土臺子上，多繁殖些，以後備用。」侯憨子連忙謝過老翁，並請問恩公大名。老翁說道：「我是我們縣永樂人，姓李名瓊。」說罷，就不見蹤影了。

後來，老人吃了藥湯，病果真都好了。原來李瓊就是八仙中的呂洞賓，

李瓊是他出家前的俗名，那「三稜草」就是「香附」。

香附辛能通行、苦能疏泄、微甘緩急，為疏肝解鬱、行氣止痛之要藥，用於氣滯脅痛，腹痛；有疏肝解鬱、行氣散結、調經止痛之功，用於肝鬱月經不調，痛經，乳房脹痛。

[複方]

（1）香附路路通蜜飲

　　【用料】香附20公克、路路通30公克、郁金10公克、金橘葉15公克。

　　【做法及用法】將四味藥洗淨，入鍋，加適量水，煎煮30分鐘，去渣取汁，待藥汁轉溫後調入蜂蜜30毫升，攪勻即成。上、下午分服。

　　【效用】疏肝理氣，解鬱散結，適於乳腺小葉增生，症屬肝鬱氣滯。

（2）香附（細末）一兩，麝香二分。上二味研勻，以蒲公英二兩，煎酒去渣，以酒調藥。熱敷患處。治乳癰。

知識延伸

泡製藥材時，勿使香附接觸鐵器。

健胃化食話神曲

【藥名】神曲

【藥性】甘、辛，溫。歸脾、胃經。

【功效】消食和胃。

【產地】中國各地均有產。

傳說，在湖南長沙有位姓陳的醫生，過去他是靠賣藥來維持生計的，由於很喜歡醫學，平時有空他就鑽研醫書，碰到不明白的地方就虛心向當地老中醫請教，過了幾年後他便能行醫治病了。而且一次偶然的機會，使他成為製造神曲的名家。

事情是這樣的，陳先生家養了很多的雞，每天都能收回很多雞蛋，自己家人都吃不完，陳先生的妻子人很和善，經常分一些雞蛋給鄉里鄉親。可是有一段時間，收回來的雞蛋明顯地減少了，妻子和他琢磨著：「現在這個季節正好是雞生蛋的旺季啊！怎麼會莫名其妙地少很多雞蛋啊？」

「難道有人偷雞蛋？」於是夫妻倆商量著明天偷偷在雞棚後查看查看。

第二天妻子照常在吃過飯後，給那群雞餵食，然後兩人就靜靜地在屋子裡觀看著雞棚附近是否有人經過，就這樣一天的時間很快地過去了，等到晚上妻子去收雞蛋的時候，發現雞蛋還是比以前少了些，這時夫妻倆就更不明

白了。

第三天，他們決定到雞棚裡面去看看。等到母雞下完蛋後，他們便靜靜地走進雞棚，當妻子收著那些還有餘溫的雞蛋時，陳先生在雞棚裡四處查看，這時他忽然看見，有一條大蛇正沿著牆壁往窗外爬，陳先生若有所思。

第四天，為了徹底弄明白雞蛋到底是怎麼失蹤這件事，陳先生早早地就蹲在雞棚的門口靜靜地等候著。果然，在母雞下完蛋後，昨天陳先生看到的那條蛇從窗戶爬進了雞棚，牠進了雞籠後就吞下了一個雞蛋，然後爬到棚子裡的柱子上用力地纏繞，直到把雞蛋壓碎，後來一連又吃了好幾個雞蛋後才慢慢爬出窗戶，溜走。

「原來是這樣。」陳先生回去後興奮地跟妻子解釋後，妻子也恍然大悟似的。

「我們得想個辦法，可不能讓那畜生這樣蹧蹋雞蛋。」

「我有辦法！」陳先生神秘地對妻子說。

第五天，一大早陳先生就去附近找了很多和雞蛋差不多大小的鵝卵石，早早的就放在雞籠裡，等母雞下完蛋後馬上把雞蛋給收了。沒過一會兒那條蛇又來了，那條蛇像往常一樣，爬進雞籠後吞下了一顆鵝卵石，然後爬到柱子上用力地纏繞想壓碎肚子裡的「雞蛋」，但是直到牠壓得皮開肉綻，也不行。忽然，那條大蛇從雞棚的門口爬出，到外面的草地上，挑吃了一種草，就消失了。陳先生以為那條蛇肯定過不了多久就會死去。令他沒想到的是，過了一段時間他又看見了那條蛇。他想：「為什麼這條蛇還活著呢？而且肚子裡的鵝卵石也不見了。」後來，經過仔細思索，他記起了那條蛇吃過的那種草，於是馬上到院子裡的草坪上找了些那種草，並把它曬乾，儲存好，碰到消化不良的病人時就給他們服用，效果很好。於是，他把這種草稱為化食草，並把它加入到神曲的配方中，依法炮製，並正式命名為陳氏神曲。由於療效顯著，這神曲賣得相當好。

神曲有消食健胃、和中止瀉之功，用於飲食積滯症，常用治食滯脘腹脹滿、食少納呆、腸鳴腹瀉者，可與山楂、麥芽、木香等同用。本品略兼解表之功，故外感食滯者用之尤宜。此外，凡丸劑中有金石、貝殼類藥物者，可用神曲糊丸以助消化。

[複方]

神曲15公克，砂仁、內金、良姜、白術、五靈脂、當歸、川黃連、丁香各5公克。將上藥粉碎過篩，製水丸或壓片，每日3次，每次1～1.5公克。此方主治急、慢性胃炎、消化道痙攣及胃十二指腸潰瘍所引起的腹痛。

知識延伸

神曲在臨床應用中，分單塊神曲、麩炒神曲、焦神曲等不同品種，應辨症選用。單塊神曲：即原藥雜經炒製，直接泡服，有健脾開胃、發散等作用。如用於治療感冒食滯，常與山楂、紫蘇、藿香同用。麩炒神曲以治醒腹和胃為主，用於食積不化，脘腹脹滿，納食不香，腸鳴泄瀉。焦神曲消食化積力更強，用以治療較重症的食積和泄瀉。

驅蟲良藥使君子

【藥名】使君子

【藥性】甘，溫。歸脾、胃經。

【功效】殺蟲消積，健脾。

【產地】主要分布於長江以南和西南地區，主要產地在四川、兩廣、福建、臺灣等地。

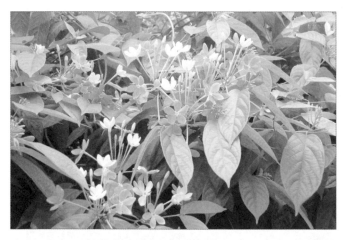

據傳北宋年間，四川潘州（今松潘）有位名叫郭使君的醫生，精通醫道，尤其善於治療小兒病，深得鄉鄰尊敬。他經常上山採藥，有一次他上山採藥被一種結在藤狀植物上的果實所吸引了，那野果非常好看——形狀像梔子，而兩頭尖尖，有五條縱稜，呈梭形。質地很輕內含子仁，他去掉種子的外殼試了試，有點淡淡的甜味，氣芳香。於是，郭使君便摘下一些帶回家去想研究它的藥性。他不知道這種子叫什麼名字，正好有位砍柴的樵夫經過，樵夫告訴他那種子叫「留球子」。

郭使君將留球子帶回家，因為那些種子是剛摘下來的，種子的水分很重，他擔心時間久了，種子會黴變，就把它放在鍋裡炒了一下，種子炒熟後芳香四溢，猶如香榧。小孫子聞到香味，吵著吃了四、五粒，不料第二天竟便出幾條蛔蟲，這孫兒本偏食，面黃飢瘦，吃果子不僅驅了蟲，而且食慾大

增，身體也漸漸強壯起來。郭使君這才明白，留球子原來是一味驅蛔藥。消息傳開了，於是四方鄰里求者絡繹不絕，留球子成了中醫驅蟲的主要藥物，郭使君被四鄰譽為「啞科醫生」（古代稱小兒科為啞科），「留球子」的名稱也被「使君子」取而代之。

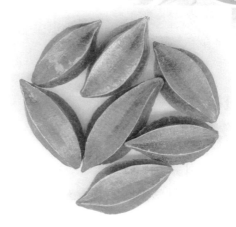

使君子的果實。

在閩南、臺灣一些地區，七夕（農曆七月初七）有驅蛔蟲保健的習俗，這天的晚飯食用以使君子煮的雞蛋、瘦豬肉、螃蟹等，並吃石榴，因為使君子和石榴都有驅蟲的效果。

相傳該習俗始於北宋景祐元年（西元1034年），閩南一帶瘟疫流行，當時有一位名醫叫吳本，醫德高尚，醫術超群，他看到無論是小孩子還是大人都面黃肌瘦，不少人還患有蟲病，就宣導大家多食用使君子和石榴，當地盛產使君子和石榴，很多人都去吃，效果很顯著。因為那天剛好是七夕，所以後來相沿成俗，一直到今天。

吳真人行醫濟世，長期累積了豐富經驗，根據閩南沿海濕氣彌溫、病多夾濕的特點，累積了很多的神方妙藥。他深受海峽兩岸百姓的愛戴，但不幸的是吳真人在白礁龍池岩山上採藥，不慎墜崖逝世。白礁村父老在吳真人的修練地（在白礁慈濟祖宮正殿）自籌建造龍湫庵，塑吳真人像供奉。

使君子藥用也就是從這個時候開始的。所以，宋無名氏有詩曰：「竹籬茅舍趁溪斜，白白紅紅牆外花。浪得佳名使君子，初無君子到君家。」民間也有詩云：「使君如梭具五稜，紫黑體輕質堅硬，內一種子呈紡錘，殺蟲消積驅蛔靈。」其人文底蘊頗有趣味。

使君子有驅蟲之效，善驅蛔蟲與蟯蟲，用於蛔蟲症，蟯蟲症；甘溫，既

能驅蟲，又能消積滯、健脾胃，用治小兒疳疾臉色萎黃、形瘦腹大、腹痛有蟲者。實驗研究發現使君子對蛔蟲、蟯蟲均有較強的麻痺作用，水浸劑對某些皮膚真菌有抑制作用。臨床報導見驅蛔蟲、治療蟯蟲病。

[複方]

使君子蒸豬瘦肉

【**用料**】使君子8公克，豬肉（瘦）100公克。

【**做法**】將使君子去殼取出使君子肉備用；將使君子肉和瘦豬肉一起搗碎和勻，加入少許鹽；將使君子肉餅放入鍋中蒸熟或煮飯時放在飯面上蒸熟即成。

【**效用**】治療小孩營養不良。

知識延伸

食用使君子肉時忌飲熱茶。

保定肺氣話白前

【**藥名**】白前

【**藥性**】辛、苦，微溫。歸肺經。

【**功效**】降氣化痰。

【**產地**】主產於浙江、安徽、江蘇、福建、湖北、江西、湖南等地。

這是讚譽華佗醫德的一個故事。

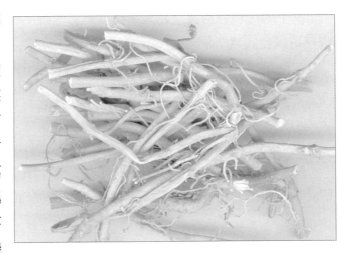

傳說，華佗長年遊走在全國各地行醫，某年的一天他行醫到了河南一個名叫白家莊的村子。天有不測風雲，萬里無雲的天空突然下起滂沱大雨。華佗見走不了，便就近找了家客棧住了下來。雨一直下個不停，晚上華佗睡得迷迷糊糊的，突然被一陣孩子的哭聲驚醒，哭聲中還伴有一陣一陣的咳嗽聲，華佗猛然清醒過來了，由那擾人的聲響中他斷定那孩子病得厲害，如果再耽誤幾個時辰，恐怕就難以活到明天中午。於是，他急忙爬起來穿好衣服，叫醒店主，帶自己前去那生病了的孩子家。

店老闆正睡得香，突然被華佗急促的敲門聲給吵醒了，極其不耐煩地問：「深更半夜的有什麼事啊？」

華佗忙說：「店主，你可知道那在哭的孩子是哪家的啊？」

店主打著哈欠說：「就是店後面那家，都哭了很長時間了，我們都習慣了，你也別太在意。」

華佗不想跟店主解釋些什麼，匆匆謝過後就冒雨到了店後面，敲開那家的門，說：「我是大夫，我聽見孩子的哭聲覺得他生病了，所以過來給他瞧瞧。」

那家人急忙請華佗進屋。華佗看了看病孩子的臉色，聽聽咳嗽的聲音，又坐下把過脈，然後說：「要救這孩子的命，需要一種新鮮的藥草。而且必須立刻找到，這孩子已經病得不輕了，再延誤治療估計有生命危險。」

孩子的母親急得哭了起來，父親憂愁地說：「大夫您說的新鮮的草藥在哪裡可以找到啊？」

華佗說：「你們不認識，你幫我點盞照亮的燈籠我出去找吧！」

「怎麼能讓您一個人冒大雨出去呢？我在前面給您照亮吧！真是麻煩您了！」孩子的父母感激地說。

「不用謝，治病救人是我的職責，我們趕緊出門吧！」

屋外漆黑一片，雨依舊肆無忌憚地下著，路上的積水已經很深了，一不留神就有滑倒的可能。華佗和孩子的父親兩人一前一後艱難地走著。

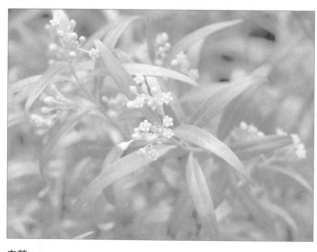

白前。

孩子的父親見華佗四處找尋，問道：「我們不用上山嗎？那草藥怎麼會長在村子裡呢？」

「不用，一般村子的水溝旁就應該找得到的。」華佗一邊應答著一邊低頭尋找，果然在村子前面的小河溝的土坡上找到了。

華佗和孩子的父親急忙

彎下身挖了好些回去。回去後華佗命孩子的母親打了盆乾淨的水，把那些草藥的根切下來，洗乾淨，煎成藥湯給孩子喝了。華佗拿著剩下來的草藥對孩子的父母說：「等明早，你們再給孩子煎些藥湯估計喝個三次左右就能好。這草藥止咳、祛痰的功效特別強，你們認識了，以後再碰到孩子生病就不用耽誤了。」孩子的父母謝過華佗後。大家便都休息了。忙了大半天大家都很疲勞，沒有誰記得問這種藥草的名字。

第二天，病孩子的父親備了禮物，來到客棧酬謝華佗。不料，老闆告訴他說：「那位大夫天沒亮就走了。」

「哎呀，我還沒好好地謝過他呢！也沒問人家的姓名。」

「你知道他是誰？」孩子的父母問店主，店主搖搖頭。忽然他記起來華佗住店時登記過，於是翻開紀錄本，才發現原來是大名鼎鼎的神醫華佗，大家都驚嘆不已。

那孩子喝了四次藥後病就痊癒了。這件事被白家莊的人知道後，大家紛紛向孩子的父親詢問那草藥，孩子的父親就把如何識別這草藥，它可以治療什麼病都告訴了村裡人。

從此，這藥就在白家莊流傳開了，但是沒人知道它叫什麼名字。有人提議這草藥是在白家莊村前找到的，不如叫「白前」，大家都表示讚成，白前便流傳下來了。

白前長於祛痰，降肺氣，氣降痰消則咳喘胸滿自除。無論屬寒屬熱，外感內傷均可用之，尤以寒痰阻肺，肺氣失降者為宜；若外感風寒咳嗽，則配荊芥、桔梗等宣肺解表之品；若內傷肺熱咳喘，配桑白皮、葶藶子等；若咳喘浮腫，喉中痰鳴，不能平臥，則配紫菀、半夏、大戟等以逐飲平喘。

[複方]

羅漢果潤肺湯

【用料】羅漢果半個，生地10公克，沙參10公克，麥冬6公克，百部10
公克，白前6公克。

【做法】水煎服。

【效用】潤肺止咳。

知識延伸

白前分為柳葉白前和芫花葉白前，兩者很相似，只是芫花葉白前根莖及
地上莖節部的芽對生而顯著；根較長而粗；色亦較淺，常為灰黃色。氣微
弱，味微甜。以上兩種，均以根莖粗、鬚根長、無泥土及雜質者為佳。

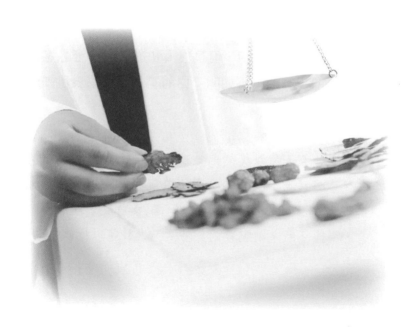

散寒止痛話蓽撥

【**藥名**】蓽撥

【**藥性**】辛，熱。歸胃、大腸經。

【**功效**】溫中散寒，下氣止痛。

【**產地**】主產於廣東、雲南等地。

相傳，有一次唐太宗李世民得了痢疾病，病情很嚴重，腹中陣痛，腹瀉頻繁。太醫院的醫生用多種方法治療毫無效果，又請了不少「名醫」到宮內診治，也無濟於事。以宰相魏徵為首的大臣們非常焦急，最後大家一致決定採用張貼皇榜詔告天下

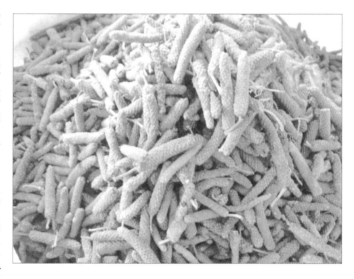

的方法，誰能醫好皇上的痢疾將得到重賞。

有一個名叫張寶藏的衛士長看見了榜單，心中很高興，因為他覺得自己有辦法治好當今皇上。他之前也得過這種病，同樣是看了不少的大夫都沒能治好。後來，不知從哪裡來了個和尚，化緣到了自己家。那和尚也懂得些醫術，他給張寶藏看過病後，開了一副藥「牛乳熬蓽撥」，就是這單方就把困擾自己好久的痢疾給治好了。想到這，張寶藏立刻回家寫奏章，準備把它獻給皇上。

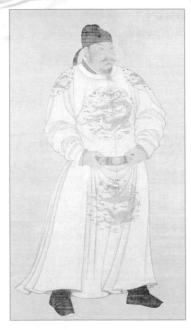

唐太宗李世民畫像。

　　張寶藏一回到家，便急匆匆地對妻子說：「趕快給我研墨，我有急事要辦。」妻子見丈夫形色如此慌張，以為出了什麼大事，也不敢怠慢，立刻到書房幫丈夫研墨鋪紙。看著丈夫寫奏章似乎明白了發生了什麼事。

　　妻子不安地對丈夫說：「我們真的要把這張方子給皇上嗎？那方子真管用嗎？也不知道那和尚的來歷，如果上次你只不過碰巧好的，這次不管用了怎麼辦啊？」張寶藏聽妻子這樣說覺得有幾分道理，一時也拿不定主意。經過一番思考後，他還是決定獻方，張寶藏考慮的是即使治不好也不會有什麼毒害作用，不會引起反作用的。

　　皇榜張貼出後，太醫院的太醫收到了來自全國各地的很多藥方，經過他們的篩選有一部分被淘汰了，當大家看到張寶藏這張方子時覺得很奇怪，這麼簡單的單方能治皇上這樣嚴重的病？在大家的一片質疑聲中丞相魏徵召見了張寶藏，在得知張寶藏根本就不是醫生後，大家就更不信任了。但是，選到最後那些醫生都沒能找出個有效的。最後，只能用張寶藏的秘方。

　　太醫院的太醫用新鮮的牛乳加上上好的蓽撥熬了藥湯給唐太宗，果然唐太宗服用了幾天之後病就好了，太宗心情非常好，對魏徵說：「幸好有這奇方啊！提升獻方人張寶藏為五品官！」但是過了一個月魏徵也沒有提升張寶藏。後來唐太宗的痢疾又復發了，就讓張寶藏再煎些藥湯送來，只服了一劑就好了。太宗隨口問了張寶藏新的工作適不適應，張寶藏詫異地回皇上他沒有換工作。唐太宗便問魏徵：「進方的張寶藏有功，怎麼不見授予官職啊？」魏徵害怕太宗怪罪，就以不知道該授予文官還是武官為藉口開脫。唐

太宗生氣地說：「任命文官或武官是你丞相的事，我是天子，難道我說話不如你說話嗎？」於是，魏徵下令給予張寶藏三品文官，授鴻臚寺卿（鴻臚寺長官，主管朝祭禮儀）。

蓽撥為胡椒科植物蓽撥的未成熟果實，有溫中散寒止痛、降胃氣、止嘔之功，用於胃寒脘腹冷痛，嘔吐，泄瀉，噯逆等症。除做為中藥使用外，也為民眾常用芳香調味食品。

[複方]

以蓽撥配胡椒研末，填塞齲齒孔中，可治齲齒疼痛。

知識延伸

蓽撥藥材如桑椹狀，以肥大、質堅實、味濃者為佳。藥材商品以進口為主。蓽撥春天發苗成叢，枝橫臥，質柔軟，有稜角。7月結果子，果穗圓柱狀，稍彎曲，表面黑褐色，有胡椒的香氣。9～10月份果穗由黃變黑時採摘，陰乾。從印尼進口的黑蓽撥品質較好；越南產者為紅色稱紅蓽撥，品質較差。

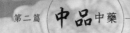

調味止痢話大蒜

【藥名】大蒜

【藥性】辛，溫。歸脾、胃、肺經。

【功效】解毒殺蟲，消腫，止痢。

【產地】中國各地均有栽培。

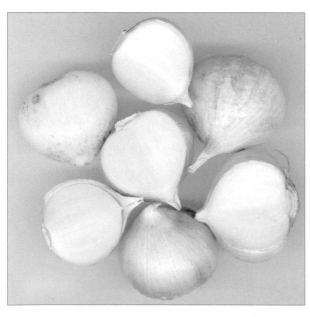

從前，有個老醫生，行醫看病多年，累積了很多的經驗，可是無兒無女。很多人都很仰慕老醫生，想拜他為師，有些人甚至不遠千里將自己的孩子送過來，但都被老醫生謝絕了，不是那些孩子資質差老先生看不中，而是因為祖訓有言「治病救人的本領不可外傳」，眼看著自己的歲數越來越大，尋找接班人的事成了燃眉之急。

最後，沒辦法只好在遠房親戚裡找了個小侄兒過來。小侄兒年齡不大，卻很懂事，平日幫著老醫生搗藥，也做點別的零碎活兒，沒事時就給他搥搥肩、揉揉背的。老醫生對這個孩子很滿意。在他空閒的時候，就把治病用藥的道理講給小侄兒聽，想著等他再大些時再教他真本事。

有個農夫，是醫生的鄰居。他也很想學醫，曾經多次找過醫生，雖然醫

生覺得農夫忠厚老實、做事踏實，但因為相同的原因，醫生沒答應。可是，農夫並沒有打消學醫的念頭。他一旦有空便會去醫生家，在老醫生忙不過來的時候給他當當下手。時間久了。老醫生也看出農民的誠心，可是心裡始終忘不了那鐵一樣的祖訓。

有一天晚上，農夫又準備去醫生家串門子，剛走到窗戶旁時就聽見醫生在和小侄兒說話，他早就知道醫生經常在晚上教小侄兒醫術，便無意識地偷偷聽了起來。其實，這天晚上，醫生和小侄兒在說的是有個病人家裡沒錢，之前看病拿藥的錢都還沒付，小侄兒問醫生要不要給那人加上點利息。醫生對小侄兒說：「如果病人暫時沒錢，算了，止下利吧！行醫看病是為了挽救大家的生命，解除大家的痛苦，我們不能只看重錢財。」

可是，農夫聽得模模糊糊的，似乎是「蒜能止下痢」。農夫心裡樂開懷，心想終於學會了一妙招。他一直都在等待一顯身手的機會。有一天，農夫出門去找親戚。碰巧，那親戚得了痢疾。親戚打算去買點藥，農夫說：「不用那麼麻煩，我有秘方。」說完便到親戚家的廚房裡找了些大蒜，讓親戚吃了好幾天，親戚真給他治好。親戚一家人都很意外，想不到這小配味料也能有大作用。

從那以後，這消息便一傳十、十傳百地迅速傳開了。有一天有個病人患了風寒又有些拉肚子，他到醫生那找醫生看病開藥，醫生看過後給他開了治風寒和治痢疾的藥，病人一看說：「這治痢疾的藥我就不用了，回家吃些大蒜就沒事了。」醫生奇怪地問道：「誰告訴你吃大蒜可以治痢疾啊！我怎麼不知道啊！」那人把事情說清楚後，醫生便去找那位農夫問他是怎麼發現大蒜可以治痢疾。農夫知道偷聽不好，但還是老實地把那天的情況說了一遍。醫生聽了哭笑不得：「原來是這樣啊！我們當時在說的是算帳的事，哪是什麼大蒜啊！」農夫也愣住了。就這樣，歪打正著，發現了大蒜具有止痢的藥性。從此，大蒜不僅被人們當作調味劑來使用而且還成為了一種常用中藥。

中醫認為大蒜能解滯氣、暖脾胃、消症積、解毒殺蟲、治積滯、腹冷痛、泄瀉、痢疾、百日咳等症。外用能解毒殺蟲消腫，用於癰腫疔毒，疥癬。對於大蒜的食用價值，俗語有云：「春食苗、夏食苔、五月食根、秋月收種。」由此可見大蒜在人們日常膳食中佔有重要地位。

[複方]

（1）大蒜具有敗毒止癢等功效，取一瓣大蒜掰斷，用斷面在蚊蟲叮咬過的皮膚上反覆塗擦，可有效止癢。

（2）大蒜頭搗汁滴鼻，使中暑昏迷人甦醒。

（3）大蒜頭一兩個，燒熟，用開水沖蜂蜜送服，治嘔吐。

知識延伸

過多生吃大蒜，易動火，耗血，影響視力，對腸胃道也有刺激作用。專家建議，每日食用3～4瓣蒜較科學，但不能空腹食用，也不可與蜂蜜同時服用。吃完大蒜後，喝一杯牛奶，牛奶中的蛋白質會與大蒜發生反應，就可以有效去除蒜味了。用醋或酒漱口也能減輕大蒜的味道。

解表散寒話紫蘇

【**藥名**】紫蘇
【**藥性**】辛，溫。歸肺、脾經。
【**功效**】解表散寒，行氣寬中。
【**產地**】中國南北均產。

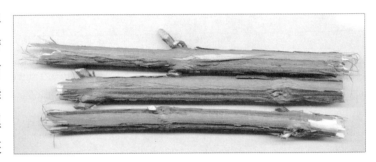

傳說，有一年的九月九，華佗帶著徒弟在一家酒店飲酒，他看見一群富家子弟在酒店裡比賽吃螃蟹，一隻隻螃蟹很碩大，他們越吃越瘋狂，吃空的蟹殼在桌上堆成了一座小山。華佗便上前好言相勸道：「螃蟹性寒，吃多了會肚子痛的，你們還是少吃些吧！」年輕人正在興頭上，華佗給他們潑了盆冷水，大家都很不高興，說：「我們自己掏錢吃螃蟹犯著你了嗎？不用你管。」華佗繼續耐心地說：「吃多了會拉肚子，嚴重的會出人命。」那群年輕人以為華佗誇大，嚇唬他們的，不耐煩地說：「奇怪了，沒聽說吃螃蟹會死人的。老頭，你是不是沒錢買不起啊！我們可以送你幾隻。」說完大家都哈哈大笑，繼續大吃大喝。

華佗見那些人年少輕狂，不聽他的勸。於是又對老闆說：「不要再賣給他們了，這樣下去很危險的。」酒店老闆只想著賺錢哪裡聽得進華佗的話。他把臉一板，說：「就是出了事也不關你的事呀！你少管閒事，別攪亂我的生意！」華佗嘆息一聲，只好坐下喝自己的酒。

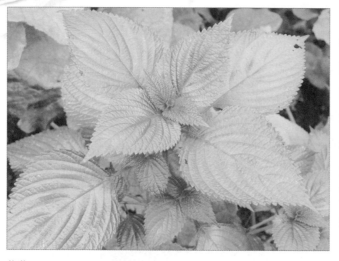

紫蘇。

吃到半夜，那夥少年突然大喊肚子疼，有的疼得額頭直冒汗，有的疼得臉色煞白，有的等到倒在地上直抽搐。酒店老闆被眼前的情景嚇呆了，這半夜三更的，上哪兒請醫生去？這時，華佗走過來說：「我就是醫生。」「啊！」那群剛才還目中無人的少年們此時大吃一驚，也顧不得之前的無理，個個低聲哀求華佗給看看，華佗說：「你們以後可要聽從老人的勸告，不可胡鬧！」大家都急忙答應。

華佗叫酒店老闆把那群少年安頓好後，自己便帶著徒弟，提著燈籠出門採藥去了。不一會兒的工夫華佗便駕輕就熟地來到了一條小河邊，找到了草藥。回酒店的路上徒弟問華佗：「師父，你怎麼知道這種藥就長在這裡啊？」華佗笑著答道：「去年夏天的時候，我經過此地。看見一隻水獺逮住了一條大魚，牠吃了好長時間才將那條魚吃完，結果把肚子撐得圓鼓鼓的，難受地躺在岸上一動也不能動。沒一會牠又艱難地游回到水裡，在水裡游動幾圈後又爬上岸。這樣來回折騰幾次之後，那隻水獺竟爬到岸邊一片紫草旁邊，吃了些紫草的葉子，繼續躺了一段時間後，竟然沒事了。我覺得這件事很有意思，心裡琢磨著魚類性涼，紫草性溫，紫草一定可以解魚毒。後來，我便將這件事記在心裡了。」「原來是這麼回事啊！」徒弟也很驚喜。「只要我們處處留意生活，就可以從生活之中學到很多東西的。」徒弟連連點頭。

回到酒店後，華佗將那些紫草的莖葉煎成藥湯，給那群少年喝下，沒多久他們的肚子便不痛了。大家都過來感謝華佗並為之前的行為道歉，華佗只是規勸了他們幾句，酒店老闆問華佗：「您給他們吃的是什麼靈丹妙藥啊！下次如果有人再出事，我也好準備準備。」華佗這才想起那草藥還沒名字，看到那些少年痛苦解除，很舒服的樣子，聯想到草藥的紫色，華佗便給它取名為「紫舒」。

後來，在流傳的過程中，由於音近人們又把「紫舒」叫成了「紫蘇」。

紫蘇在中國為常用中藥，而日本人多用於料理，尤其在吃生魚片時是必不可少的陪伴物，在中國少數地區也有用它做蔬菜或入茶。紫蘇葉也叫蘇葉，有解表散寒、行氣和胃的功能，主治風寒感冒、咳嗽、胸腹脹滿、噁心嘔吐等症。種子也稱蘇子，有鎮咳平喘、袪痰的功能。紫蘇全草可蒸餾紫蘇油，種子出的油也稱蘇子油，長期食用蘇子油對治療冠心病及高血脂有明顯療效。

[複方]

紫蘇生薑紅棗湯

【用料】鮮紫蘇葉10公克，生薑3塊，紅棗15公克。

【做法】將鮮紫蘇葉切成絲與薑片、紅棗一起放入盛有溫水的砂鍋裡用大火煮，鍋開以後改用文火燉30分鐘。30分鐘之後，要將紫蘇葉、紅棗和薑片都撈出來，然後再把紅棗挑出來放回鍋裡繼續用文火煮15分鐘，15分種之後，湯就做好了。

【效用】具有暖胃散寒，助消化行氣的作用。

知識延伸

紫蘇葉不可和鯉魚同食，會產生毒瘡。

止血利尿話萱草

【藥名】萱草

【藥性】甘，涼。歸脾、肺二經。

【功效】除濕利水，通淋，止渴消煩，涼血。

【產地】中國各地均有產。

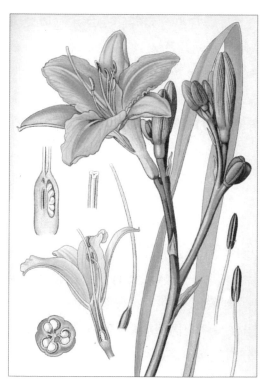

萱草，俗名黃花菜、金針花，既是一種常食蔬菜，又是一味中藥。為什麼人們又把它稱為「忘憂草」呢？這裡面還有一段感人至深的故事。

相傳，大澤鄉起義的領袖人陳勝，出身僱農，從小家境就十分貧寒，經常吃不飽，遇到在荒年就衣不裹體，斷米停炊。有一年春天，正值青黃不接，陳勝已經兩三天沒吃過東西，飢腸轆轆，加上營養缺乏，導致他全身浮腫，脹痛難忍。後來實在難以忍受了，陳勝不得不去靠討飯過日子。

有一天，他討飯到了一戶姓黃的母女家，黃婆婆是個非常好心的人，見陳勝餓得暈乎乎的樣子，憐憫之心油然而生，便叫他進屋。隨後叫女兒去外面的野地裡採些萱草花回來，自己在家和麵。女兒回來後，把新鮮的萱草花洗乾淨，蒸了一大碗，黃婆婆下一鍋

麵條。

陳勝一見，雖然沒有大魚大肉誘人，但一股濃郁香味撲鼻而來，便狼吞虎嚥，一下子吃了三大碗的萱草花拌麵條。幾天後，全身浮腫也消退了。後來朝廷大舉徵兵去戍守漁陽，陳勝也在征發之列。

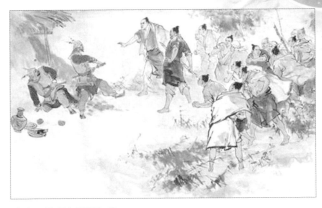

陳勝、吳廣大澤鄉起義。

臨走前，他特意再去了黃婆婆家一趟，跟黃家母女告別說：「黃婆婆的大恩我陳勝一定銘記於心，等有一天我發達了一定報答您！請您多保重」

陳勝和其他900名窮苦農民在兩名秦吏押送下，日夜兼程趕往漁陽。當行至蘄縣大澤鄉時，遇到連天大雨，道路被洪水阻斷，無法通行。大夥眼看抵達漁陽的期限將近，急得像熱鍋上的螞蟻，不知如何是好。因按照秦的酷律規定，凡所征戍邊兵丁，不按時到達指定地點者，是要一律處斬的。在生死存亡的危急關頭，陳勝毅然決定謀劃起義。

大澤鄉起義後，陳勝被奉為「陳王」，每天吃的都是山珍海味，可是時間一久，那無數的佳餚珍膳都引不起陳勝的食慾。忽然，有一天陳勝想起當年吃萱草花的情景，想到了萱草花的美味，便命人把黃家母女接進宮來，請黃婆婆按照以前的做法再做了一碗萱草花拌麵，陳勝端起碗來嚐了一口便覺得難以下嚥，連說：「怎麼會這樣啊！這味道和當年的相差太遠了。」

黃婆婆是個口直心快的人，她說道：「這並不奇怪，以前你吃它覺得香甜美味，是因為那時當時餓得很，如今吃膩了山珍海味所以覺得它很難吃。可是你難道就忘了，現在天下還有多少窮苦老百姓在吃著這樣的野菜啊！」一席話，說得陳勝滿臉羞愧。

從那以後，陳勝便將黃家母女留在宮中。一方面為了回報黃婆婆的恩

情，另一方面叫黃婆婆在宮中種一些萱草，時常做一些萱草花拌麵給自己吃，提醒他不要忘了自己過去所經歷的那些苦難以及廣大黎民百姓正在承受的苦難。同時陳勝又給萱草取了兩個名字——「忘憂草」和「黃花菜」。又因為黃婆婆的女兒名叫金針，而且萱草葉的外形像針一樣，所以人們又叫它「金針花」。

萱草寒涼，用於治水腫，小便不利，淋濁，帶下，黃疸，衄血，便血，崩漏，乳癰。萱草根與川烏合用，可滅螺。臨床應用治通身水腫、治大便後血、治大腸下血、治黃疸、治乳癰腫痛、治男婦腰痛。

[複方]

（1）鮮萱草根30～60公克，水煎服，主治胃炎、牙痛。

（2）治大便後血：萱草根和生薑，油炒，酒沖服。

（3）治黃疸：鮮萱草根二兩（洗淨），母雞一隻（去頭、腳與內臟）。水燉三小時服，一至二日服一次。

（4）治乳癰腫痛：萱草根（鮮者）搗爛，外用做罨包劑。

知識延伸

萱草根對宿主具有強烈的毒性，萱草根在體內有很大的蓄積作用，感染血吸蟲的宿主對萱草根的承受力較未感染者低，用米泔水泡製不能減低藥物的毒性，黃連、黃柏可部分解除它的毒性。

解毒消癰箭頭草

【藥名】箭頭草（紫花地丁）

【藥性】苦、辛，寒。歸心、肝經。

【功效】清熱解毒，涼血消腫。

【產地】產於中國長江下游至南部各省。

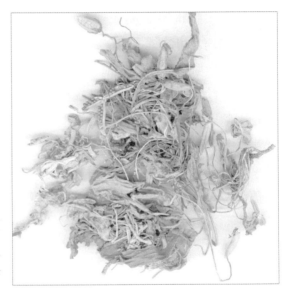

從前，有一群花郎靠沿街乞討為生，有兩位花郎經常遇到一起，兩人天南地北地聊了幾次，不久發現兩人興趣相投，於是便結為兄弟。白天兩人一起行討，晚上兩人一起聊天，日子過得很愜意。

一天，弟弟手指突發疔瘡，起初只是有點瘙癢，也沒太在意，過了一晚後那手指變得又紅又腫，有的地方甚至還破裂生瘡了，疼痛難忍。哥哥焦急如焚，心想若不即時診治，手指有爛掉危險。突然想到以前討飯時聽別人說過離他們村不遠有個東陽鎮，鎮上有一家賣治療疔瘡外用藥的藥鋪。哥哥對弟弟說：「你這手指必須得用點藥，你跟我一起去鎮上的『濟生堂』，讓老闆瞧瞧，再開點疔瘡膏。」

說完，他們便出發去了東陽鎮。到了「濟生堂」，哥哥見到老闆急忙說：「老闆，我弟弟這手指一夜之間就變成這個樣子了，再不診治會爛掉

的。求您給點藥吧！」

老闆是個勢力小人，見兩個花郎來看病買藥，估計他們也沒錢，便想早點打發了：「五兩銀子要不要買？」

兄弟倆一聽嚇一跳：「怎麼這麼貴啊！」

「嫌貴就別來這裡買，我們這可是獨門秘方，專治疔瘡。」老闆一副鄙視口氣。

哥哥憤憤不平地說：「你這『濟生堂』哪裡是濟生，簡直就是趁火打劫！」

老闆一聽也不高興了，說：「濟生也不能濟你們這種身無分文的花郎！」口角之爭越演越烈，「我就不信，除了你這『濟生堂』，就沒有別的店能治這疔瘡！」

老闆更加狂妄地說：「算被你說對了，如果你找出第二家，就來砸了我的招牌吧！」兄弟倆見再爭下去也沒有意義，就鬱悶地離開了。

他們沿原路返回，心裡很不舒服，不僅藥膏沒要到，還被老闆羞辱了一番。走到一片山坡地，弟弟疼痛難忍。於是，兄弟倆便停下來歇息了。這是正值黃昏，落日的餘暉灑在山坡上，花花草草也顯得異常的漂亮，尤其引人注目的是一種紫草花。哥哥見弟弟疼痛難忍，便摘了些漂亮的紫草花，將之搗成汁，塗在弟弟的手指上。過了一會兒，弟弟感到手指頭涼絲絲的，比剛才舒坦些了，又過了一個時辰，弟弟的手指頭竟不痛了。他們又採一些帶回廟中搗爛糊在手指頭上，並用紫花草熬水喝了下去，安安靜靜地睡了一夜。第二天早晨，腫痛果然消了。過了兩天後，疔瘡竟奇蹟的全部好了。

經歷去「濟生堂」求藥，被老闆拒

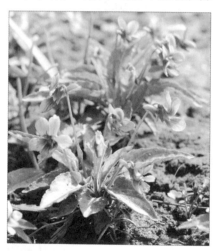

紫花地丁。

絕這件事後，兄弟倆回來若有所思，他們決定不再過以前那種無所事事的日子，他們想靠自己的雙手養活自己。經過一番思考，他們決定就賣這種治疔瘡的藥，並且他們根據這種草秸梗筆直，像一根鐵釘，頂上開幾朵紫花的模樣便給它取了「紫花地丁」的名。由於他們的藥不僅效果好而且便宜，所以買藥的老百姓很多，不久就搶走了「濟生堂」的很多生意，兄弟倆人也各自成家，生活美滿。

箭頭草又名紫花地丁，苦泄辛散，寒能清熱，入心肝經血分，故能清熱解毒，消癰散結，為治熱毒壅滯，紅腫熱痛，癰腫瘡毒的常用藥物，尤以治疔毒為其特長。

[複方]

（1）治毒蛇咬傷：可用鮮品搗汁內服，亦可配雄黃少許，搗爛外敷。

（2）治癰疽惡瘡：用紫花地丁（連根）、蒼耳葉等份，搗爛，加酒一杯，攪汁服下。

（3）疔瘡腫毒：用紫花地丁草搗汁服。又方：用紫花地丁草、蔥頭、生蜜一起搗爛貼患處。又方：將紫花地丁根去粗皮，和白蒺藜共研為末。加油調勻塗患處。

（4）喉痺腫痛：用紫花地丁葉，加醬少許，研成膏，點入喉部。取吐為效。

知識延伸

紫花地丁多用於熱毒壅盛之時，內服多配合銀花、連翹、野菊花等同用；外用可取新鮮地丁草搗爛外敷瘡癰局部。

舒筋活絡話木瓜

【**藥名**】木瓜

【**藥性**】酸，溫。歸肝、脾經。

【**功效**】舒筋活絡，和胃化濕。

【**產地**】主產於安徽、四川、湖北、浙江等地。安徽宣城產者稱「宣木瓜」，品質較好。

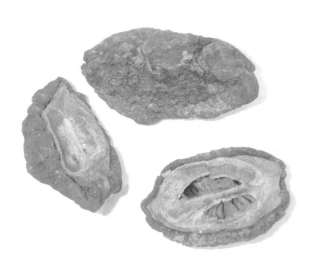

　　從前，有位皇帝，在他小的時候不是很聰慧，呆頭呆腦，反應遲鈍。無論是學習讀書識字還是練習騎馬射箭，他都比同齡的孩子慢很多，小時候的朋友們都說他木頭木腦，有點像個傻瓜。好在他很勤奮向上，懂得笨鳥先飛的道理。經過長年累月的刻苦學習，他終於學有所成，從那以後再也沒有朋友笑他呆、笑他傻，即便是開玩笑。

　　繼承皇位以後，他也算得上是一位好皇帝。他的皇宮修在北方。有一年的冬天特別的寒冷，為了過暖冬，皇帝帶著皇后和幾位重臣去了溫暖的南方。因為氣候的急劇轉變與水土不服，到南方不久後皇帝就病倒了。只見皇帝又吐又瀉、口唇發乾，而且足膝腫痛行走困難，皇后和那些大臣們急得不知如何是好，因為出門時沒有一位御醫隨行。情急之下，皇后吩咐那些大臣

們立刻在當地找些醫生來就診。

　　找來的第一個給皇帝看病的醫生叫常山，他給皇帝把完脈，看過舌苔後，十分肯定的說皇帝是因為水土不服而得了腫脹病，這病並無大礙也好醫治，只需要吃些木瓜加上好生調養調養就能好。可是，皇帝一聽「木瓜」兩字就想到小時候的那段很鬱悶的日子，心裡已經怒氣沖天了，而且以前根本就沒聽說過「木瓜」這種藥，他壓住心裡的怒氣刻意問道：「那木瓜是一種什麼樣的藥？」醫生如實回答說：「木瓜是薔薇科植物貼梗海棠的果實，外表面紫紅色，果肉紅棕色，質堅硬，氣清香，可用於治療吐瀉轉筋、腳氣水腫等症……」皇帝沒等醫生說完就打住他了，說：「我吃過的甜瓜、蜜瓜、香瓜各種瓜都沒聽說有治病的效果，你不用在這胡說啊！小心我砍了你的頭。」那醫生見皇帝如此惱怒，只以為自己哪裡說錯話了再也不敢出聲了。

　　後來大臣們立刻又請來了一位醫生，也是當地的名醫，他給皇帝仔細診治後，也要皇帝吃木瓜治病，皇帝認為他們是串通好的一起來愚弄他的，很是生氣。於是把那位醫生拖出去給殺了，並且不准再請當地醫生。大臣們都在私底下議論這皇帝是怎麼了，平時可是明察秋毫，體恤百姓的好皇帝，怎麼現在突然間變了個人似的。

　　此時，聰穎的皇后站在旁邊一直沒說話。從前後兩次看病的過程，加上自己對皇帝的瞭解，她已經明白了皇帝心裡的想法了。於是，皇后吩咐自己最親信的一位大臣再在當地找一位名醫，她有辦法治好皇帝的病。大臣照辦了。

　　名醫找來後，皇后再帶他去見皇帝的路上對他說：「你給皇上診治後，若要用到木瓜這藥，你可千萬記住要把木瓜改名為『萬壽果』，這樣皇帝聽了會高興，病好後一定會重重有賞的。」那醫生照皇后說的話給皇帝看了病，開了藥。果然，皇帝的病沒過多久就好了，重賞了那位醫生。從此，木瓜就有了個別名「萬壽果」。

木瓜為薔薇科落葉灌木植物貼梗海棠或木瓜的成熟果實，有較好的舒筋活絡作用，且能去濕除痹，為久風頑痹、筋脈拘急之要藥。用於風濕痹痛，筋脈拘攣，腳氣腫痛；能除濕和中，舒筋活絡以緩攣急，除吐瀉，用於吐瀉轉筋；此外，木瓜尚能消食，可用於消化不良。

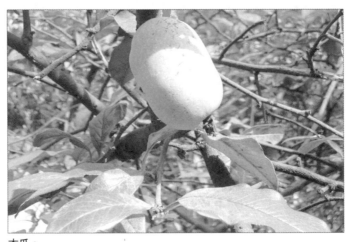

木瓜。

[複方]

新鮮成熟的木瓜、鮮牛奶各適量。將木瓜切細加水適量與砂糖一同煮至木瓜爛熟，再將鮮牛奶倒入煮沸即可服用。此方有美容護膚、烏髮之功效，常飲可使皮膚光潔、柔嫩、細膩、皺紋減少、臉色紅潤。

知識延伸

治病多採用宣木瓜，也就是北方木瓜，不宜鮮食；食用木瓜是產於南方的番木瓜，可以生吃，也可做為蔬菜和肉類一起燉煮。

清熱瀉火話蘆根

【藥名】蘆根

【藥性】甘，寒。歸肺、胃經。

【功效】清熱瀉火，生津止渴，除煩，止嘔，利尿。

【產地】中國各地均有分布。

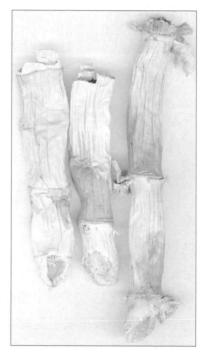

　　從前，在一個小山區裡，有個小鎮。鎮上人們的生活基本上都是自給自足，與外界幾乎沒有什麼往來，主要是交通不方便。鎮上的服飾店、書店、藥店等等都只有一家，所以不管他們的東西好與壞、價格高與低，急需的人們明知吃虧上當還是不得不買，尤其是那家黑心老闆開的藥鋪，常常趁火打劫。

　　正值秋末冬初的一天，早晚氣候變化大，鎮上一戶田姓窮人的孩子不小心著涼，患了很嚴重的風寒感冒。孩子燒得滿臉通紅，昏睡不醒。窮人急忙趕到鎮上的那家藥鋪，想買點藥。老闆見窮人一副著急的模樣，故意慢悠悠地說：「你孩子得什麼病了？」窮人大概描述了一番，老闆說：：「這個好治，要退燒吃羚羊角就好了，吃其他的都不管用。」窮人一聽「羚羊角」心裡就咯噠往下一沉，他雖不認識什麼藥材，但這羚羊角誰不知道啊！是罕見的珍貴藥材，但想到孩子正在受罪，他還是鼓足勇氣低著聲問了句：「羚羊角怎麼個賣法啊？」「二兩銀子一兩，退燒至少得買五兩。」窮人一聽總共得花十兩銀

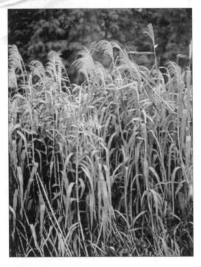

蘆根。

子，當時就呆住了，十兩銀子相當於他家半年的家用，他試著問老闆能不能少點。黑心的老闆故意沉著臉說：「這都是關門的生意了，我就沒跟你開高價。買不起，就別買了。浪費我這麼多時間。」窮人聽了非常生氣，但又有什麼辦法呢，只好忍氣吞聲回家了。

回到家中跟妻子把買藥的經過說了一遍，妻子急得哭起來了，「那可怎麼辦啊？」妻子淚眼婆娑的問，「進城買可能會便宜些，但我擔心孩子這病不能再拖了，而且進城也得花不少路費啊！」丈夫無奈地說著，妻子哭得更加傷心了。「找人借點錢吧！我們總不能眼睜睜地看著孩子無藥可救吧？」妻子提議道。「哪有人肯借錢給我們啊！大家都躲都躲不及。」丈夫說著把頭深深地埋在自己手臂裡，他覺得自己太沒用了，連孩子都救不了。

這時門外有個乞丐經過，聽見屋裡哭哭鬧鬧的，就進來問發生了什麼事。窮人把孩子得病，藥鋪老闆要他買羚羊角的經過說了一遍，那乞丐呵呵地說道：「我給你們治孩子，不要錢，只要給我一頓飯吃就夠了。」夫妻倆急忙問道：「先生有什麼好辦法？」乞丐說：「你趕緊到池塘邊挖些蘆根，用水洗淨後，給孩子煎了湯藥喝，燒自然會退。」窮人聽後馬上按照乞丐說的去做，果然孩子喝了湯藥後，不久燒就退了。

原來，有一次那乞丐也是患了嚴重的風寒，最後他暈倒在池塘邊，餓得走不動了，就順手挖了些蘆根吃，結果不僅填飽了肚子，高燒也給退了。從此以後，村裡的人都知道蘆根能解大熱，是一種退燒藥，誰家有個發高燒的病人，再也不去藥店求那個黑心的藥鋪老闆，蘆根就成了一味不花錢能退燒的民間用藥。

　　蘆根甘寒質輕，能清透肺胃氣分實熱，並能養陰生津，止渴除煩，而無戀邪之弊。本品常配合麥冬、天花粉以清熱生津；配竹茹、枇杷葉以清熱止嘔；配瓜蔞皮、知母、浙貝以清肺止咳；配冬瓜子、生薏仁、桃仁以清肺排膿。

[複方]

（1）蘆根粥

【用料】鮮蘆根100～150公克，竹菇15～20公克，粳米100公克，生薑2片。

【做法及用法】取鮮蘆根洗淨，切成小段，與竹菇同煎取汁，去渣，入粳米同煮粥，粥欲熟時加入生薑，稍煮即可（煮粥宜稀薄）。每日2次，3～5天為一療程。

【效用】清熱，除煩，生津，止吐。適用於婦女妊娠阻以及一些高燒引起的口渴心煩、胃熱嘔吐或噯逆不止等症。

（2）鮮蘆根薄荷茶

【用料】鮮薄荷10公克、鮮蘆根60公克。

【做法】將兩者洗淨後切碎，共置保溫杯中，用沸水沖泡，代茶頻飲。

【效用】疏散表邪，宣肺利咽。對治療咽喉痛有奇效。

（3）單味搗爛取汁服，治河豚中毒。

知識延伸

　　葦莖湯原用蘆葦的地上莖，不是蘆葦的根莖，但因一般藥店不備，故以蘆根代替，臨床使用已久，這說明葦莖和蘆根的作用相同。

鎮咳化痰話瓜蔞

【藥名】瓜蔞

【藥性】甘，微苦。歸肺、胃、大腸經。

【功效】清熱化痰，寬胸散結，潤腸通便。

【產地】主產於河北、河南、安徽、浙江、山東、江蘇等地。

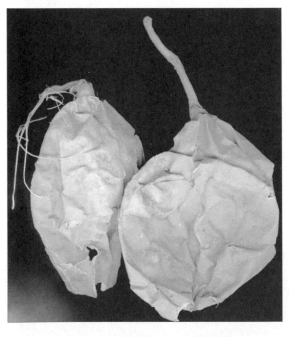

江南有一座很神秘的高山，山林中密林叢生，泉水叮咚，飛禽走獸到處都是，山下的村子裡祖祖輩輩都流傳著山裡住著神仙的說法，但是誰都沒見過。

村裡有個樵夫經常上山砍柴，有一次，正值中午，他砍了滿滿一擔柴，感到又渴又累，就尋著泉水的響聲，來到一個山洞的外面。山洞周圍古樹參天，雲霧繚繞，清澈的泉水就從山洞前涓涓地流過。樵夫放下擔子，美美地喝了一頓泉水，頓時覺得肚子餓了，於是就拿出出門前帶的乾糧，在山洞門口的一塊大青石板上坐著吃起中飯來。

吃完了，又覺得乏睏，就往石板上一躺，在一種似睡非睡的狀態下，他好像聽見有人說話，仔細一看只見一個白鬍子老人和一個黑鬍子老人在下棋，黑鬍子老人說：「玉皇大帝要吃的那對金瓜現在長得差不多了，估計已

經成熟了，過兩天把它給摘下來吧！」白鬍子老人說：「再等些天也沒關係，反正也沒人能偷走它。」「也是，除了我們倆能進這洞，其他人根本進不來，除非他們知道在七月七日三刻時站在石洞門口唸上『金瓜金瓜快開門，主人要進來！』」白鬍子老人見黑鬍子老人將開門的口訣脫口而出急忙說：「小點聲，萬一被人聽見了，將金瓜偷走了就麻煩了。」聽到這番對話，樵夫高興得手舞足蹈，一不小心從石板上滾了下來，發現自己嘴角邊還掛著微笑，竟然是場夢。

　　一晃，七月七日轉眼就到了。樵夫砍柴再次經過那個石洞。腦袋裡一直浮現著幾個月前的那個夢，夢中的一切都是那樣地清晰。樵夫走到石洞門口，決定試試夢中聽到的話是否是真的。等到午時三刻時，樵夫便走近洞口，唸道：「金瓜金瓜快開門，主人要進來。」說完後樵夫靜靜地等待著，果然石門開了。欣喜的樵夫走了進去，發現洞裡是個金瓜園，園裡搭著許多瓜架，順著碧綠的瓜藤依次吊著很多金瓜，其中有一對很大，很搶眼。樵夫拿出柴刀將它砍了下來，急匆匆地用衣服包裹著偷偷帶回家了。回家後樵夫打開衣服才發現那對瓜就是普通的瓜，根本就不是夢中聽到的金瓜。樵夫覺得這件事有些奇怪，但一時他也想不明白，只好將那對金瓜放在一邊。

　　樵夫依舊每天進山砍柴，有一天，他又來到了山洞外，像上次一樣躺在石板上休息。迷迷糊糊地彷彿又進入了夢境，再次看見了那兩個神仙。「都得怨你上次走漏了風聲，那對大金瓜被人偷走了。」白鬍子神仙埋怨黑鬍子神仙。黑鬍子神仙自在地說道：「沒事的，還有幾對金瓜過段時間就成熟了，玉皇大帝不會責罰我們的。再說那又不是真正的金瓜，別人偷去了也沒用。」「怎麼沒用啊！雖說不是真正的金瓜，但那可是珍貴的藥材啊！神仙吃了它可以清熱化痰、潤腸通便，何況一般的凡人。」「那也得在烈日下將它的皮曬成橙紅色的才行啊！一般人哪知道，他們只會將它當作普通的瓜果

吃掉。」兩個老神仙你一言我一語地一邊聊著金瓜的事，一邊下著棋。樵夫
從夢中醒來後，立即趕回家找到那對金瓜，可是瓜全爛了，聰明的樵夫便將
瓜籽掏了出來，將它們曬乾，等到第二年開春後將它們種在了田頭。

經過細心的管理，在秋天來臨時，樵夫的田裡結了好多大金瓜。趁著大
太陽的日子樵夫將它們都曬成了橙紅色的皮，給那些長年咳嗽痰喘的病人
吃，一段時間後，那些病人果然相繼都好了。大家都說這瓜實在是神奇，紛
紛問樵夫他是怎麼得到的這寶貝的。樵夫笑而不答。大家又問這瓜的名，想
到這種瓜是結在高高的藤架上，採摘時需要背著編簍，所以樵夫給它取名叫
「瓜蔞」。

瓜蔞，葫蘆科，多年生攀緣型草本植物。喜生於深山峻嶺、荊棘叢生的
山崖石縫之中。其果實、果皮、果仁（籽）、根莖均為上好的中藥材。《本
草綱目》卷十八載：瓜蔞「潤肺燥、降火、治咳嗽、滌痰結、止消渴、利大
便、消癰腫瘡毒」。

[複方]

瓜蔞餅

【**用料**】瓜蔞200公克、麵粉600公克、白糖75公克、清水適量。

【**做法及用法**】瓜蔞去籽，放在鍋內，加水少許，加白糖100公克，以
小火煨熬，拌成餡。另取麵粉750公克，加水適量經發
酵加麵鹼，揉成麵片，把瓜蔞夾在麵片中製成麵餅，烙
熟或蒸熟。佐餐或隨意服用。

【**效用**】潤肺化痰，散結寬胸。

知識延伸

選擇瓜蔞以完整、皮厚柔韌、皺縮、色杏黃或紅黃、糖性足者為佳。

利尿排石金錢草

【**藥名**】金錢草

【**藥性**】甘、鹹，微寒。歸肝、膽、腎、膀胱經。

【**功效**】利濕退黃，利尿通淋，解毒消腫。

【**產地**】江南各省均有分布。

從前，有一對年輕夫婦，很是恩愛，丈夫砍柴回來時，妻子便拿出早就浸濕過的毛巾給他擦汗；妻子做飯很熱時，丈夫便在一旁用蒲扇給她搧風……村裡人沒有不羨慕他們的。美滿幸福的日子就這樣在不知不覺中流淌著。

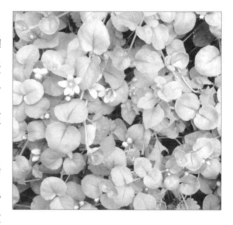

一年夏天，丈夫砍柴回來後很熱，喝了妻子準備的涼茶準備到竹床上休息一小會兒，就在他起身時突然覺得肋下一陣疼痛，好像刀絞針刺一般，他用手按住痛的部位，忍了一忍，沒過多久疼痛就消失了，他想可能是太熱了，休息一下就沒事。從那以後，丈夫經常會感到肋下疼痛，但他一直沒跟妻子說，他不想讓妻子為自己擔心，可是時間久了後，丈夫一天比一天消瘦，妻子察覺後便拉著丈夫去看大夫，可是大夫查不出病因。可能老天爺在嫉妒他們的幸福，再過了一段時間丈夫便去世了。

妻子撕心裂肺地痛哭了三天三夜，她心裡很不甘心，覺得丈夫死的蹊蹺，於是便到衙門請了驗屍官查明丈夫死因。根據妻子的描述驗屍官剖開了丈夫的腹部，經過仔細檢查發現他的膽囊裡有一塊小石頭。驗屍官告訴妻子這應該就是她丈夫患病的原因，之前都沒聽說了有這種病。妻子看著這塊小

石頭泣不成聲的說道：「原本活生生的一個人，就因為這塊小石頭一下子說沒就沒了。」

驗屍官勸她節哀順變，不要過於傷心。妻子想丈夫生前也沒給自己留下個紀念的東西，於是她便把從丈夫膽囊裡取出的那塊小石頭當寶貝似的珍藏起來了。每次想念死去的丈夫時，她便看上一眼那塊石頭。後來，她索性織了一個小網兜，把石頭放在裡面，無論走到哪裡、無論做什麼都隨身攜帶。就這樣，過了很多年。

有一年秋天，妻子在山裡的田間做完活之後，砍了一堆野草準備下山餵牲口。日落的時候，她扛著那捆草回家了。當她放下那捆草時發現掛在胸前的那塊石頭已經化去了一半。妻子百思不得其解，她想這麼多年以來，石頭和我形影不離，一直都好好的，今天怎麼突然就融了一半，萬一明天它整個都沒了怎麼辦啊？想到這裡妻子很傷心，於是第二天她便去找當年的那位驗屍官把事情詳細地說了一遍。

精明的驗屍官立刻意識到石頭之所以化掉肯定與她昨天砍的草有關，便和她一起上山了。但是當他們上到山上之後發現，草都被砍光了。驗屍官失望地說：「看來只有記住長草的具體位子，等明年的這個時候再說了。」轉眼間第二年秋天便悄悄到來了，他們再次上山，兩人一起把那片山頭的草都砍回家了。

接著將妻子一直保留的小石塊放些許在草垛上，經過長時間的仔細觀察，他們並沒有發現石頭有融化的跡象。為了找到治療結石的草藥，驗屍官並沒有放棄。第三年，驗屍官像往年一樣把那片山坡的草砍了下來，但這一次他們先按種類將那些品種不一的野草分開，然後，再把那塊石頭先後放到每一種草上試驗。結果，終於發現有一種草能使石頭融化，看到石頭剛開始融化他們立即將它取出來。

從此，醫生便採集這種藥草，專門治療膽石病，效果很好。因為這種能化膽石的草葉子是圓形的金錢，所以大家便叫它「金錢草」。

　　金錢草為報春化科珍珠菜屬多年生草本植物「過路黃」的乾燥全草，習稱大金錢草。以其顏色金黃，葉子呈圓形似銅錢而得名。有清熱利濕退黃之效，用於濕熱黃疸；能利尿通淋，排除結石，用於石淋熱淋，治石淋尤為多用。

[複方]

（1）惡瘡腫毒，毒蛇咬傷，可用鮮品搗爛取汁飲，並以渣外敷，有解毒消腫的作用。

（2）金錢草北芪煲瘦肉

【用料】金錢草30公克、北芪50公克、薏苡仁20公克、豬瘦肉200公克。

【做法及用法】煲湯，調味飲湯食肉。

【效用】治療小腹墜脹，尿有餘瀝，臉色淡白，倦怠乏力，納減，大便時溏，舌淡白胖嫩或有齒印，苔白，脈虛細無力等症。

知識延伸

　　四川的金錢草又名大金錢草，為正品；小金錢草為旋花科馬蹄金屬植物馬蹄金。治療肝膽結石以大金錢草療效為佳，治療泌尿系結石，以連錢草較好。

固精縮尿金櫻子

【藥名】金櫻子

【藥性】酸、澀，平。歸腎、膀胱、大腸經。

【功效】固精縮尿止帶，澀腸止瀉。

【產地】主產於廣東、四川、雲南、湖北、貴州等地。

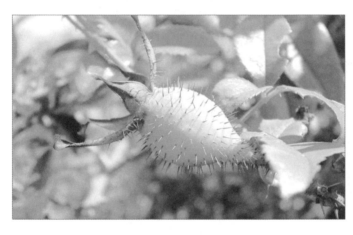

從前，有三個兄弟，三兄弟先後相繼成家立業，每家都盼望生個兒子繼承自家香火。事與願違的是，老大和老二都沒兒子，只有老三生了一個兒子。「不孝有三，無後為大」是當時的人們深深信奉的。因此，老三家的兒子成了一家三房人的掌上明珠。

這個寶貝兒子在大家的精心呵護與百般疼愛中長大了。兄弟三人便打算給孩子娶親，村裡適合的姑娘倒是不少，但卻沒有一個願意的。原來，小伙子各方面都挺不錯，就是從小有個尿床的毛病，村裡的人都知道。因此，有姑娘的人家都搖頭謝絕。為了這個病，三家人不知道花了多少錢，操了多少心，看了不少當地的醫生，都沒能根治。

有一天，從外地來了一個賣藥的老人。老人所賣的藥都裝在身上背著的藥葫蘆裡，一縷十分顯眼的金黃纓穗繫在這藥葫蘆的頸上。這賣藥的老人也會看病，在村裡看好了好幾個長年患病的人。兄弟三人聽說後，急忙把老人

請進家，問老人有沒有治尿床的藥草。老人說葫蘆裡沒這種藥。「老人家，你一定得幫幫我們這家子啊！我們三兄弟就守著這麼一個孩子，哪知這孩子從出生起就患有尿床的毛病，請了很多醫生都說沒法治。眼看孩子到了娶媳婦的年齡，都沒有姑娘願意嫁啊！這可怎麼是好啊！」這是兄弟三人的真心話。老人想了想說道：「我之前沒治過這種病，但據說南方有一種藥可以醫治，只是那藥通常都生長在瘴毒很大的沼澤地帶，哪裡非常危險，通常都沒什麼人敢去。」兄弟三人聽老人這樣說，都急了，「這樣說來，孩子這病就沒指望了。」「我這輩子也沒有一兒半女，所以很能理解你們的心情，而且身為大夫治病救人是我應盡的職責。這樣吧！我親自去一趟南方，你們在家等著吧！」兄弟三人見一位素不相識的老人如此無條件地幫助自己，大家都跪下叩謝大恩。

話別後，老人便去了南方。兄弟三人在家焦急地等待著，可是轉眼間一個月過去，沒有老人的一絲消息；第二個月也在他們的期盼中悄悄逝去；就這樣，直到第三個月的某一天，兄弟三人才盼到了老人家。可是老人當時已經身中瘴毒，面目浮腫、鐵青無色，走路說話都是顫巍巍的。

兄弟三個急忙把老人扶回家，老人堅持著說道：「我中了很深的瘴毒，無法治療。在我身上的藥葫蘆裡有給孩子治病的藥。」老人似乎還有什麼要交代的，但已經來不及，他閉上眼睛，離去了。這一家人感動得痛哭流涕，用厚禮把採藥的老人安葬了。在辦完老人的葬禮之後，兄弟三把老人挖回來的藥煎湯給孩子吃，病果然好了。不久，他們給孩子娶了親，沒過幾年，兄弟三個就抱上了孫子。每逢清明節，兄弟三人便會帶著全家老小給採藥老人磕頭拜祭，感謝他的大恩大德。

為了紀念這個為成全別人而勇於捨身採藥的老人，他們就把老人挖來的藥，取名叫「金纓」——因為老人沒留下姓名，只見他裝藥的葫蘆上掛著一縷金黃色的纓穗。後來，叫來叫去的，人們又把金纓改名叫「金櫻子」了，大概是因為「櫻」字從「木」旁的緣故吧！

　　金櫻子酸澀收斂，具有固精、縮尿、止帶作用，適用於腎虛不固所致的遺精，滑精，遺尿，尿頻，帶下等；能澀腸止瀉，用於脾虛久瀉、久痢。

[複方]

（1）金櫻葉、蘭麻葉等量，曬乾研細末，用瓶密貯，外敷止血，古方名「軍中一撚散」，為戰傷止血劑。

（2）金櫻花、金櫻子、磐粟殼各3公克，醋炒，共研細末，蜜丸如梧恫子大，每服3公克，一日3次。治療慢性痢疾、腸結核。

（3）金櫻子1500公克，白中搗碎，加水煎3 次，去渣，過濾後再濃煎，加蜂蜜收膏，每日臨睡時服一匙，開水沖服。治療遺精早洩，體虛白帶。

金櫻子粥

【用料】金櫻子30公克、粳米100公克。

【做法】金櫻子放入砂鍋內，倒入200毫升水，置文火上煮至100毫升，去渣取汁，放入粳米，再添水600毫升煮粥。

【效用】收澀、固精、止瀉。適用於滑精、遺精、遺尿、小便頻數、脾虛久瀉及婦女帶下、子宮脫垂等症。

【提示】在感冒期間或發燒的病人不宜食用。

知識延伸

　　金櫻子和訶子均為收斂藥，訶子酸澀兼甘，訶子酸味不及金櫻子濃厚，金櫻子之甘不及訶子顯著，前者偏於固後陰而止瀉，後者偏於固前陰而止遺。

散風透疹話荊芥

【**藥名**】荊芥

【**藥性**】辛，微溫。歸肺、肝經。

【**功效**】祛風解表，透疹消瘡，止血。

【**產地**】主產於江蘇、浙江、河南、河北、山東等地。

在很久很久以前，山西有個叫劉子蘭的書生，自幼博覽群書，後來考進了翰林院，任官職赴嶺南道台。

新官上任三把火，劉子蘭到任後就把手頭要處理的幾宗案子的案卷仔仔細細地看了透徹，發現其中有一個要在秋後問斬的大案子很是蹊蹺，因為案卷裡沒有描述被告的一句口供，只有審判紀錄中紀錄著許多的哭字，這件事引起他的特別關注。

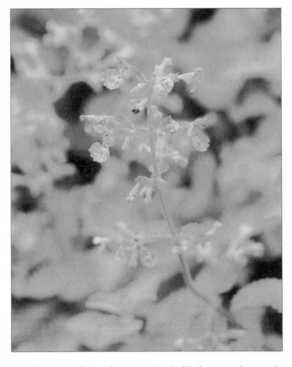

經過他的深入瞭解，原來案情是這樣的：荊家村有個姓荊的年輕人長年累月地在外忙做販賣魚苗的生意，有一天生意做完了正好回家休養，媳婦柳氏甚是高興，於是在自家院子裡的水缸中撈了兩條自己養大的魚，做成魚湯給在外奔波的丈夫喝。

誰知丈夫喝下魚湯後沒過多久就感覺不舒服，以為休息一下就會好起

來，讓人意外的是丈夫就這樣死去了。柳氏的公公婆婆痛失兒子，於是將兒媳告到了縣衙，糊塗的縣官驗屍後查不出死因，又被柳氏的公公婆婆用錢給收買了，於是便糊塗地把柳氏判為死罪，下死牢，只等秋後問斬。

所幸的是在秋天來臨之前，劉子蘭接替了前任縣官的位置。劉子蘭聽完整個過程後，心情異常的沉重，因為這是關乎人命的大案子，怎麼能這樣草草了事呢？於是，他親自到柳氏的娘家村和婆家村進行了明察暗訪，大家都認為柳氏勤勞孝順，是個名副其實的好媳婦。

劉子蘭回到縣衙後又重新提審了柳氏，柳氏把事情的前前後後詳細地描述了一番，結果還是理不出頭緒。最後，劉子蘭決定讓案情重現──他把柳氏帶回到婆家，讓柳氏按照原先給丈夫做湯送飯的過程再做一遍。

此時的柳氏心情極其複雜，在死牢裡待了一段時間的她，容貌已經大不如之前了，而且失去丈夫後又被公公婆婆冤枉，有時她真的想一死了之，但是她明白如果就這樣死去，那自己就會真的被當作謀害丈夫的兇手了，所以只要還有一絲洗刷罪名的希望她就要抓住。所以她強打起精神，挽起衣袖從院子裡的魚缸裡撈了兩條魚出來，含著眼淚做了碗一模一樣的魚湯。當她端著魚湯從廚房走出來時，院子裡的幾棵荊芥樹隨風飄動，無意間有些花粉落入碗中……劉子蘭當即注意到這些荊芥花與它落入碗中的情景。

劉子蘭帶著自己的疑惑與猜測，先後請了數名當時知名的中醫坐下來研究關於荊芥花的問題，幾位中醫的看法是一致的，「荊芥辛散氣香，長於發散風寒，祛風止癢，宣散疹毒，且炭炒後長於理血止血，可用於治療血熱妄行的各種出血症，但是一旦與魚湯混合就能產生劇毒。」後來劉子蘭又翻閱了許多醫藥書籍，證明荊芥與魚湯混合確實能產生劇毒。

劉子蘭查明事實後，宣布柳氏無罪，當堂釋放了冤屈的柳氏。

荊芥辛散氣香，長於發表散風，且微溫不烈，藥性和緩，表寒表熱皆可用之。可以解表散風，透疹。用於感冒，頭痛，麻疹，風疹，瘡瘍初起。炒

炭治便血，崩漏，產後血暈。

[複方]

（1）荊芥6公克、防風6公克、蟬衣3公克、銀花10公克、甘草3公克。每日
　　　一劑，水煎分2次服。治風寒型蕁麻疹。

（2）荊芥穗30公克。研成細粉，用紗布包好，撒在皮膚上，用手來回揉
　　　搓，直至皮膚發熱為度。治風寒型蕁麻疹。

知識延伸

　　荊芥指生荊芥，是未經炒製的帶花序的全草。荊芥穗或稱芥穗、生芥
穗，是未經炒製的花穗，尤善於疏散頭面之風。炒荊芥是將荊芥切段後，用
文火微炒後入藥者，炒製後發散之力緩和。荊芥炭是荊芥片武火炒至黑色存
性入藥者，亦稱黑荊芥，善入血分，有理血止血之功。

收斂止血鹿銜草

【藥名】鹿銜草

【藥性】甘、苦，溫。歸肝腎經。

【功效】祛風濕，強筋骨，止血，止咳。

【產地】中國大部分地區有產。

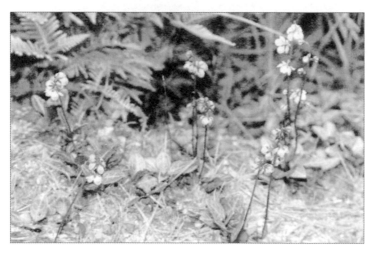

很久很久以前，在完達山下有一個村莊，村子裡有個叫郝欣的婦女。她勤勞持家，心地善良，助人為樂。村子裡哪家缺糧少米，她便會和丈夫商量，寧可自己少吃些，也要送些過去，丈夫也是個熱心腸的人，每次都會同意；誰家大人出門辦事，就把孩子放在郝欣家，她對待那些孩子就像自己家人一樣；誰家有個什麼大事要操辦，人手不夠時，她會主動過去幫忙⋯⋯全村的人都很喜歡郝欣。

有一天，當郝欣正在自己家院子裡翻動曬著準備過冬吃的蔬菜時，突然一隻受了驚嚇的小梅花鹿跑進了院子，躲在院子的角落，驚恐地望著郝欣，郝欣心裡想：「這應該是山上的梅花鹿，牠怎麼跑到我家院子裡了？」就在這時，她聽到附近有人在問人有沒有看見一隻梅花鹿，她立刻意識到這是隻被人追殺的小鹿，於是把小鹿藏進了屋子裡面。獵人過來問她：「嫂子，妳

有沒有看見一隻小梅花鹿從這裡經過？」郝欣笑著回答：「我一直在這擺弄這些菜，沒看見什麼梅花鹿啊！」那獵人在村子裡找了一遍後，不見梅花鹿的影子便訕訕地離開了。

獵人走後，郝欣進屋看看小鹿，對牠說道：「獵人已經離開了，你可以上山去找自己的母親了。」鹿眼睛裡含著淚，站在屋裡一動也不動久久不願離去。郝欣想難道自己說錯話了，便蹲下來撫摸著小鹿的頭說道：「今天能救你一命，也算我們有緣，希望以後還能再見到你！」小鹿溫順地把頭靠過來，用自己柔滑的毛蹭著郝欣的臉，然後依依不捨地離去了。

從那以後，小鹿經常趁沒人注意的時候偷偷地從山上下來，和郝欣一起嬉戲。郝欣因為有了這個特殊的「朋友」也很開心。但是，有一段很長的時間，突然小鹿不再來了，郝欣一直都在擔心是不是小鹿出什麼事了，難道他被獵人抓走了。再過了一段時間，郝欣實在不安心，便和丈夫商量進山找小鹿。丈夫不同意，因為當時郝欣已有身孕在身，丈夫說等她生完孩子後再一起去尋找小鹿，想著肚子裡的孩子，郝欣也同意丈夫的決定。

過了一段時間後，郝欣順利地生下了孩子，但是產後她一直血流不止，沒過多久臉色就變得異常的蒼白，也吃不下、喝不下，整個人都很虛弱。丈夫經過多方求醫問診，都不見有什麼效果，痛苦得不得了。就在郝欣處在病危之際，那隻梅花鹿口中含著一些草，進屋來了，身後還跟著一隻很小的梅花鹿。牠把那些草輕輕地放在郝欣的嘴邊，然後靜靜地望著她。

郝欣和丈夫都很驚奇，但丈夫立刻領會了梅花鹿的意思——那些草是拿來給郝欣吃的。於是，丈夫把那些草分成好幾份，每天都將其熬成藥湯給妻子服用，一連服用了幾天之後，果然奏效了。郝欣的臉色逐漸紅潤了，身體也漸漸地強健了，夫妻倆很高興。為了感激那隻梅花鹿，他們便將這種強筋骨、止血的草取名為「鹿銜草」，一直流傳至今。

鹿銜草苦溫能燥，味甘能補，既能祛風濕，又能入肝腎而強筋骨，常用

於風濕日久，痺痛而腰膝無力者；有收斂止血的作用，用於月經過多，崩漏下血，外傷出血；能補益肺腎而定咳喘，用於久咳勞嗽。

[複方]

（1）五草湯

【**用料**】 鹿銜草20公克、益母草30公克、魚腥草15公克、白花蛇舌草15公克、車前子15公克、蒼朮12公克、麻黃4公克。

【**做法及用法**】水煎服，每日1劑，日服2次。

【**效用**】清熱解毒，宣肺健脾利水。

（2）蠲痺酒

【**用料**】鹿筋1.50公克、鹿銜草100公克、川牛膝50公克、 杜仲50公克、枸杞子50公克、 蜂蜜適量，飲用白酒（50～55度）1000毫升。

【**做法及用法**】上藥除蜂蜜和白酒外，共研為粗粉和勻，裝入布袋紮緊，與蜜、酒（取適量蜂蜜溶於白酒中攪勻即可）共入密閉容器內封閉嚴緊，浸漬二十日，取出壓榨過濾，經濾液低溫（1～10℃）靜置沉澱五日，取清汁，分裝，密封，置陰涼處貯存備用。口服，每次10～20毫升，溫服，一日三次，七日為一療程。

【**效用**】祛風除濕，強筋健骨，活血通絡，散瘀止痛。

知識延伸

用於風濕痺痛，可配獨活、桑寄生、牛膝等同用。治腎虛腰痛、肝腎虧損、腳膝無力，可配合金雀根跟菟絲子等藥。對於咯血、吐血、衄血以及月經過多等症，都可配合止血藥物同用。如外傷出血，可用鮮草搗爛外敷。

止血補虛仙鶴草

【藥名】仙鶴草

【藥性】苦、澀，平。歸心、肝經。

【功效】收斂止血，止痢，截瘧，補虛。

【產地】主產於浙江、江蘇、湖南、湖北等地。

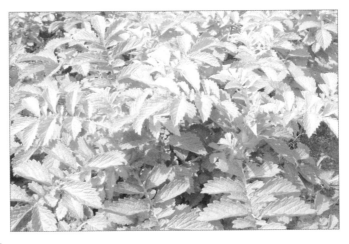

　　這個故事說的是有一年夏天，兩個秀才進京趕考。他們生怕誤了考期，一路不停地趕路，都累得體虛氣短了。

　　這天，兩人一沒逢著村，二沒遇上店，走來走去，進了一片荒漠。烈日當空，強烈的陽光曬得他們汗流浹背，又渴又餓，連個歇腳的地方都找不到。一個秀才因勞累帶上火，突然鼻孔裡流血不止。另一個秀才嚇慌了，急忙把攜帶的舊書撕成條狀、捲成撚兒塞進朋友的鼻孔。可是他塞住了鼻子，血又順著嘴往外流。

　　這個秀才沒了主意：「這可怎麼辦？」

　　流鼻血的那個秀才說：「有點水就好了。」

　　「你讓我上哪兒找水去？」

　　「哪怕找塊濕潤的石頭，給我放進嘴也舒服多了啦。」

「你瞧瞧，四周除了黃沙什麼也沒有啊！」

正在這時候，突然從頭頂方向傳來啪啪的鳥兒揮動翅膀的聲響，他們抬頭發現有隻仙鶴正從他們頭頂飛過。

口鼻冒血的秀才羨慕地張開兩臂，喊道：「仙鶴啊仙鶴，你慢點飛，帶我們一起離開這荒漠吧！」

仙鶴受了驚嚇，一張嘴，叼著的一根野草掉落下來。

另一個秀才笑著撿起來，打趣地說：「仙鶴都在同情我們了，把它的糧食贈給我們了！」

口鼻冒血的秀才把野草放進嘴裡嚼了嚼。有了鮮嫩野草汁液的滋潤，秀才感到嗓子也不痛了，口也不渴了，乾裂的嘴唇也好了很多，沒過多久，鼻血竟也被止住了。

兩人高興極了：「哈哈，仙鶴送仙草來了！」

流鼻血的秀才若有所思地對另一個秀才說：「我覺得這次考試咱們兩個一定能一舉成功，你看這一路的艱辛不但沒有使我們退縮，反而讓我覺得這是上天對我們的考驗！」

「是啊！剛才你還鼻血流的止不住，現在像個沒事的人，一定是有神仙在眷顧我們！」說完，兩人繼續往前趕路。

後來，他倆總算沒誤考期，幾年過去，都做了官。

一天，兩人碰在一起，喝酒聊天敘舊，兩人不約而同地想到了進京趕考的那段艱辛的日子，想起荒漠的遭遇，其中一位大人說：「還記得當年給你止住鼻血的那藥草嗎？」

流鼻血的那位大人說：「哪能忘記啊！幸虧有它啊！」

經過商量他們都想再找到那種能止血的藥草，說不定還能給城中的老百姓治病呢！可是，兩人問了許多郎中和藥農，沒一個知道這種藥的。於是，他倆回想著藥草的樣子，畫出圖來，命人照圖尋找。就這樣找了許多年，最後終於在那荒漠附近的山上把那種藥草找到。這是一種有羽毛樣子的葉子、

秋天開白花的藥草，後來經過許多郎中的實踐，證實那草藥確有止血的功能。為了紀念送藥的仙鶴，他們就給這種藥草取名叫「仙鶴草」了。

　　仙鶴草味澀收斂而性平，具有收斂止血作用，無論屬熱屬寒均可用之，用於咯血、吐血、衄血、便血、崩漏等多種出血症；既能收澀止瀉止血，又能消積止痢補虛健脾，用於瀉痢，對血痢及久病瀉痢，小孩疳積尤宜；有補虛、強壯之功，用於脫力勞傷，神倦乏力，臉色萎黃之症。

[複方]

　　治療貧血：仙鶴草120公克、薏苡仁30公克、紅棗10枚。水煎2次，混合後分上、下午服，每日1劑。

知識延伸

　　因其功效有如靈芝，所以中醫界人士命名為白鶴靈芝。西元1960年由香港引進臺灣，目前廣為栽培，有些更擴展企業化栽培經營製藥。

溫腎散寒話烏藥

【**藥名**】烏藥
【**藥性**】辛，溫。歸肺、脾、腎、膀胱經。
【**功效**】行氣止痛，溫腎散寒。
【**產地**】主產於浙江、安徽、江蘇、陝西等地。

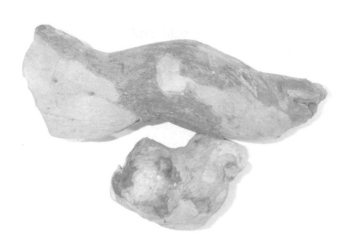

相傳在漢朝時，浙江某縣有叫劉晨、阮肇的兩位年輕人，為了治村裡的流行病，兩人一起到天臺山採烏藥，一路上採了數十天，到了荒蕪人煙的地方，糧食也吃完，筋疲力盡的兩個年輕人，餓的奄奄一息了。這時，他們突然看到不遠處的山上有一片桃子林，結了許多桃子，兩人便立刻鼓足全身力氣快步走了過去。

幾個桃下肚後，兩人渾身有勁。兩人又有力氣趕路了，走到了一條小溪邊，正低頭喝水，突然聽到一陣笑盈盈的聲音，他們抬頭只見對面有兩個絕妙的女子，一個穿紅衣，一個著綠衣，向他們招手，叫著他們的名字。兩個年輕人覺得太奇怪了，問道：「我們和姑娘從不認識，妳們怎麼知道我們的名字啊？」只見穿紅衣服的姑娘笑著答說：「我叫紅桃，她叫碧桃，家住桃園洞，今天出門採藥碰到兩位公子，實屬緣分，我們想邀請你們倆到家中做

客，不知道兩位願不願意？」兩位年輕人當即表示願意隨她們進洞。

　　進洞後兩人發現洞內別有一番洞天，燈火通明，溪水潺潺，令人眼睛為之一亮，洞內氣候猶如三、九月，很是愜意舒服。就這樣，兩個年輕人在洞裡住了幾天，便與兩位姑娘成親了。

　　從此，白天他們一同採藥，夜晚彈琴、跳舞，生活得很美滿。 有一天，他們照樣出門採藥。突然樹上布穀鳥叫了起來，「歸家，歸家。」聲音非常悲切。兩個年輕人忽然想起離家已久，村裡百姓的病也不知如何了，家裡人肯定掛念。於是晚上回到家中後跟妻子商量，想下山回家去看看，過幾天就回來。兩位姑娘聽完後很傷心地說道：「兩位夫君是為採烏藥才上山的，回去是遲早的事。我們這裡有你們需要的烏藥。你們回去辦完事後就馬上回來，一路小心！」說完便拿了滿滿一筐的烏藥贈與兩位年輕人。

　　第二天一早，兩位姑娘送劉晨、阮肇出了洞，直到溪畔才依依惜別。出了山，兩位年輕人沿原路返回，但老覺得走的路很陌生。到村子後，更加覺得奇怪了，似乎什麼都變了，他們找不到家，他們以為自己走錯地方了。劉晨想了很久，突然想起自己家門口旁有一個半邊搗臼。找到了半邊搗臼，終於確定這是他們家。

　　於是，兩人高興地進屋了，可是家裡人一個都不認識。兩年輕人立刻退了出來，向一個白鬍鬚老者打聽，白鬍鬚老者告訴他們倆，他聽爺爺說，爺爺的太太公到天臺山採烏藥後一直沒回來。於是，白鬍鬚老者查了族譜才曉得他的七世太太公就是眼前的兩個年輕人。

　　劉晨、阮肇這才如夢初醒，原來自己在天臺山採烏藥時碰到神仙了，真是「天上一日，地下一年」啊！過幾天，兩個後生又進山，結果發現桃源洞已經被封鎖，自己的妻子也不見了，但在洞邊卻多出了兩座山峰，形似妻子，原來在他們離開的這段日子，王母娘娘發現了兩位仙子私自與凡人通婚，便把她們變做兩座石山以示懲罰，以儆效尤。

烏藥辛散溫通、散寒行氣以止痛，用於寒凝氣滯所致胸腹諸痛症；有溫腎散寒、縮尿止遺之功，用於尿頻，遺尿。

[複方]

（1）烏藥羊肉湯

【**用料**】羊肉（瘦）100公克、烏藥10公克、高良薑10公克、白芍藥25
公克、香附8公克。

【**做法及用法**】將烏藥、高良薑、白芍、香附、花椒研末，裝入紗布袋
中，放入砂鍋內。羊肉洗淨，切小塊，入砂鍋，加水適
量，先以大火煮沸，再改文火慢燉至羊肉爛熟，加入生
薑（切大片）、蔥（切段）、黃酒、白糖，煮一二沸，
取出紗布袋，加入鹽即可。食肉飲湯，每日1劑。

【**效用**】溫脾散寒，益氣補虛。

（2）急性腰部扭挫傷

威靈仙、烏藥各15公克。水煎2次，混合後分2次服，每日1劑，連服
3～5日。

知識延伸

《本草綱目》等典籍記載：烏藥，以出天臺者為勝。具補中順氣、開鬱
止痛、溫腎散寒之功效，能上理脾胃元氣、下通少陰腎經。

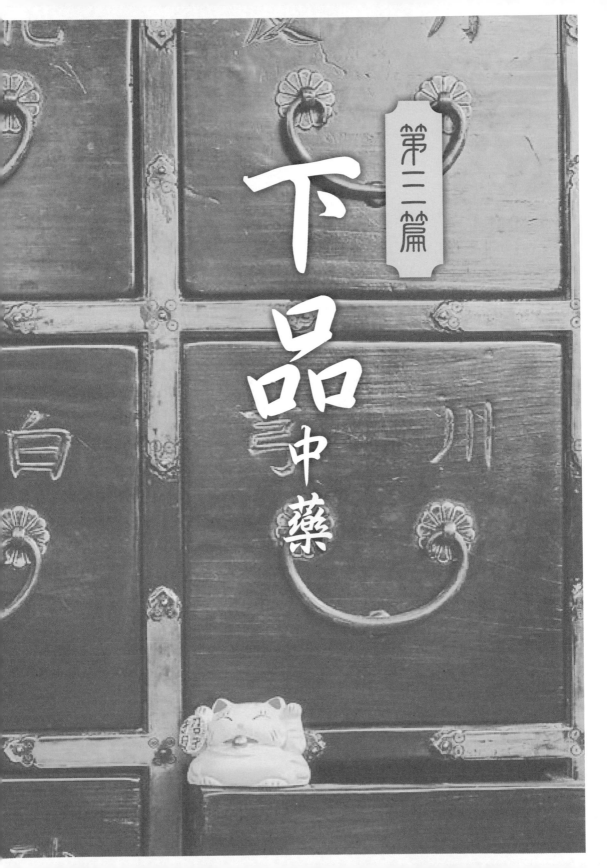

第三篇

下品
中藥

通關瀉積話巴豆

【藥名】巴豆

【藥性】辛，熱，有大毒。歸胃、大腸經。

【功效】峻下冷積，逐水退腫，祛痰利咽，外用蝕瘡。

【產地】主產於四川、廣西、雲南、貴州等地。

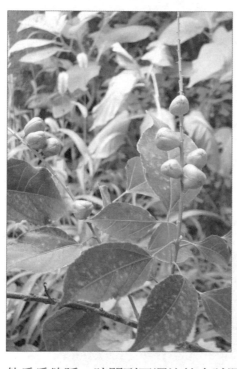

相傳，在魯地有一位叫趙瑜的窮書生，父親過世的很早，從小他便和母親相依為命。母親是一個很堅強的人，自己吃過很多苦，受過很多罪，所以在趙瑜很小的時候母親就教育他，一定要好好讀書，考取功名，有個一官半職的，將來才不至於挨窮受苦。

趙瑜也很懂事，從小就幫著母親做些能力所及的事，空餘時間就看書。等他長大了，可以參加考試了。第一年，他進京趕考，恰逢遇到一場暴雨，淋了個措手不及，第二天趙瑜就高燒不退，患了嚴重的風寒感冒。但他還是堅持去參加了考試，結果可想而知，在考場上他昏昏欲睡，時間到了還沒答完試題，就這樣第一年他名落孫山。

也許是有了第一次不成功的經歷，以後幾年趙瑜年年都參加應試，但沒有一次考中。為此他悲傷、痛苦不已。回到家覺得無顏面對老母親，而且村裡人的冷嘲熱諷簡直無法想像。在返家的路上，他經過泰山，便順道上了東

嶽廟。他本來是想進廟燒燒香，求大慈大悲的菩薩保佑他明年一定要順利考上。

　　一進寺廟，他發現寺廟裡熱鬧非凡，原來，很多今年高中的人都在這燒香拜佛以此感謝神靈對他們的庇護，趙瑜見這般情景想到自己尷尬的處境，竟一時想不開，跑到後山的樹林中上吊自盡。正在這危機時刻，被一位上山採藥的老人救了下來。老人問趙瑜為什麼要輕生，趙瑜哭著說：「參加了多年的應試，一次都沒考上，家裡依舊一貧如洗，自己一介書生，怎麼養活老母啊！還不如死了算了。」老人聽了趙瑜的哭訴，勸他說：「人窮不可志窮啊！你有沒想過你死了之後，老母親怎麼辦啊？」趙瑜一時無話可答，他也意識到自己這種自私與不負責任的行為實在是太不應該了。

　　老人見趙瑜不說話知道他已經後悔了，於是進一步勸解：「其實，人生的路有很多，除了高官厚祿，你還有很多選擇。」「老人家，跟您說實話，對於功名之事我已心灰意冷了。您閱歷豐富，您看像我這樣手無縛雞之力的溫文書生能做什麼呀？」老人呵呵笑著說：「這樣吧！我傳給你一個獨門秘方，你掌握它之後既可以為老百姓治病，又可以解你生活之困，可以保證你的衣食來源。」趙瑜連忙謝過老人。

　　原來老人家傳給趙瑜的秘方就是巴豆丸，可以治冷積、腹滿、水腫、喉風喉痹、頑癬等。因為大家都只知道巴豆有大毒，平時都不敢用它，更不會有人拿它去治病。但老人經過長期摸索發現用多層吸油紙壓榨去油後，碾細過篩製成巴豆霜使用就不會有毒了。

　　後來趙瑜用巴豆丸行醫售藥，果然療效顯著，求醫者絡繹不絕，數年後趙瑜居然成了一方名醫。

　　巴豆辛熱，能峻下冷積，開通腸道閉塞，用於寒積便秘急症，張元素喻其有「斬關奪門之功」；有很強的峻下逐水退腫作用，用於腹水臌脹，可用巴豆、杏仁炙黃為丸服；能祛痰利咽以利呼吸，用於寒實結胸及喉痹痰阻；

外用有蝕腐肉、療瘡毒作用，用於癰腫成膿未潰及疥癬惡瘡。

[複方]

巴豆鯉魚湯

【用料】鯉魚1條（約500公克）、巴豆12粒。

【做法】將鯉魚去鱗、去內臟洗淨，將巴豆放入魚腹中，一齊放入砂鍋加水煎煮至魚熟，去巴豆，加調味料即成。

【效用】利水消腫，補虛逐水。

知識延伸

巴豆中毒解救方法

服冷稠米湯或麵糊、蛋清、牛奶、豆漿、鞣酸蛋白、阿拉伯膠漿，或大豆煮汁，或芭蕉葉根搗汁，或小野雞尾草搗汁，或花生油，或綠豆煎湯內服。

將軍盛名唯大黃

【藥名】大黃

【藥性】苦，寒。歸脾、胃、大腸、肝、心包經。

【功效】瀉下攻積，清熱瀉火，涼血解毒，逐瘀通經。

【產地】主產於青海，甘肅等地。

相傳，在四川峨眉山下有位姓黃的郎中，祖祖輩輩都是靠採挖黃連、黃芪、黃精、黃芩和黃根這五味草藥來為老百姓治病的。到了黃郎中這一輩也是如此，大家都習慣稱黃郎中為「五黃先生」。 每年黃先生都會定期去山裡採藥，由於進山時間長，黃先生都會住在山裡一戶名叫馬俊的人家。馬家人都很尊敬五黃先生，每次五黃先生來家裡都是熱情招待。馬家人生病了，五黃先生就會免費給他們診治，這樣一來他們親如一家人。

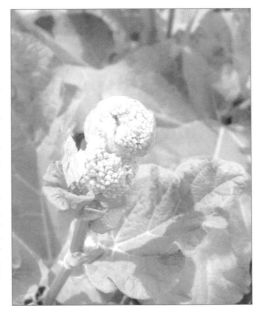

當馬俊長大了些時，他父親便對五黃先生說他不想自己的兒子像自己一樣一輩子都靠開荒種田為生，希望五黃先生能教一些看病治人的醫術給馬俊，將來有門手藝能有口飯吃。五黃先生行醫數年，也累積了不少的經驗，收個徒弟一方面平時可以幫幫自己，另一方面自己的醫術也可以得到繼承。於是，五黃先生便收了馬俊為徒。

剛開始，馬俊跟著五黃先生進山採藥很積極，但時間久了，他就在心裡

埋怨五黃先生不教他看病的本領只叫他上山採藥、曬藥、抓藥。他跟師父說想學看病，五黃先生說：「透過平日裡我對你的瞭解，覺得你性子比較急，這一點是學醫的大忌啊！再等一段時間，我自然會教你的。」馬俊聽師父這樣說，心裡不高興，於是便暗地裡偷偷地學，一段時間後他自己也摸出了些門道。有時候趁師父不在他還悄悄給人看病，也治好了幾個人，很是高興。

有一天，有位孕婦來看病，不巧五黃先生出診了，那位孕婦看上去臉色蒼白，有氣無力的，馬俊不會把脈，就直接問那婦人哪裡不舒服，孕婦說拉肚子拉了幾天了，渾身困乏無力。本來止瀉應該用黃連，馬俊卻給她用了瀉火的黃根。結果，那孕婦吃了兩天的藥不但沒治好病，反而因為大瀉而死去了。孕婦的家人一怒之下，就把馬俊告到了縣衙。縣官經過審查後就給馬俊判了個庸醫害人的罪名。

這時，五黃先生正好出診回來了，聽說了此事，立刻趕到縣衙。跪在堂前說：「大人，應該判我的罪啊！馬俊是我的徒弟，他之所以誤傷人性命，都怪我平時沒教好。」馬俊一聽，急忙分辯：「大人，我給人看病是背著先生的，此案與他沒有任何關係，大人千萬不要判先生的罪。」縣官一聽就明白了來人是馬俊的師父，而且由此可見師徒感情非同一般。後來經過明察暗訪知道五黃先生在百姓中的口碑極好，是大家尊敬的好醫生。縣官大人也不想為難他們，於是和死者家屬商定，馬俊死罪可以免除，但須入獄幾年，並賠給死者家屬一筆錢，這案子就這樣結案了。

後來，馬俊坐完牢後，繼續跟著五黃先生學醫。經過這次教訓後，馬俊人變得很穩重了，時時刻刻都很聽師父的安排。這時，五黃先生見馬俊已經具備了做醫生的條件，就把自己的醫術悉數交給了馬俊。

為了記住治死孕婦那血的教訓，五黃先生決定將五味黃藥中的黃根改名為「大黃」，以免後人再用錯這味藥。

大黃苦寒，有較強的瀉下通便、蕩滌胃腸積滯作用。為治療積滯便秘之

要藥，適用於熱結便秘之症；能使上炎之火下泄，又具清熱瀉火、止血之功，用於血熱妄行之吐血、衄血、咯血，以及火邪上炎所致的目赤、咽喉腫痛、牙齦腫痛等症；可內服外用，用於熱毒瘡瘍，燒燙傷。

[複方]

大黃槐花蜜飲

【用料】生大黃4公克，槐花30公克，蜂蜜15公克，綠茶2公克。

【做法及用法】先將生大黃撿雜，洗淨，晾乾或曬乾，切成片，放入砂鍋，加水適量，煎煮5分鐘，去渣，留汁，待用。鍋中加槐花、茶葉，加清水適量，煮沸，倒入生大黃煎汁，離火，稍涼，趁溫熱時，調拌入蜂蜜即成。早晚2次分服。

【效用】清熱涼血。本方適用於大腸癌患者引起的便血，血色鮮紅，以及癌術後便血等症。

知識延伸

大黃的別名為「將軍」，是人們根據它的功效冠之的。古書記載「大黃，陰中之陰藥，泄滿，去塵垢而安五臟，謂如定勘禍亂以致太平無異，所以有將軍之名。」明朝，張景岳把大黃、附子並稱為中藥之良藥。

大黃也是一味延年益壽的良藥，還是一副美容中藥，可用來消斑。大黃做為一種食用保健品，已開發出諸如大黃酒、大黃晶、大黃飲料等品種，應用前景廣闊。此外，大黃還可用作燃料、香料和釀酒工業的配料。

咳喘痰多尋半夏

【**藥名**】半夏

【**藥性**】辛，溫，有毒。歸脾、胃、肺經。

【**功效**】燥濕化痰，降逆止嘔，消痞散結；外用消腫止痛。

【**產地**】中國大部分地區均有，主產於四川、湖北、江蘇、安徽等地。

　　相傳在清朝，四川有一位總督患有喉痛症已有很長時間，這病雖說不是什麼大病，但平時吃飯、喝水甚至長時間講話喉嚨都會一陣一陣地隱隱作痛，總督一直頗為心煩，找了當地許多名醫診治都沒有什麼效果。因此，總督更為不高興，對自己這不知原由的病一直耿耿於懷。

　　後來，有人向總督提議，成立一個醫生協會，專門供醫生們交流，無論是名家名醫還是遊醫散醫都可以入會，只要能治好總督的病就會得到豐厚的獎賞。就這樣，不久醫生協會便成立了，吸引了不少的醫家前往，大家去的目的各不相同，有的人是衝著豐厚的獎賞；有的人是想看看究竟這是何疑難雜症；有的人是一直都很敬重總督想為他分憂……

　　一天，當大家都在議會室討論這病的診治方法時，突然聽見家僕回報：「稟總管，門外又來了一位自稱是醫生的人。」「快快有請！」總管高興地回覆。不一會兒，只見一位衣著很隨便的人踱著小步進來了，在場的各名醫相互看了看，沒有太多的寒暄，因為他們覺得跟那人沒有交流的可

能。

在進屋一段時間後，散醫發覺自己被孤立了，沒人主動和他說話，他覺得很尷尬，於是起身準備離去，心想：「什麼醫生協會，還不是專門給你們這些有身分的人準備的，看來我是來錯地方了。」

當散醫走出客廳後，總管發現他沒招呼一聲就離去，肯定有不周到的地方，於是追了出去。這時散醫已經來到後花園中，他發現後花園的北牆角處有很多竹籠，竹籠裡關著很多漂亮的野雞，心裡覺得奇怪，正在這時總管追上了他，「先生，為何匆匆離去，小人招待不周處還望見諒！」散醫一聽這話剛才的不快全消了，連忙說道：「沒有沒有，我只是出來透透氣！管家，你們這院子裡的野雞是供觀賞用的？還是留作食用啊？」帶著疑惑散醫說道。「我們總管喜歡吃野雞髓豆腐湯，這些野雞都是留作食用的。」總管回答道。

散醫一下豁然開朗，「啊！是這樣啊！帶我去見總督大人吧！他的病我能治好！」總管聽散醫說得如此有把握，心想他肯定有辦法，於是立刻帶他去見總督大人。

見到總督後，散醫就說：「草民認為，總督的病並不用吃很多的藥，只需戒食野雞，然後早晚各服生薑數片，幾天之後必見效。」總督聽了愣了，繼而說道：「願聽先生詳細說來。」散醫自信地說道：「大人喜歡吃野雞髓豆腐湯，卻不知那些野雞喜歡吃生法夏子，常吃野雞便可間接中法夏之毒而引起喉痛之症。」總督聽了散醫的解釋，覺得很有道理，便按照他的方法進行治療，過了幾天後，果然喉痛消除，總督很高興，派人去請散醫回來給予重賞，但是散醫早已不知去向了。

從那以後，那些所謂的百家名醫都很尊重草澤醫生，在以後尋醫治病的時候大家都沒有了先前的偏見。

半夏辛溫而燥，為燥濕化痰，溫化寒痰之要藥，用於濕痰，寒痰症，尤

善治臟腑之濕痰。

[複方]

雞蛋半夏酒

【用料】生雞蛋一個、10毫升酒、半夏2公克。

【做法】先將生雞蛋打一小孔，分別倒出蛋清、蛋黃，把酒稀釋成30毫
升，倒滿蛋殼的三分之一，再放半夏，另以細鐵絲製成刀環
狀，把雞蛋殼置於其中，然後加火煮3～4分鐘，取出半夏，
隨後加入該雞蛋清的一半，加火煮二、三沸備用。

【用法】病人將上汁一口一口喝，就像漱口一樣，慢慢地濕潤咽喉。

【效用】對咽喉部結核有特效，對喉頭結節及聲音嘶啞皆有良效，亦可
幫助喉癌術後的聲音恢復。

知識延伸

生薑可解半夏之毒，我們平常用的中草藥「薑半夏」，即是用生薑汁加
工過的半夏，已經被解過毒了。

止血妙品有白及

【藥名】白及
【藥性】苦、甘、澀，寒。歸肺、胃、腸經。
【功效】收斂止血，消腫生肌。
【產地】主產於貴州、四川、湖南、湖北、安徽等地。

傳說古代有位將軍，既忠誠又十分英勇，很受皇上的器重。那時番邦蠢蠢欲動，對中原地區虎視眈眈，無時無刻不在等待著能擴張土地的時機。

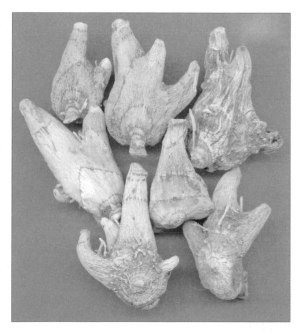

一次，皇上到關外視察民情，而那位將軍就隨行保護皇上的安全。番邦覺得這是個千載難逢的好機會，便派出多名武功高強的將領來刺殺皇上。回京的一路上，刺殺不斷，而那位將軍也非常勇猛，護在皇上的面前，多次阻擋敵人，已經殺了十幾名番將。等回京的一行隊伍來到山海關口的時候，來時聲勢浩蕩的隊伍已經折損過半了。

這時，突然有六個番將追殺上來，那位將軍先掩護皇帝進關，然後自己又返衝出去，迎敵衝殺。最後他終因太疲勞了，寡不敵眾，被人砍了四刀。但他依然穩坐在馬背上，衝回來，來到關前，一聲大吼，竟把馬兒提上城

頭，那些番將瞠目咋舌都嚇呆了。後來連忙用箭射，將軍身上又中了好多箭，最後被救到皇帝面前。所有的人都被他感動了，皇上急忙命令隨行的太醫對那位將軍急救。雖然血止住了，斷了的筋骨也接上了，但由於將軍的肺被箭射穿，呼吸急促，嘴裡還吐著血，仍然有性命之憂。皇帝著急大呼：「如若沒有愛將，朕幾欲死於敵人刀下。如今卿性命堪憂，朕情何以堪？」於是緊急下令張貼榜文，徵求能人前來醫治。

這天，士兵帶進來一位老農，精神飽滿，拿著幾株草藥。那草藥就如棕櫚葉一樣，根部有顆像菱角肉的塊狀。老農將草藥獻給皇帝道：「請皇上命人把這根上的塊狀切下來烘乾，磨成粉，沖服並外敷，不久傷口便能痊癒了。」

果然沒幾天，將軍肺部的傷口癒合，嘴裡也不吐血了。皇上當然十分高興，表示感謝道：「你說吧！要什麼樣的賞賜？是要做官呢？還是要你一輩子都花不完的銀子？」老農笑著搖搖頭。皇帝奇怪了，問他道：「權力和金銀財寶你都不要，那你想要什麼呢？」老農只是笑笑，不語。

後來，傷癒的將軍見到老農，立即上前鞠了一躬，滿懷感激地說：「敢問老伯尊姓大名？我能從閻王殿裡回來，全是老伯您的功勞，即使給您我所有的財產也無法表達我的謝意。」老伯見將軍彬彬有禮，才回答：「我叫白及。我什麼也不要。只希望把這味草藥，讓太醫院編入藥書，公布天下，使老百姓也會用它來醫治肺傷出血就行了。」將軍讚賞地看著他，連連點頭，佩服道：「好，好好，老伯真是高風亮節！我一定會稟明皇上的。」老農隨即離開了皇宮。

於是，將軍晉見皇上，對皇上說明了老農的願望。皇上這才明白：「哦，原來他想要這個啊？還真是個奇怪的老人！那味藥叫什麼啊？」老農已走，將軍哪裡知道名稱，只好回答道：「我沒向老伯問名稱呢！但他的姓名叫白及，就把這個藥命名為『白及』吧！剛好也可紀念這個不求金錢、權勢的老伯！」從此以後，中藥白及就成為了廣泛使用的藥材了。

　　白及質黏而澀，為收斂止血要藥，止血作用佳，用於內外諸出血正；能消腫生肌，用於癰腫、燙傷及手足皸裂、肛裂等。

[複方]

白及冰糖燕窩

　　【用料】燕窩10公克、白及15公克。

　　【做法】燕窩製如食法，與白及同放瓦鍋內，加水適量，隔水蒸燉至極爛，濾去渣，加冰糖適量，再燉片刻即成。

　　【用法】每日服1～2次。

　　【效用】補肺養陰，止嗽止血。適用於肺結核咯血、老年氣管炎、慢性支氣管炎、肺氣腫、哮喘。

知識延伸

　　白及自古就是美容良藥，被譽為「美白仙子」，還可治療痤瘡、體癬、癤腫、疤痕等皮膚病。《藥性論》云其「治面上瘡，令人肌滑」。《本草綱目》云其「洗面黑，袪斑」。常單味或配方製成面膜、洗劑、糊狀、霜劑等外用，如人參潤膚霜、宮廷流傳方、白及面膜等，也煮粥內服，堅持應用有肯定效果。

　　中國著名的京劇表演藝術家梅蘭芳先生，生前常食核桃粥（其中有大豆、白及、核桃仁等），所以到老仍面容紅潤、肌膚光澤。用白及減肥，可取120公克，配瘦排骨肉塊120公克、薏苡仁100公克、綠豆或黑豆 100公克、去皮切塊冬瓜300公克、枸杞10公克製作藥膳吃。先將薏苡仁和豆類泡水4小時，然後將所有藥料放入滾沸水中，以中火煲燉半小時，轉小火再煲20分鐘，關火前5分鐘加少許鹽調味即可。

毒痢剋星白頭翁

【藥名】白頭翁

【藥性】苦，寒。歸胃、大腸經。

【功效】清熱解毒，涼血止痢。

【產地】主產於吉林、黑龍江、遼寧、河北、山東等地。

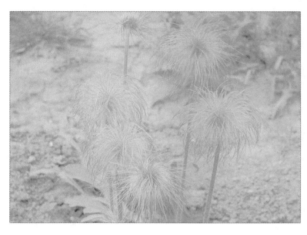

從前，有個年輕人鬧肚子痛，痛得他額頭直冒冷汗，四肢發冷。當時恰好是農忙之際，左鄰右舍都下田幹活去了，年輕人只得強忍疼痛自己去找醫生。誰知村裡唯一的醫生被鄰村的人請去看病了。年輕人本來想等醫生回來，可是左等一個小時右等一個小都不見醫生的蹤影，他只得去鎮上找醫生。小鎮離村子有點遠，但如果按照正常的速度，在天黑之前他應該趕的回來。年輕人一路走得很急，半路上痛勁又上來了，痛得他腸如刀絞、臉色煞白，最後竟行動不得，躺在地上打滾，哭爹喊娘。

「小伙子，你這是怎麼了？我可以幫幫你嗎？」年輕人痛苦地抬起眼角，看見一位白髮蒼蒼的老爺爺拄著枴杖站在他面前。

年輕人答道：「從今天早晨開始我的肚子就痛，想買點藥可是醫生出門了……哎呦……」年輕人還想繼續說點什麼，可是他痛得說不下去了。

白鬍子老人俯下身子，將年輕人攙扶起來，說道：「我知道有一種中藥

可以治你的肚子痛。」

「請問是什麼藥？在哪裡啊？」

白鬍子老人笑著說：「遠在天邊近在眼前。」

說完用枴杖指著路邊一棵頭頂上長著絨絨白毛的草，說：「這種草藥的根可以治好你的病，你把它挖回去，切下根，煎藥，只需要喝幾次就可以藥到病除的。」

「老人家你不會開玩笑吧？這野草我都不知道見了多少，怎麼就沒聽誰說它能治肚子痛。」

「信則靈，不信則不靈。這是我的獨傳秘方，希望你用它治好病後，傳播給大家。」老爺爺說完，轉身走了。

年輕人尋思著這位白髮老人看起來和藹可親應該不會是騙人的。於是，便趁著肚子還不是很難受的時候挖了些那種野草帶回家。睡前按照老人說的方法把草藥煎湯喝了，一夜沒事，第二天年輕人繼續喝了幾劑，過了幾天他的病便痊癒了。

不巧的是，鄰居中有個人也得了痢疾。也是痛得哭爹喊娘的。

年輕人得知後說：「我有辦法治你的病，你等我一會兒，我上山挖點藥回來。」說完便帶著採藥的工具到村外的田埂間去挖藥了。

年輕人挖了一籃子藥回來，按照上次的方法煎了藥給鄰居喝。鄰居吃過就好了。大家都很好奇年輕人怎麼會知道這野草能治痢疾。年輕人便對大家詳細地講述了他如何得病，如何遇見白髮老人等等。

大家問：「這藥草叫什麼名啊？」

「哎呀，忘了問老人家了。」年輕人後悔地說道。

過了些日子，農忙結束了，年輕人有空了，想起來應該好好謝謝老人。於是，他帶了些禮物來到了上次他見到白髮老人的地方。可是，等了好久都不見老人的蹤影，問了些過路的人，大家都說沒見過這樣一位老人。

年輕人很失落，他坐在田埂上發呆，尋思著一個活生生的人怎麼就見不

著了呢？想著想著，在暖暖的陽光下年輕人便在山坡上睡著了。夢中，他見到了那位老人，老人告訴他自己是南極仙翁，那天親自下凡傳藥，那藥叫「白頭翁」。年輕人醒來之後，明白了一切。從此，「白頭翁」就被當作一味常用中藥使用了。

白頭翁，又名白頭草、奈何草、大將軍草，屬毛茛科多年生草本植物。生於山野、荒坡及田邊，其根、莖、葉、花皆可入藥，藥用主要用其根。據說其草的特性是有風反靜，無風自搖，根部有白茸。中國最早藥學專著《神農本草經》即將其列為清熱解毒、涼血治痢要藥。醫聖張鐘景的《傷寒雜病論》中，有治療厥陰熱毒利（痢）的白頭翁湯，治產後下利（痢）極虛的白頭翁加甘草阿膠湯，效專力宏。但此藥虛寒下痢忌用。

[複方]

黃連白頭翁粥

【用料】黃連10公克、白頭翁50公克、粳米30公克。

【做法及用法】將黃連、白頭翁入砂鍋，水煎，去渣取汁。另鍋中加清水400毫升，煮至米粒裂開，加入藥汁，煮成粥，待食。每日3次，溫熱服食。

【效用】清熱解毒涼血。專治中毒性痢疾等。

知識延伸

《唐本草》中載：「白頭翁，其葉似芍藥而大，抽一莖，莖頭一花，紫色，似木堇花，實大者如雞子，白毛寸餘。正似白頭老翁，故名焉。根甚療毒痢，似續斷而扁。」

宣肺祛痰話桔梗

【**藥名**】桔梗

【**藥性**】苦、辛，平。歸肺經。

【**功效**】宣肺，祛痰，利咽，排膿。

【**產地**】中國大部分地區均產，以東北、華北地區產量較大，華東地區品質
　　　　較優。

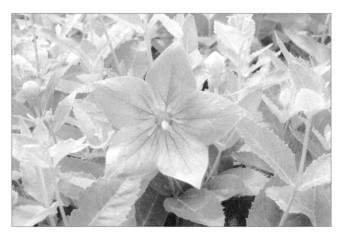

　　傳說，在大別山某縣，城南有　個商家村。村裡有個叫商鳳的姑娘，她從小就很堅強獨立，善良勇敢。有一年村裡人染上了一種肺熱病，人人胸悶腹脹，咳嗽不止，渾身有氣無力，不能下田耕作，眼看著田裡的莊稼都荒蕪了。商鳳看了心裡非常難過，在反覆思考後她決心親自去深山老林尋找治病的草藥。

　　離出發前的一個晚上她跟父母說了自己的決定，母親當即表示不同意，說：「村子裡人生病了我們都很難過，但是妳一個女兒家冒這麼大的風險出門採藥我們怎麼能放心啊！」商鳳早料到母親會如此說，她便故意裝作很輕鬆似的說：「娘，沒妳想的那麼危險，我女扮男裝出門，而且我已經向老中醫打聽清楚了那治病的草藥，上了山準能找到。村裡患病的人越來越多了，再不吃藥恐怕……」說著商鳳的聲音哽咽了，母親見女兒心意已決，便沒再

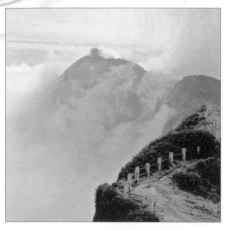

峨眉山。

阻難，好好給她準備了出門的行李。

商鳳心情沉重地踏上了尋藥之路。經過三天三夜的艱難爬山行走，她終於到達了高聳入雲的山頂，但一路也沒採到能治病的藥。商鳳不僅身體疲憊不堪，而且心裡也很失望、焦急。沒辦法的她就跪在山頂上，雙手合掌，祈求道：「老天爺，快快睜開眼睛，可憐可憐商村的老百姓吧！讓我早日找到治病的草藥吧！」說完，虔誠的商鳳姑娘跪了三天三夜。

當她跪到第四天凌晨的時候，人都快暈過去了，這時突然狂風大作，商鳳姑娘一下子被大風捲到天上去了，她迷迷糊糊地隨風飄移，耳邊聽到呼嘯的風聲，身子輕飄飄的好像睡在雲端，一會兒就落地了。她站穩腳跟後，四處眺望，只見四周叢林茂密，雲霧繚繞，鳥語花香猶如仙境一般，這時突然有個聲音傳來：「商鳳姑娘，這裡是峨眉山，妳快隨我來，我帶妳去採妳在尋找的草藥。」

尋聲望去，商鳳看見一位鶴髮童顏、神采奕奕的老仙翁正笑瞇瞇地朝自己走來。商鳳姑娘還沒回過身來，那老仙翁又開口了：「姑娘妳心誠志堅，為救眾鄉親，歷經千辛上山尋藥，又連跪三天三夜，此舉實在叫人佩服啊！玉皇大帝很受感動，特派我給妳仙藥。」說完就從腰間的藥袋子裡拿出一把仙藥草籽，遞給商鳳姑娘囑咐道：「妳把這些仙藥草籽帶回去，散在地裡，第二天便會破土出芽，第三天便會長葉開花，等到第七天時便可挖出它的根煎湯，給村裡患病的人喝，便可立即祛除病邪。」商鳳姑娘接過仙藥草籽叩頭致謝，等她抬起頭時，老仙翁已經不見蹤影了，自己又被一陣狂風轉到天空中，霎時又回到了商家村。商鳳姑娘按照老仙翁的說法去做，果然大家的

病都被治好了。

村裡人為了感謝商鳳姑娘的勇敢、虔誠，救活了商家村的人，使商家人一代一代繁衍下去，就把這仙藥取名為「商接根」，流傳中慢慢就變成了「商桔梗」。

桔梗具有宣肺祛痰、下氣利咽、消癰排膿的功效。主治咳嗽痰多，咽喉腫痛，失音，胸滿肋痛，痢疾腹痛，小便癃閉，肺癰吐膿。

[複方]

（1）桔梗研末，每服3～9公克，日服2次。適用於痰咳喘急。

（2）桔梗6公克，薄荷、牛蒡子各9公克，生甘草6公克，水煎服。可治咽喉腫痛。

（3）桔梗6公克，桔梗葉9公克，桑葉9公克，甘草3公克，水煎服，日1劑，連服2～4天。可治熱咳痰稠。

（4）桔梗30公克，甘草60公克，加水煎湯，分次溫服。適用於肺癰、咳嗽胸滿、膿痰等症；若減少藥物的用量，如各用6～9公克煎服，可治外感、咳痰不爽。

（5）桔梗10公克，蜂蜜適量。將桔梗擇淨，放入茶杯中，納入蜂蜜，沖入沸水適量，浸泡5～10分鐘後飲服，每日1劑。可化痰利咽，適用於慢性咽炎、咽癢不適、乾咳等。

知識延伸

桔梗畏白及、龍眼、龍膽；忌豬肉。

驅風溫經話烏頭

【**藥名**】烏頭

【**藥性**】辛、苦，熱。有大毒。歸心、肝、脾、腎經。

【**功效**】祛風濕，溫經止痛。

【**產地**】主產於四川、雲南、陝西、湖南等地。

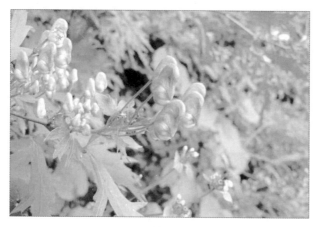

《三國演義》的第七十五回敘述的是「關雲長刮骨療毒」。關雲長，又名關公、關羽。當時關公在水淹七軍，擒獲於禁、斬殺龐德之後，威名傳遍四方，但在攻打樊城的時候，卻被敵人的五百弓弩手的毒箭射中了右臂，翻身落馬，險些喪命，幸虧關平殺進重圍，救出了他。回到營寨之後，大家替關公拔出毒箭，頓時血流不止，上藥包紮後，仍不見好轉。

這時候很多將士都過來探問，大家看到關公的手臂又紅又腫，都不能移動了，便紛紛勸他可以暫時班師回朝調理一段時間，關公聽了大怒：「這樊城我這次是一定要攻打下來的，不拔去這個後患，就難以前進，剿滅曹操那老賊就遙遙無期了。怎麼能因為這點小傷而耽誤了大事？你們是不是故意過來擾亂軍心的啊？」眾將士聽關公這樣說，都沒敢再提休息養傷之類的話了。

關公每天仍堅持商討攻城的事情，但手臂的傷勢越來越嚴重了。大家見

關公不肯退兵，而且擔心他的瘡傷，就背著他暗中四處尋訪名醫。有一天，名醫華佗聽到了這個消息，他一直都很敬佩關公，於是，他便從江東駕著小舟來到了關公的營寨。

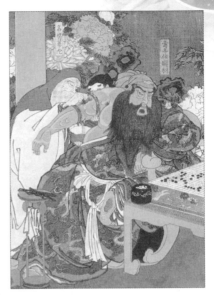

神醫華佗為關公刮骨療毒。

當華佗進入關公的營帳時，他正在和馬良下棋。經過簡單的介紹之後，華佗便替關公檢查起傷口來，華佗檢查完後神情凝重地說：「將軍中的是烏頭之毒，本應該在拔出毒箭之後就用藥，可是現在拖太久了，烏頭的毒性已經滲入到骨頭了，如果再不治療，只怕這隻手就沒用了。」旁邊的人都在慶幸即時請到大夫了，關公還是比較鎮定地問道：「那現在應該怎麼治？」

華佗看了關公一眼說道：「辦法倒不是沒有，只是我擔心將軍會害怕。」關公大笑道：「我行軍打仗這麼多年，還沒遇到令我懼怕的事。」華佗說：「請將軍找個安靜的地方，立一根大柱子，在柱子上吊個大鐵環，你把手臂放在環中，我會用繩子綁住你的手，然後矇上你的頭，再用尖銳的刀割開你的皮肉，直到骨頭露出來，刮去毒藥，把藥敷上去，再用線把傷口縫合好，過一段時間自然就會好了。就怕你害怕。」其他人聽得毛骨悚然，而關公捋了一下鬍子說道：「我看什麼木樁，鐵環就都不用了，直接刮就行。」說完便吩咐手下設酒宴款待華佗。

關公喝完幾杯酒之後，一邊與馬良下棋，一邊命華佗開始刮骨。華佗另外再叫了個人捧著一個大盤放在關公的手臂之下接血，便取了刀，開始刮骨。他很熟練地將關公的皮肉割開了，直到露出骨頭，發現骨頭已經變顏色了。於是，趕緊用刀順著中毒了的地方小心地刮了起來，刀刮骨頭的聲音都

傳到營帳外面去了，帳內、帳外的人都嚇得大氣不敢出一聲。不一會兒，血流了大半盆，華佗刮完了，替關公上好藥，縫上線。關公當即要以重金酬謝華佗。華佗忙說：「將軍是天下人所敬仰的義士，我所做的是應該的，不用錢。」說完，留下一些藥膏就離去了。

烏頭：祛風除濕、溫經止痛的功效，一主治風寒濕痹、關節疼痛、心腹冷痛、寒病作痛等，需炮製後方可內服。生烏頭酊外用能刺激皮膚，用作止痛劑。

[複方]

杜仲烏頭酒

【用料】杜仲（炙）八兩，乾地黃四兩，當歸、烏頭（去皮）、芎勞各二兩。

【做法及用法】上五味藥切細，酒一斗二升浸。適量飲服。

【效用】治療腕傷、腰痛。

知識延伸

烏頭有大毒，內服應製用，禁生用。如赤丸方用炮烏頭，烏頭煎方強調應「熬，去皮」用。炮、熬即焙烤烘乾之意。

回陽救逆數附子

【藥名】附子

【藥性】辛、甘，大熱。有毒。歸心、腎、脾經。

【功效】回陽救逆，補火助陽，散寒止痛。

【產地】主產於四川、湖北、湖南等地。

相傳在五百多年前，湖北蘄州城外十公里處有個劉家村，村裡有一家姓趙的父子倆，靠採藥為生。

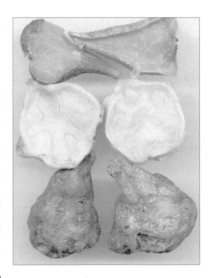

一天吃過晚飯後，趙老漢去鄰居家串門子，兒子小趙攜了個包裹出門了。沒過多久，趙老漢因為不太舒服就回家，發現兒子不在，以為他出去找朋友了。隱隱的一陣胸腹脹痛又來了，趙老漢打算用自己家的草藥煎點藥湯喝，等他去拿草藥的時候發現準備儲存的一部分藥不見了，恰好這個時候兒子回來了，趙老漢劈頭就問：「你跑哪裡去了？家裡沒個人，藥不見了都不知道。」

其實，那些藥不是被人偷走了，而是小趙拿去給隔壁村的一位生病的孤寡老人了，在回來的路上小趙還在尋思怎麼跟父親講這件事，現在見父親如此大的火自己更不敢跟他講實話，小趙安慰父親道：「藥丟了也找不回來了，不要緊，我明天再去採一些。」趙老漢一聽這話，一股莫名的怒火湧上心頭：「你這是說的什麼話，那藥又不是從天上掉下來的，那可是我們辛辛苦苦地從野外採回來的，難道你就一點也不心疼？」小趙見父親氣挺大的，

自己也不敢多說，就悶著氣出去了。

天色快黑了，小趙在村口的路邊徘徊著，他不想回家，也不知道自己要去哪裡。忽然，一個關切的聲音在耳邊響起：「這位小兄弟，看你臉色不怎麼好，是不是遇到什麼麻煩了？」小趙尋聲望去，只見一位很慈祥的老人，旁邊還跟著一個背著藥囊的青衣小童。這時，小趙就猶如一個落水者被救似的，既激動又委屈地對那長者說：「鄰村的阿公無兒無女，生病在家，我把家裡的藥拿了一些給他送過去，父親回家發現藥不見了，也沒問怎麼回事，就發了一頓脾氣，還責怪於我，我覺得很鬱悶就出來透透氣。」

長者聽完小趙的訴說，笑著說：「原來是這樣，你送藥給阿公並沒有錯，可見你是個很有孝心的孩子，但是送藥之前沒跟自己的父親商量就是你的不對了。」其實小趙本來就沒有太生父親的氣，只是覺得有些委屈，聽長者這樣一說，心中的一團烏雲就消散了，「那我現在就回家，跟父親說明白。」「可以，我和你一起去吧！老人和老人容易溝通些。」長者善意地建議道。「謝謝老人家！」

沒過多久小趙便帶著那位長者及小童回到了家中，看見父親側身躺在床上發出痛苦的呻吟聲，趕緊上前去，「爹，你怎麼了？」「還不是被你氣成這樣的。」看來趙老漢還沒消氣，小趙此時也不想再惹父親生氣，只是緘口不言。

那長者輕輕地坐在床沿說：「老人家，我是個郎中，讓我給你瞧瞧這病吧！」長者把了把脈說：「你這病不礙事，我給你開些藥吃兩天就能好的。其實啊！您真不該生您兒子的氣，他把藥給鄰村生病無人照顧的阿公是做了件好事。您老已經教訓過小趙了，就算了吧！以免因小事而傷了父子之間的感情。」趙老漢得知事情的真相後，原諒了兒子。

長者命身邊青衣小童從藥囊內取出筆、紙，提筆書寫藥方，開的是：人參、白術、附子、甘草……「附子和氣湯」。後經多方打聽才知那位長者就是撰寫《本草綱目》的名醫李時珍，趙氏父子深深地感激這位老人，後來無

論誰患了胸腹脹痛之症，便給他用「附子和氣湯」這方子。

附子為毛茛科多年生草本植物烏頭的子根。因其附生於母根烏頭之上，如子附母，因名附子。附子能上助心陽、中溫脾陽、下補腎陽，為「回陽救逆第一品藥」，具有回陽救逆、補火助陽、蕎寒除濕、止痛的功效。內服宜製用，外用多生用。服藥時不宜飲酒，不宜以白酒為引。

[複方]

（1）薑附燒狗肉

　　【用料】狗肉1000公克、附子30公克、薑150公克。

　　【效用】補陽、壯腰健腎、治療夜尿多。

（2）附片狗肉湯

　　【用料】狗肉200公克、附子3公克，。

　　【效用】補陽、冬季養生、治療肢寒畏冷。

知識延伸

附子乃中藥「四大主藥」之一，明朝張景岳將此四藥，即人參、熟地黃、大黃、附子稱為「藥中四維」。此「藥中四維」為保命全形之藥而當仁不讓。

瘡家聖藥數連翹

【藥名】連翹

【藥性】苦，微寒。歸肺、心、小腸經。

【功效】清熱解毒，消腫散結，疏散風熱。

【產地】產於中國東北、華北、長江流域至雲南。

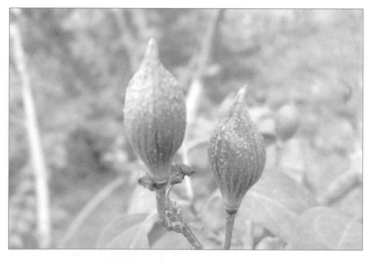

相傳，呂梁山下有位姓廉的老中醫，有個兒子叫廉哥。太行山下有個姓喬的老中醫，有個女兒叫喬妹。兩位老人在一起行醫賣藥，因為志向和情趣相投，於是便成了很好的朋友。

廉哥和喬妹也在父輩的影響下，慢慢建立了愛情。

日子一天天的過去，兩位老人見兩個孩子年齡也不小了，於是就商量著挑個好日子讓兩個孩子成親。就在選好日子不久後的一天，突然有一群窮兇極惡的人，成群結隊地騎著馬闖進了村子，他們四處亂喊：「有誰會看病給我出來。」大家都不明白到底發生了什麼事，都只顧匆匆地躲進家門。「大哥，你家的院子裡曬著草藥，屋裡肯定有人會看病。」

馬隊裡有個聲音傳出來，這時只見大批人馬在一個長著三角眼的人的帶領下都朝喬妹家奔去。一行人馬衝進院子，喚出喬氏父女，「三角眼」對著

喬老先生說：「你是大夫吧？我大哥是山上天星寨的寨主，他得了很嚴重的病，你準備一下，馬上跟我上山為我大哥治病。」

喬老先生聽了大吃一驚，那天星寨平時做盡傷天害理的事，自己怎麼能去給他們的人看病呢？於是喬老先生不卑不亢地對那個人說：「我只是個採藥的藥農，哪裡懂得看病治人？」

「三角眼」一聽急了：「那這村子裡誰會看病？你說，如果說不出來，你就跟我回去。」「村子裡沒有會看病的，大家平時得了病都是隨便吃點草藥，能好就好，不能好就只能認命了，誰叫我們都是窮人啊！」喬老先生想騙那群人，「三角眼」聽喬老先生如此說半信半疑，突然他看見一直站在老先生身後的喬妹，見她長得漂亮，便想把她帶回山去，於是他吩咐手下把喬氏父女一起帶回去了。

廉哥白天進城賣藥去了，回來後得知白天所發生的一切後。他決定上山救出喬氏父女。第二天晚上，廉哥就混進了山寨，他帶著準備好的摻有蒙汗藥的酒，來到了關押喬妹的牢前，誘惑看牢門的山賊喝了那酒，沒一會兒他們便像死豬一樣東倒西歪地躺在地上，廉哥救出了喬妹，喬妹一見到廉哥就大哭起來。

原來喬老先生因為不給寨主看病昨天就被他們打死了，廉哥聽到喬老先生死了，恨得咬牙切齒。廉哥一不做二不休，一把火把山寨給燒了，趁著混亂偷了他們的馬，跑出了山寨。沒過多久就聽見後面傳來了人喊馬嘶的追趕聲，廉哥和喬妹鞭打著馬兒，跑啊跑啊，跑了很遠，突然眼前出現了一座險峻的大山。由於從小就跟著父親上山採藥，兩個爬山能手飛快地爬過了山頂，而那群山賊卻對此無計可施，只好放了一陣亂箭收兵了事。

廉哥和喬妹翻過山頂，從山的另一頭下來了。不久他們便和廉老先生見面了，從此在一個沒有人知道的地方過著他們的日子。就在廉哥和喬妹逃命的那座山上，留下了他們的足跡的地方都長著開黃色小花的藥苗，人們都說是廉哥和喬妹變的，取名為「廉喬」，後來因為它的果實像蓮房，翹出眾

草，所以叫成「連翹」。

連翹是中國臨床常用傳統中藥之一。全世界有11個大品種，大多源自中國，有些源自朝鮮和日本，源自於歐洲南部的只有一種。連翹既能清心火，解瘡毒，又能散氣血凝聚，兼有消癭散結之功，故有「瘡家聖藥」之稱。

[複方]

（1）連翹30公克（磨成粉），蔥白（小蔥的白色根部30公克）用紗布包起來，放在寶寶的肚臍眼上，治小孩感冒初期非常有效。

（2）薄荷（後下）、石菖蒲各6公克，桔梗、牛蒡子、辛夷各9公克，荷葉、連翹各12公克，細辛3公克，元參15公克，水煎服。治療慢性鼻炎。

知識延伸

銀花與連翹均有良好的清熱解毒作用，既能透熱達表，又能清理熱、解瘡毒，故在臨床上兩藥經常同用。但銀花尚能涼血止痢；連翹又能清心熱，散結消癭。

虎守杏林話杏仁

【藥名】杏仁

【藥性】苦，微溫。有小毒。歸肺、大腸經。

【功效】止咳平喘，潤腸通便。

【產地】主產於中國東北、內蒙古、華北、西北、新疆及長江流域。

　　三國時期有位名醫叫董奉，與三國時南陽的張仲景、譙郡的華佗齊名，並稱「建安三神醫」。董奉住在山裡不種田，天天給人治病卻不收取分文。但是，他有一個要求，經他治好的重病患者，要種五棵杏樹，病輕的，則種一棵。許多年後，他治癒了成千上萬的病人，種下的杏樹達到了十萬多株，鬱然成林。

　　一天，董奉回家途中遇茅草叢中臥著一隻老虎。仔細地看了看，發現那隻老虎沒有了吃人的兇相，牠只是一動也不動，抬頭張嘴，大聲喘氣，流著淚，表情很痛苦的樣子，像是生了重病，求自己給牠治病。董奉仔細看了老虎說：「明天此時你來此等候，我給你治病。」老虎點頭走了。第二天董奉把兩個鐵環戴在胳膊上，叫老虎張口，鐵環用來防虎

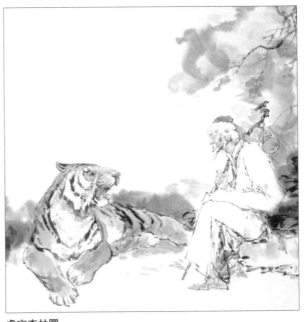

虎守杏林圖。

咬。他用手掏出老虎喉嚨裡的骨頭，治癒了老虎的病，後來老虎為了報恩，就為董奉守衛杏林。

　　每到杏子熟時，董奉就在杏林裡蓋一間倉房，並告訴人們：「想買杏子的，只管拿一罐穀物倒進倉房，然後裝一罐杏子走，不用通知他。」常常有人用很少的穀物換取更多的杏，這時杏林裡的一群老虎就會吼叫著追過來，由於驚嚇，這些貪心的人就急忙逃命，罐裡的杏子因此會掉出不少。到家時，一量剩下的杏子總是正好和送去的穀物一樣多。

　　對偷杏的人，老虎就一直追到偷杏子人的家中把他咬死，死者家的人知道一定是偷了杏，就原封不動地把杏子奉還給董奉，並磕頭謝罪，董奉就讓死者復活。董奉每年把賣杏換來的糧食全部用來賑救貧困的人和在外趕路盤纏不夠的人，一年就有兩萬斛糧食被送了出去。這就是「虎守杏林」的歷史典故。

　　董奉為什麼要讓病人種杏樹呢？不僅因為杏子是一種美味可口的夏令果品，更重要的是杏仁、杏葉、杏花、杏枝、杏樹皮、杏根均可入藥。特別是杏仁，它是一味常用的祛痰止咳、平喘潤肺的中藥。

　　董奉治病不取分文，只要求病家種杏樹以示報答，並以賣杏所得之穀賑濟貧窮的事蹟，為後世所敬仰，並流傳至今。故後人以「杏林春暖」、「譽滿杏林」稱頌良醫美德。「杏林」成為我國古代對醫界的頌稱，直到今天江西九江董奉原來行醫的地方仍有杏林。

　　杏仁味苦能降，且兼疏利開通之性，降肺氣之中兼有宣肺之功而達止咳平喘，為治咳喘之要藥。其含油脂而質潤，味苦而下氣，故能潤腸通便，用於腸燥便秘。

[複方]

（1）將杏仁研碎生用，不去皮尖三斤，蒸令一炊久，更研令極細，入酒三

升，絞取汁，每服五合，日三夜一，治療金瘡中風，汗出即癒。

（2）胡桃仁2枚、杏仁1小撮、瓜子仁60公克、蒜頭梗10cm。水煎服，每日1劑，可治哮喘。

知識延伸

過量服用苦杏仁，會發生中毒，出現眩暈、心悸、頭疼、噁心嘔吐、昏迷等危重症狀。中毒者，內服杏樹皮或杏樹根煎劑可解毒。

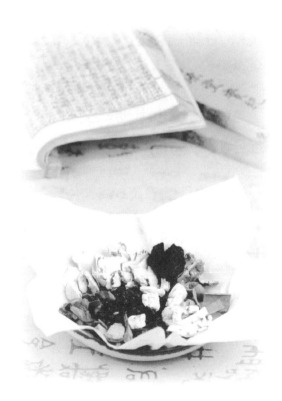

破血逐瘀話水蛭

【**藥名**】水蛭

【**藥性**】鹹、苦，平。有小毒。歸肝經。

【**功效**】破血通經，逐瘀消癥。

【**產地**】中國大部分地區均有出產，多屬野生。秋、夏季捕捉。

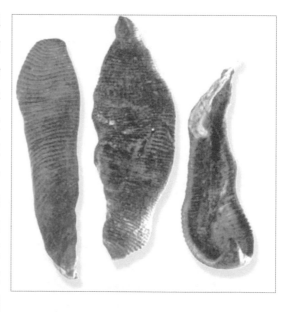

　　隋唐時代，有位名醫叫孫思邈。他幼年體弱多病，為了看病家裡的錢財幾乎耗盡。但他自幼聰明過人，日誦千言，西魏大將獨孤信讚其為「聖童」。長大後，他通曉諸子百家，博涉經史學術，兼通佛典。由於幼年多病，他十八歲立志學醫，二十歲即為鄉鄰治病。孫思邈一生淡泊名利，多次推卻做官召請，周宣帝時，徵召他為國子博士，唐太宗欲授予爵位，唐高宗欲拜諫議大夫，卻固辭不受，一心致力於醫學，專為貧苦百姓醫治疾病。

　　一天，孫思邈進城辦事。由於趕了幾天的路程，到了長安城後便找了家客棧休息。正當他準備休息時，忽然聽見窗外傳來一陣喧鬧嘈雜聲，只見一群人擁著一個大漢朝前急匆匆地趕，路上人都快速地給他們讓路，那大漢用左手捂著自己的左眼。孫思邈發覺那大漢表情異常痛苦，據他看病多年的經驗，他斷定那大漢一定傷了眼睛，而且急需治療。於是，他急忙下了樓。

等他下來後發現那群人已經擁著那大漢進了一家醫館，醫館裡此時已經圍了一圈的人。孫思邈擠進人群中看到剛剛用手捂著眼睛的大漢正躺在醫館的床上，他的左眼被人打得像個熟透了的紅桃，充滿了瘀血，由於疼痛他不停地喊著，那喊聲聽得叫人心寒。醫館的醫生正在焦急地商量對策，大家一致認為這種情況應該用針挑或小刀割破放血，要不然瘀血長時間聚集在眼睛裡會導致失明的。但是醫館裡的幾位大夫沒有誰敢去給那大漢「動手術」，因為大家心裡都明白，他的眼睛已經腫的那麼厲害稍有不小心就有可能劃傷眼珠，這責任誰都承擔不起。

那大漢見進來許久，大夫只是看了，也不見有個人給醫治，更加心急了，痛苦地哀求道：「求你們趕緊給我治治吧！」這時，孫思邈走近仔細看了看，沉思了片刻，對那大漢說：「你這病我能治。你再等我幾分鐘，我去取樣東西過來。」話一說完轉身就走了。

在場的所有人，沒有誰認識孫思邈，大家都在相互打聽這人是誰。沒過一會兒，孫思邈就回來了，手裡捧著個瓷碗，等他走近了，大家發現那碗裡盛著一碗水，水裡有一隻水蛭（螞蝗），大家都很奇怪。只見他把那條水蛭在碗裡洗乾淨，然後放到大漢充滿瘀血的眼睛上，水蛭便愉快地吸起瘀血來，沒一會兒工夫水蛭就變得又粗又大，而大漢眼部的血腫卻越來越小，最後血腫完全消失了。孫思邈熟練地抓起水蛭，用清水為大漢洗淨患處，又叫醫館的人給他敷上消腫的草藥。

在場的人無不稱奇，那大漢連連謝過孫思邈。原來，孫思邈看見那人的眼睛血瘀得厲害，見不能用針挑或小刀割破，於是想到自己經過客棧後院時，看見後院的庭池裡有幾隻水蛭在游，便想到水蛭可以吸血。此後，孫思邈巧用水蛭治療血瘀症的妙法就流傳下來了。

水蛭鹹苦入血分，功擅破血逐瘀，其力峻效宏，用於癥瘕積聚、血瘀經閉及跌打損傷等。

[複方]

水蛭酒

【用料】水蛭60公克（切片），黃酒500毫升。

【做法及用法】將水蛭泡在黃酒中，封口，一星期後使用。口服，每次
6～7毫升，一日三次，二十日為一療程，可連用一至三
個療程。

【效用】袪風，活血，通絡。主治肩關節周圍炎。

知識延伸

古代把水蛭的局部吸血療法叫做「蜞針法」。近年來外科醫生將活水蛭
用於斷指和耳朵再植等手術後，促進血液循環，清除瘀血，大大提高了再植
手術的成功率。因為水蛭在人體吸血時，能釋放出一種麻醉劑，使吸血的物
件毫無刺激感；同時地又向血管中注入具有抗凝血作用的水蛭素，使血液不
在傷口處凝固；並且水蛭還能分泌一種防腐劑，使傷口不致感染發炎。

清肝散鬱夏枯草

【藥名】夏枯草
【藥性】辛、苦，寒。歸肝、膽經。
【功效】清熱瀉火，明目，散結消腫。
【產地】中國各地均產，主產於江蘇、浙江、安徽，河南等地。

從前，有個年輕的秀才，由於父親過世得早，從小與母親相依為命的他很孝順，誰知天有不測風雲，有一天年邁的母親得了瘰癧，脖子又腫又粗，有些潰破的地方一直在往外流膿水。當地的醫生看遍都沒能治好，急得秀才寢食難安。

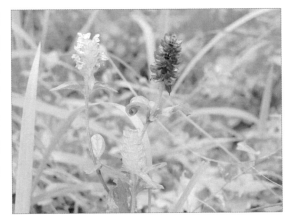

就在秀才一籌莫展之時，有個從外地來的賣藥郎中看到了生病的老人家很是同情，他對秀才說：「你老母親的病怎麼耽誤成這樣了啊？再不把握時間治療，會危及性命的。」秀才聽郎中如此說，急得差點哭起來了，用哀求的口吻對郎中說道：「本地能看的醫生我們都已經看過了，大家都束手無策，不知先生有沒有辦法救救老母？」

「我倒是知道有一種草藥可以治療這種疾病的，只是不知道附近的山頭上有沒有？」郎中考慮了一會兒接著說：「不如你和我一起上山看看。」秀才見郎中如此相助，感激萬分。

秀才和郎中兩人一前一後地上山了。幸運的是，在那塊小山頭上，郎中

尋到了他所需要的草藥——一些帶紫色花穗的野草。下山回到家中之後，郎中叫秀才剪下花穗，用它煎藥，秀才的母親一連喝了幾天的藥後便痊癒了，全家人都很高興。得知郎中來此地是準備進山採藥的，老太太便殷勤地留郎中在自己家做客，郎中也不推卻，正好有個落腳的地方，免得在外面風餐露宿的。就這樣，郎中便在秀才家住下了。白天，他進山採藥；晚上，他研究醫書。漸漸地秀才也被耳濡目染了，慢慢地對醫藥也產生了興趣。還不時地和郎中討論些治病救人的方法。

夏天又一次來臨了，山裡的草藥郎中採得差不多了，他準備離開了，臨走前郎中對老太太說：「您看我在這住了這麼久，給您添了不少麻煩，算算帳我該給您多少錢啊？」老太太真誠地說道：「先生何必如此計較呢？你曾經救過我的命，這點粗茶淡飯算得了什麼！」郎中想治病救人本來就是我的職責，吃飯就應該給錢，但見老太太如此誠懇，如果自己再堅持下去反而顯得見外了，於是對秀才說：「這樣吧！我教你認識一種專治瘰鬁的藥草，下次如果有誰得了這病你就用它治，功效很好的。」

秀才想到母親患病的那段日子裡自己的煎熬與痛苦，覺得有必要認識那草藥。於是，他們便一同上山了。一路上秀才和郎中聊得很開心，到了山上後，郎中找到了治瘰鬁的藥草，指著那些草對秀才說：「這種草葉子是圓形的，帶紫色的花穗，十分容易辨識。但你要記住，夏天一過完這種草便沒了，所以一定要趁盛夏的時候採收。」秀才見滿山遍野都是，也沒在意郎中的話。

郎中離開後的兩個多月正值夏末秋初時，縣官張榜求醫為母親治療瘰鬁。秀才得知後揭了榜，向縣官誇下海口自己一定有辦法醫治好老夫人。於是，縣官派了些官差跟隨秀才一同上山採藥。可是翻遍了整個山頭就是不見那些帶紫色花穗的藥草的蹤影，這下秀才著急了，不停地向官差解釋自己曾經見過那些草藥，官差哪聽得進他的話，把秀才押回衙門，交給縣老爺處置。正為母親的病擔憂的縣官簡直氣得不行，當場打了秀才五十大板。

不僅沒撈到好處反而遭了頓打，秀才越想越委屈。他把郎中臨走前說過的話前前後後仔仔細細地想了一遍，猛然記起「這草藥只在夏天才有。」挨板子也只能怪自己粗心大意。為了記住這個教訓，秀才就把這草叫做「夏枯草」了。

夏枯草具有清肝瀉火、解鬱散結、消腫解毒的功效。主治頭痛眩暈，煩熱耳鳴，目赤羞明，目珠疼痛，脅肋脹痛，瘰癧癭瘤，乳癰，痄腮，癤腫，肝炎。

[複方]

（1）治急性扁桃腺炎，咽喉疼痛：鮮夏枯草全草二至三兩。水煎服。

（2）治打傷、刀傷：把夏枯草在口中嚼碎後敷在傷處。

（3）治汗斑白點：用夏枯草煎成濃汁，每天洗患處。

知識延伸

夏枯草為清肝火、散鬱結的要藥，它所主治的大多是肝經的病症。本品配以菊花、決明子，可清肝明目，治目赤腫痛、配以石決明、鉤藤，可平降肝陽，治頭痛、頭暈；配以玄參、貝母、牡蠣等品，可軟堅散結，治瘰癧結核。

以毒攻毒話白礬

【藥名】白礬

【藥性】酸、澀，寒。歸肺、脾、肝、大腸經。

【功效】外用解毒殺蟲，燥濕止癢；內服止血止瀉，化痰。

【產地】主產於安徽、浙江、山西、湖北等地。

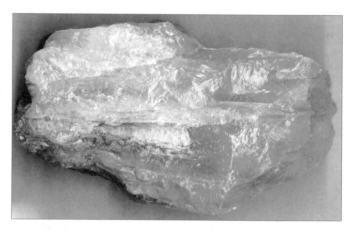

從前，在山東萊州有戶姓劉的人家，他們家的孩子安成從一出生身體就不是很好，體質很差，一不留神就會生病。家裡人為孩子看病的事，不知操了多少心，花了多少錢。

有一天，孩子的母親帶著孩子到山上的廟裡燒香拜佛，以求平安。從寺裡出來的時候，碰見了方丈大師，因為母親是個虔誠的佛教徒，經常上山，和方丈已經比較熟悉了。方丈看著孩子說：「這就是妳常跟我提起的小公子吧！長得眉清目秀的，很不錯啊！」提到孩子夫人習慣性地又想起孩子弱不禁風的身體，說道：「這孩子，很聽話。什麼都好，就是身體太差了。」方丈又仔細端詳了一番孩子，說：「我看妳就把這孩子放在寺裡，跟我生活幾年，一來我也懂得些醫術，二來寺裡每天都有鍛鍊活動。我保證幾年之後還妳一個健健康康的孩子。」夫人聽方丈這樣說甚是高興，覺得方丈的提議很好。於是，下山跟家人商量了一下，大家一致同意。第二天，夫人就把孩子送上山了。從此

以後，安成就成了寺裡的俗家弟子。

　　經過十年的寺廟生活加上方丈的精心治療，安成再也不是從前那副弱不禁風的模樣了，身體很健康。在他準備下山回家，告別方丈的時候，方丈說：「我們一起生活了十年，這份緣分實屬不易啊！我沒什麼值錢的東西送給你，就把這本跟隨我多年的醫書《海上方》給你留做紀念吧！書裡有很多治病救人的好方法。你回去潛心研究研究吧！」安成叩頭謝過師父之後，便還俗回家了。

　　在山裡安成經常隨和尚們上山採藥，已經認識很多藥草了，加上他對醫藥很感興趣，不久之後，便能行醫看病了。方丈贈給他的《海上方》給了他很大的幫助，尤其是裡面解砒霜之毒的藥方，更是效驗如神。

　　安成的朋友中有位姓戚的年輕人，他見安成有那麼好的解毒之方，便想從他那要。他跟安成多次提過這個想法，但每次都遭到拒絕。戚某心中一直耿耿於懷。一天，戚某置辦酒宴邀請安成，說感謝他給家人治好了病。吃完飯後，戚某突然關上門，對安成說：「你已經種了砒霜的毒，快把解毒的方子告訴我！」安成剛開始不信，以為戚某在和自己開玩笑，可是沒過一會兒肚子就開始痛了，安成只好說：「你怎麼能拿生命開玩笑啊！快點拿三錢白礬過來。」戚某一聽心中大喜，原來效驗如神的解毒之方就是一味簡單的白礬啊！戚某怕出人命，立刻給安成取來了白礬，用水調好服下，立即解了砒霜的毒。

　　其實，戚某也沒有別的意圖，他只是覺得這麼好的解毒方法應該公開讓大家都知道，那樣的話中毒了就能即時搶救。於是，他便把「白礬解砒霜之毒」寫在榜紙上，張貼在四通八達的路口，以便讓所有的人都知道。

白礬外用能解毒殺蟲，收濕止癢，用於濕疹、濕瘡、疥癬；內服止血止瀉，祛除風痰，用於便血、崩漏及創傷出血。

[複方]

（1）急性砒霜中毒時，用白礬末4～5公克，放入3～5個雞蛋清，加冷開水半碗，攪勻內服。用手指刺激咽部催吐，這是為了將毒物排出體外，嘔吐止後，再服雞蛋清10～15個，可以發揮保護胃黏膜、減少毒物吸收的作用。

（2）白礬10公克，白糖10公克，加熱融化，用棉棒蘸白礬塗抹患處。每日2次。可以治療口腔潰瘍。

知識延伸

白礬本身為有毒中藥，大量內服後刺激胃黏膜可引起出血性胃炎，嚴重時危及生命。一般在發現中毒後立即用高錳酸鉀洗胃，口服牛奶或蛋清；靜脈給以葡萄糖鹽水溶液，以稀釋毒素，促進毒素的排泄。

攻毒拔毒話蟾酥

【藥名】蟾酥

【藥性】辛，溫。有毒。歸心經。

【功效】解毒，止痛。

【產地】主產於河北、山東、四川、湖南、江蘇、浙江等地。多為野生品種。

傳說東漢末年有個農夫，因為患了「疽骨流痰」症，看了不少郎中都說治不好。正值飢荒之年，農夫想他這病反正已經無藥可醫了，自己肯定必死無疑，於是他便每天早出晚歸地到田裡幹活，以減食節糧，讓妻子和孩子能有口飯吃。

一天，他下田耕作，已經到中午的時間了，他飢腸轆轆，困之無力，就在田裡睡了一個時辰。當他醒來時，發現不遠處有一隻癩蛤蟆（學名蟾蜍），癩頭癩腦，渾身疙瘩，正靜靜地蹲在那裡閉目養神。突然，從草叢中竄出一條毒蛇圍住了牠，只見那隻癩蛤蟆左右動彈不得，乾瞪著大眼睛，肚子裡鼓著氣著急。不一會兒，便被那條毒蛇緊緊地盤住了。

農夫靜靜地看著這一切，他想這隻可憐的癩蛤蟆就要成為毒蛇的午餐了。過了好長時間，癩蛤蟆被毒蛇盤得一絲一毫都動彈不得。眼看這只癩蛤蟆就要性命不保了，但是奇怪的事情發生了——兇殘的毒蛇竟然死去了，癩蛤蟆竟好好地活著。農夫想：「這真是神奇了，癩蛤蟆一定比毒蛇更毒。如果我吃了牠，估計很快就能死去，就不用連累妻子和孩子了。」於是，他便上前去猛然一伸手把牠抓住，生吞活剝地吃了起來，剛吃到半隻，一股腥臭味使他吐了，再也吃不下去了。過了一會兒，農夫便感覺口唇發麻，精神恍惚，漸漸昏睡過去。直到太陽落山，家人才找到已經奄奄一息的他，抬回家中。

回到家中時，農夫已經不省人事了，呼吸幾乎感覺不到了，全家人痛哭流涕，準備為他辦後事。誰知農夫就這樣在家裡躺了兩天，奇蹟般地甦醒了。後來發現自己腰間的「流痰」少了，疼痛也減輕了，全家又轉悲為喜。正在這時，他聽說附近村子裡又死了一個青年，在那個飢荒的年代死人是件再正常不過的事了，據說那個青年也是因為家中沒有口糧了，已經餓了好多天了，最後餓得支撐不住了就抓了三隻癩蛤蟆吃了，第二天人們發現他的時候已經全身冰涼了。

聽到這些後農夫大吃了一驚，自己也是吃了癩蛤蟆差點送了命，但最後非但沒有死掉，身上的病也逐漸地好了，那條毒蛇和那個青年卻死掉了。「這可能是癩蛤蟆身上有毒，也許少量可以治流痰，多了可能毒死人。」農夫心想。於是他就在自己身上試驗，每天少量的吃一點，果然一段時間後，傷痛就完全止住了，不久就完全恢復了。最後經過長時間的觀察，他發現在癩蛤蟆的頭上，長著一對耳後腺，能分泌出一種毒漿，用它治療癰疽疔瘡等症，可獲得奇效。

後來，醫生們稱那些毒素為「蟾酥」。

本品為較常用中藥，原名蟾蜍眉脂，始見於《藥性本草》，日華子稱之為蟾蜍眉酥，至《本草衍義》始有蟾酥之名。蟾酥是珍貴的中藥材，內含多種生物成分，有解毒、消腫、止痛、強心利尿、抗癌、麻醉、抗輻射等功效，可治療心力衰歇、口腔炎、咽喉炎、咽喉腫痛、皮膚癌等。目前德國已將蟾酥製劑用於臨床治療冠心病，日本以蟾酥為原料生產「救生丹」。中國著名的六神丸、梅花點舌丹、一粒牙痛丸、心寶、華蟾素注射液等50餘種中成藥中都有蟾酥成分。

知識延伸

蟾酥輕度中毒者，可用生甘草適量咀嚼吞汁，再用新鮮生薑汁約5毫升、紅糖適量沖水服，大量飲濃茶水；蟾酥誤入眼中，可先用大量冷開水沖洗，再用紫草汁洗滌、點眼。

消腫利咽山豆根

【**藥名**】山豆根
【**藥性**】苦，寒。有毒。歸肺、胃經。
【**功效**】清熱解毒，利咽消腫。
【**產地**】主產於廣西、廣東、江西、貴州等地。

從前，有一個很小很小的國家，這個國家不僅土地面積小，人口也特別稀少，但他們國家的人都很聰明。他們之所以很聰明，是因為他們人少力薄，常常需要用智慧去保護自己不受到大國的欺壓。而且他們有一位很有才華與抱負的皇帝，這個

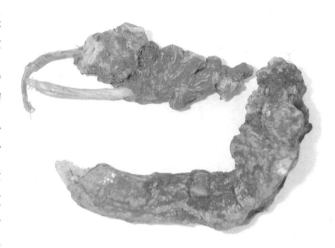

好皇帝什麼都以身作則，處處嚴格要求自己，以便臣子、百姓效仿。他有很多好的提議，如知識無國界，積極主張國民出去對外交流，學習別人的先進技術，回來更好地服務於自己的國家。他還倡導一夫一妻制，得到了大家的廣泛支持。好皇帝只有一個妻子，就是皇后。皇后漂亮賢慧，也很受大家愛戴。

有一次，皇后患病了，上火引發口腔潰瘍，吃了藥，以為會好的，結果潰瘍好了，咽喉又開始腫痛了，幾天之後便化膿了，正常的飲食喝、水都很困難，這使皇后痛苦不已。國王也十分心疼自己的妻子，他把全體醫館的醫

生召集起來，商討如何治療皇后的喉腫。大家一致認為，應該用針刀切開癰腫，使它潰破，以便排膿。但皇后一聽要用針刀，非常害怕，任憑大家怎麼勸說都不肯接受治療。皇帝覺得很奇怪一直都很識大體的皇后這一次怎麼一反常態，變得像個不聽話的孩子似的。後來皇帝只好張榜通告全天下，如果誰有辦法治好皇后的病，便重重有賞。

皇榜貼出不久之後，便有人揭榜了。揭榜的是一位名不見經傳的民間散醫。散醫說：「我一不用針，二不用刀，只要用筆頭蘸藥塗到喉癰上，即可使癰腫潰破。皇后再吃吃我開的藥就會好的。」大家聽了覺得很神奇，心裡想他那塗到毛筆上的到底是什麼靈丹妙藥，只需一點就能化破喉癰。皇后見不用針刀，只是毛筆，便放心叫那散醫看病了。

果然，只見散醫從藥袋裡拿出自己帶來的毛筆和藥水，叫皇后張開嘴，輕輕一點，喉癰便潰破流膿，散醫開了七天的藥，讓皇后每天煎服兩次，連服七天便會好。

七天之後，皇后的喉部不痛不癢，而且還能進食了。皇帝很高興，要重重獎賞散醫，問他要什麼？散醫說：「我既不要錢財也不要名利，看病救人是我的職責而已！」大家都很敬佩散醫的人品。皇上又突然問道：「你那治病的秘方能否說出來讓大家都相互學習學習？」散醫聽了笑著說道：「哪有什麼秘方，我只不過把針刀藏到了筆芯中，消除了皇后的恐懼心理，再給皇后開一味山豆根，也沒用什麼貴重罕見藥材。」國王聽了，連誇散醫聰明，並叫人把這件事傳播到全國，以便大家從中學習。

山豆根大苦大寒，功能清熱解毒，利咽消腫，為治療咽喉腫痛的要藥，用於熱毒蘊結，咽喉腫痛。對胃火上炎引起的牙齦腫痛、口舌生瘡等症也可應用；此外，本品還可用於濕熱黃疸、肺熱咳嗽、癰腫瘡毒等症。

[複方]

（1）用山豆根末，加蜜做成丸子，如梧桐子大。每服二十丸，空心服，白開水送下。三服後即可止赤白痢。

（2）用山豆根末，調油塗兩太陽穴，治療頭風熱痛。

（3）用山豆根一片，含在痛處。治療牙齦腫痛。

（4）用臘豬油調山豆根末塗搽，治療疥癬。

知識延伸

廣豆根與北豆根在臨床上應注意區別使用。二者皆有清熱解毒、消腫止痛之功效，均可用於咽痛、牙痛、喘渴熱症。但廣豆根主要起抗癌作用，多用於腫瘤的治療；北豆根主要起降壓和抗心律失常作用。

消滯驅蟲話檳榔

【藥名】檳榔

【藥性】苦、辛，溫。歸胃、大腸經。

【功效】殺蟲消積，行氣，利水截瘧。

【產地】主產於海南、福建、雲南、廣西、臺灣等地。

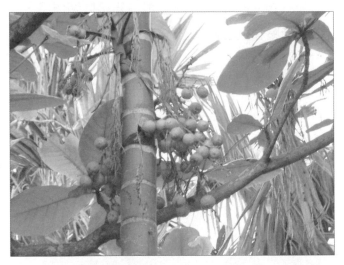

相傳很久以前，在五指山下有一個黎寨，寨子裡的人白天進山勞作，晚上閉門休息，除非是大的節日人們才會舉辦活動。寨裡的生活很封閉，有好多人從出世到終老都沒有踏出過寨子。

善良漂亮的佰廖姑娘就住在這個小寨子裡。她的容貌讓山裡的花朵失去了顏色，她的歌喉讓林中的百靈鳥自嘆不如，寨子裡沒成親的小伙子都很愛慕佰廖姑娘，想娶她為妻，可是佰廖姑娘還沒有碰到自己喜歡的人。她從小就沒了爹，是母親一個人辛苦地把她拉拔大的。佰廖深知母親的不易，所以從小就很孝順母親。

突然有一天，佰廖的母親得了重病，經過診治，寨子裡醫生說這種病只有用生長在五指山上的檳榔才能治得好。這下把佰廖給急壞了，「五指山」是她小時候聽的故事裡才會有的，聽老人們說在很久以前他們的祖輩中有一個人曾經也是為治母親的病而去了一次五指山，回來後跟大家講五指山峰巒

起伏，呈鋸齒狀，像五根手指，到處都是懸崖絕壁，如神工鬼斧，山裡遍佈原始森林，層層疊疊，逶迤不盡，更可怕的是山上還有許多吃人野獸出沒。

在那人之後，寨子裡再也沒有人去過那傳說中的五指山。眼看著母親的病一天比一天嚴重，可憐的佰廖整日整夜地替母親擔憂著，終於她想到了一個救母親的好辦法。她在村子裡貼了張告示說：「我與母親相依為命多年，母親含辛茹苦的把我帶大實屬不易。現在母親身患疾病，性命堪憂。做為女兒的我卻無能為力，我決定尋找能去五指山為母親採回檳榔的人，如若誰能挺身而出，我將嫁給他。」

告示貼了出去佰廖焦急地等待著回音。大家看到這告示議論紛紛，似乎所有的人都被五指山的恐怖所震懾住了，沒有誰敢伸手去揭那張告示，更不用說平日裡那些花言巧語的後生。佰廖看到這樣的情況心中的一線希望之火頓時被澆滅了。

就在佰廖暗自神傷的時候，有一個叫阿果的青年獵手揭下了告示，勇敢的他也一直默默地喜歡著佰廖，他對佰廖說：「妳不要太擔心了，我願意為妳母親去一趟五指山，請妳等我回來！」佰廖深情地看著阿果說：「謝謝，我會等你回來的。」就在那一瞬間，佰廖已經喜歡上了這個無畏的年輕人。

阿果向寨裡的老人打聽清楚去五指山的路線後，回家告別父母，帶上乾糧和弓箭，便義無反顧的踏上了去五指山的征途。為了盡快趕到五指山不畏艱辛的阿果日夜兼程，腳上的鞋磨破了都無暇顧及，終於歷經幾天幾夜的跋涉他到達了五指山腳下。阿果仔細環山觀察了一番，發現五指山高聳入雲，峭壁叢生，體力已經嚴重透支的他決定先在山腳下露宿一晚，調整好狀態再上山。

第二天天剛微微亮，阿果便起來找來山藤和樹勾，向五指山的頂峰攀登。山很陡峭，一不留神就有跌下去的可能，阿果藉助著山藤和樹勾一步一步穩穩地往上挪動著，粗糙山藤勒破了他的手，他堅持著；鋒利的山石劃破了他的膝蓋，他堅持著。終於他到達了高聳入雲的山頂。經過一番尋找阿果

發現了那棵檳榔樹。看著那些掛滿枝頭沉甸甸的檳榔果子，阿果滿心歡喜，準備上前去採摘，誰知就在此時，一條張開血盆大口的巨蟒突然從樹後竄了出來，向毫無準備的阿果撲了過來。反應快速的阿果急忙躲閃到一邊，左手搭弓，右手拿箭，瞄準巨蟒的眼睛，用盡全身的力氣向牠射了過去。正好射中了，那條巨蟒痛得直在地上折騰，阿果趁機拿出大刀，砍向巨蟒將牠殺死了。

勇敢的阿果歷經千辛萬苦，終於順利地採摘到了佰廖急需的檳榔果，他急忙返回到寨子裡。看著那紅燦燦的檳榔果，佰廖開心地笑了。佰廖的母親喝了檳榔煎的藥後，不久就痊癒了。阿果和佰廖也過上了幸福快樂的日子。

檳榔有殺蟲、破積、下氣、行水的功效，是中國名貴的四大南藥（檳榔、益智仁、砂仁、巴戟天）之一。主治蟲積、食積、氣滯、痢疾、驅蛔，外治青光眼，嚼食起興奮作用。在酒醉後嚼食檳榔，可以使醉意很快消失；當飢餓時嚼食檳榔，很快會感到氣力倍增；在吃飽飯後嚼食檳榔，能夠幫助飲食消化，不會造成積食。

[複方]

（1）取新鮮檳榔一個，用鋼針在果上扎無數個小孔，然後浸泡在淡鹽水中，三日後可用。用時取出（想吸菸時）含在口中吸幾口果中的鹽水汁，連用七日，即可戒菸。

檳榔米粥

【**用料**】檳榔、水、粳米。

【**做法及用法**】取檳榔片10～15公克（用於驅蟲，可用至30～60公克），加水200毫升，煎至100毫升，去渣留汁，入粳米100公克，再加水600毫升左右，煮成稀粥，每天上、下午，溫熱服食1次。

【效用】下氣、消積、驅蟲。

知識延伸

　　現代研究顯示檳榔除了有一定的急性毒性外，其中還含有對人致癌的物質，口嚼檳榔能導致口腔癌的發生。如果不是為了治療疾病，最好還是不要把檳榔當作保健品嚼食，即便嚼食也應該適度。

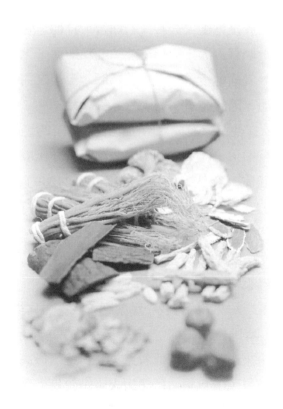

攻毒殺蟲話砒霜

【藥名】砒霜

【藥性】辛，大熱。有大毒。歸脾、肝經。

【功效】外用攻毒殺蟲，蝕瘡去腐；內服祛痰平喘，截瘧。

【產地】主產於江西、湖南、廣東、貴州等地。

　　清朝有位名醫叫葉天士，他生於醫學世家，祖父葉時、父親葉朝採都精通醫術，尤其以兒科聞名。葉天士12歲開始從父學醫，14歲時，他父親死了，於是抱著失去親人的痛苦，拜他父親的門人朱某為老師，專學醫術。葉天士聰慧過人，悟超象外，一點即通。尤其虛心好學，凡聽到某位醫生有專長，就向他行弟子禮拜其為師，十年之內，換了十七個老師，並且他能融會貫通，因此醫術突飛猛進，名聲大振。

　　在他還沒有成名時，他繼承祖輩的業績開設了一個中藥鋪，一邊抓藥一邊行醫。一天黃昏的時候，葉天士外出看病還沒回來，他的妻子正準備關鋪子回家，突然有位鄰村的婦女急匆匆的走進藥鋪，慌張地對葉氏說：「夫人，我丈夫肚子疼得厲害，疼得在地上打滾，額頭上直冒冷汗啊！請妳給我一些治肚子痛的藥吧！」

　　「我丈夫外出看病去了，還沒回來，我又不會看病，妳看要不明天一大早過來吧！」葉氏回答道。

　　「夫人，妳給我一點藥吧！我丈夫痛得不行了，我擔心會出人命的。」

　　葉氏見那村婦苦苦哀求，實在為難，她想到前幾天有個病人也是肚子痛，來店裡看病，他看見丈夫從藥櫃最高層的抽屜裡取出了一個紅色的小瓶子，包了一包藥給那個病人……於是，葉氏便依樣畫葫蘆，包了一小包那種藥給那村婦，叫她回家試試看，留下了她的姓名和住址，以便葉天士回家後

去給村婦的丈夫看病。

晚上很晚的時候葉天士才回到家中，聽妻子提起白天的事，葉天士一聽，嚇得出了一身的冷汗，連忙拉著妻子一同去藥店。看過藥後，葉天士連聲說：「糟了，糟了，可能會出人命的。這藥是信石，就是我們平時說的砒霜！」妻子一聽是砒霜當時就嚇得哭了起來，妻子像是突然想到什麼似的：「我們趕緊連夜逃走吧！要是出了人命我們就麻煩了。」

葉天士搖了搖頭說：「我是大夫，治病救人是我的職責，就算把人治死了，我也不能逃啊！我要留下來承擔自己應該承擔的！」

葉天士說服了妻子之後，就按照那村婦留下的住址找到那家去了。那村婦一聽來人是葉天士，連聲道謝，原來她丈夫服了她買回來的藥後，沒過幾個時辰，就開始嘔吐，吐出了很多很多像蜈蚣一樣的蟲子，肚子痛就消失了。葉天士聽完後，就給村婦的丈夫親自診治，發現原來他患的是蟲積，砒霜有攻毒殺蟲之效，而且妻子給的量很小，這才放心地離去。

正是由於葉天士有著這般高尚的醫德，以及後來對醫學知識孜孜不倦的追求，才使得他成為中國醫學發展史上貢獻非常卓越的一位醫學家。

砒霜外用有攻毒殺蟲、蝕瘡去腐作用，用於癬瘡，瘰癧，牙疳，痔瘡，潰瘍腐肉不脫；內服能祛寒劫痰平喘，用於寒痰哮喘久治不癒之症。

知識延伸

藥材分白砒與紅砒，兩者三氧化二砷的含量均在96％以上，但前者更純，後者尚含有少量硫化砷等紅色礦物質。藥用以紅砒為主。

以龍補龍話地龍

【藥名】地龍

【藥性】鹹，寒。歸肝、脾、膀胱經。

【功效】清熱定經，通絡，平喘，利尿。

【產地】「廣地龍」主產於廣東、廣西、福建等地；「滬地龍」主產於上海一帶。

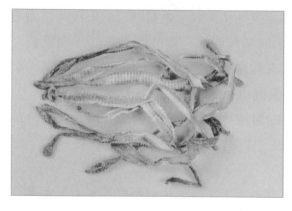

相傳，宋朝皇帝趙匡胤，在他登基後，因剛打下江山很多事都等著處理，勞累過度，加上飲食起居毫無規律，便生病了，前後腰際間出了很多帶狀皰疹，疼癢難受。禍不單行的是，由於夜間看奏摺，不小心得到風寒，多年的哮喘病又復發了。

一時間太醫院的太醫們急得團團轉，大家都在商討如何給皇上治病，有的人提議先治好哮喘再治帶狀皰疹，因為哮喘更危險；有的人則表示相反的意見，他們認為哮喘只要暫時得到控制就沒問題，而帶狀皰疹如果不即時治療惡化了就更難治癒了……就這樣大家各抒己見，始終沒有達成一致的看法。最後，實在不行了，太醫們便一會兒用些治哮喘的藥，一會兒用些治帶狀皰疹的藥，而且用藥也都比較平和，擔心過於峻猛有傷皇帝的身體，出了事誰都擔當不起。

就這樣趙匡胤一直處於生病狀態，終於，有一天他大發雷霆，責罰太醫如果再找不出好的治療方法，就給他們所有的人治罪。太醫們誠惶誠恐，這

時有位太醫說道：「我的老父親住在鄉下，有一次我回去的時候，碰巧也遇到村裡有個人患有帶狀皰疹兼哮喘，後來聽說被一個當地的民間醫生給治好了，不然，我們請他進宮給皇上瞧瞧。」當即，就有人表示反對，因為這樣一來豈不是太沒面子了，顯得太醫院的醫生太無能了，但大家絞盡腦汁，還是想不出良方。於是，決定向民間醫生求助。

那位民間醫生人稱「活洞賓」，是一位專治皮膚病的專家。他察看太祖的患處，見太祖滿腰佈滿人豆狀的水泡，累累如患

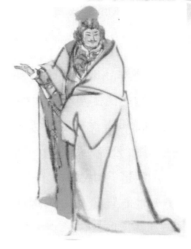

宋太祖趙匡胤畫像。

珠，認為自己有把握治癒。只見他打開自己帶的藥罐，從裡面取出幾條活生生的蚯蚓放入盤中，搗爛如泥，然後撒上蜂糖，使其溶成水液，接著把它分成兩份，一份用棉花蘸些水液塗在太祖患處，太祖自覺有一股清涼之感泌入心脾。接著，另一杯他請皇上口服。宋太祖見此藥既可外用又可內服，感到有些稀奇，便問：「這是什麼藥啊！可以內外兩用？」「活洞賓」怕說出蚯蚓激怒皇上，靈機一動，應答道：「陛下是真龍天子，民間草藥怎麼會有效呢？此藥名為『地龍』取其以龍補龍之意。」太祖一聽，龍顏大悅，於是，便一口服下了。

果然，經過幾天的內服外塗之後，不僅皰疹痊癒，而且哮喘也止住了。御醫看到蚯蚓的藥性功效神奇無比，所以一致認為把蚯蚓美其名曰「地龍」也是當之無愧。從此「地龍」的名聲大振，用地龍治病也逐漸傳開了。

中醫認為，地龍具有清熱息風、通絡、平喘、利尿的功效。《本草綱目》曰：「性寒而下行，性寒故能解諸熱疾，下行故能利小便，治足疾而通經絡也。」「主傷寒、瘧疾，大熱狂煩，及大人、小兒小便不通，急慢驚

風，曆節風痛。」

[複方]

（1）將鮮品地龍用水洗淨，搗成糊狀，加少量白糖及少許冰片，溶解後外敷傷口周圍，有通經活絡的作用。

（2）將地龍15公克，姜半夏15公克，赤茯苓15公克三味藥搗為散，每次服用1公克，用生薑、荊芥湯送服。方中地龍與諸藥配伍有清熱、息風、定驚的功效。

（3）地龍15公克、天麻10公克、決明子15公克、杭白菊12公克、鉤藤12公克、丹參15公克、梔子10公克、赤芍15公克、甘草5公克，水煎服，每日1劑。可以治療頭痛、頭暈、耳鳴、失眠、健忘、乏力、或心悸、面紅目赤、善怒等。

知識延伸

　　市售品分廣地龍及土地龍兩種。廣地龍：全體呈扁片狀。腹部已剖開，內臟已除去僅頭端及尾端仍保持原來形狀，全體彎曲不直。體背色棕紅或灰紅，腹部色較淡，體壁較厚。氣腥，味微鹹。以乾燥、條大、肥壯、不碎、無泥者為佳。土地龍：呈彎曲的圓柱形。全體由許多環節構成，完整，腹部未剖開。口位於較尖的一端，肛門開口於鈍圓的一端，質輕而脆，易折斷，斷面呈土色。氣腥，味微鹹。以身乾、條大、不碎者為佳。

止痙鎮痛洋金花

【藥名】 洋金花

【藥性】 辛，溫。有毒。歸肺、肝經。

【功效】 平喘止咳，麻醉鎮痛，止痙。

【產地】 主產於江蘇、浙江、福建、廣東等地。

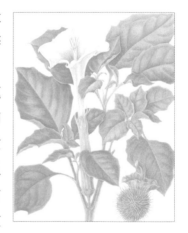

醉仙桃就是中藥「蔓陀羅」（又名「洋金花」）的種子。洋金花的種子為什麼被叫做「醉仙桃」，這其中有一個美麗的故事。

相傳在五代十國天下大亂時，有一名叫阿花的年輕女子長得十分俏麗，她不貪圖榮華富貴和一個家貧如洗的男子結了婚，婚後兩人恩恩愛愛，感情和睦。不料當時戰亂紛爭，朝廷點兵抓丁去抵抗入侵的軍隊。不巧的是，阿花的丈夫當時病重臥床不起，家中又沒有錢充役。為了讓丈夫養好病，勇敢的阿花把丈夫交給婆婆後，含淚女扮男裝，替夫充軍了。

在戰場上，阿花勇敢善戰，表現地比很多男兒都強，多次擊敗敵軍，取得了很不錯的戰績。當戰報傳至朝廷時，天子大悅，屢屢提拔。皇上很是器重她。時間一久，聰慧英俊的阿花被公主看中了。於是，天子下旨把公主下嫁給她。阿花無奈又不敢抗旨，心中想念病中的丈夫，又不能流露。

與公主成親後，阿花整天提心吊膽，小心謹慎，尤其是晚上睡覺的時候，她都是和衣而睡。她在等待一個合適的機會向公主解釋這一切。可是，公主見駙馬婚後一直像躲著自己似的，心裡想不明白，而且很傷心。於是，公主進宮向皇后哭訴，告訴母親自己的遭遇。皇后覺得事情很嚴重便奏明皇

帝，皇帝急忙找來內侍詢問原因，這樣的事情大家怎麼敢胡亂猜測呢？一個個站在哪裡大氣不敢出，皇帝大聲斥道：「你們這群人簡直是廢物，一點用都沒有！」

這時，有一個進宮多年的老內侍奏道：「微臣倒有一計，可以試用。」

「快說來聽聽。」

「還請皇上在宮中設宴，邀請駙馬，讓微臣在旁邊伺候。」皇帝同意了。這天晚上，皇帝便設宴邀請駙馬和公主，酒桌上，老內侍將事先放了「曼陀羅」藥粉的酒呈給駙馬，駙馬一連喝了好幾杯，都沒發覺有什麼異樣。

回府後，駙馬便昏昏沉沉地睡著了。公主脫下駙馬的衣服後才發現，原來駙馬是個女人。第二天，駙馬醒來後，見自己竟然脫了衣服睡覺，便知道自己身分洩露了。於是，向公主坦白了所有的事情。後來，皇上和皇后得知後只好解散了這段姻緣。

後來皇帝問起內侍他那晚在駙馬的酒中放的是什麼藥，怎麼效果那樣明顯。內侍不敢告訴皇帝那藥是曼陀羅，因為大家都知道它有毒。內侍怕皇帝誤會他想毒害駙馬，於是便說那藥叫「醉仙桃」，一聽這麼美麗的名字，皇帝便沒再繼續追問。從此，「醉仙桃」這藥名便相傳開來。

洋金花為麻醉鎮咳平喘藥，對咳喘無痰，用於哮喘咳嗽，其他藥乏效者用之。可散劑單用，或配菸葉製成捲菸吸入；用於心腹疼痛及風濕痹痛、跌打損傷等；用於癲癇及小孩慢驚風等；用於麻醉。

知識延伸

服用洋金花中毒時的中藥解救方法（1）甘草120公克，水煎服。（2）生甘草、生綠豆各60公克，搗爛煎服。（3）生薑30公克，搗汁加紅糖150公克，開水沖服。本品有毒，雖有甘草解毒但切勿過量；而且僅用於搶救治療非緊急時勿用，可以用茶鹼治療。

澀腸止瀉罌粟殼

【**藥名**】罌粟殼

【**藥性**】酸、澀，平。有毒。歸肺、大腸、腎經。

【**功效**】澀腸止瀉，斂肺止咳，止痛。

【**產地**】原產於外國，中國部分地區的藥物種植場有少量栽培藥用。

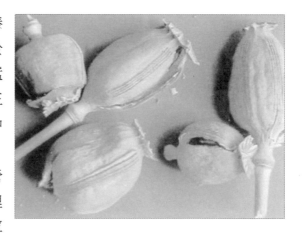

　　相傳，唐太宗李世民還是秦王時，有一次帶兵打仗。由於敵人新招納了一員無人可敵的猛將，經過幾個回合的較量，秦王不但沒佔到什麼優勢，而且軍中很多將士都不同程度的受傷了。一天晚上，在視察過各個軍營後，李世民看到受傷的將士心裡很難過。他便獨自一人走進軍營後面的山林中，想著那麼英勇善戰的人才怎麼沒有被他發現，更重要的是如何才能打敗此人？正當他想得入神時，突然「嗖」的一聲從側面飛來一支箭，正好射中了他的左臂，李世民痛得叫了一聲，抬頭一看有一群敵方的人馬，在朝他而來。在這種孤立無援的情況下他只能逃，由於不熟悉山裡的地理環境加上左臂受傷，他不幸跌入了山谷。

　　當他清醒過來時，發現自己躺在一間小茅草屋裡。一想到軍中所有的人都等著他回去，李世民便奮力掙扎著坐起來，剛一用力就覺得左臂撕心裂肺的痛，就在這時一位白髮蒼蒼的老人進屋了，忙說道：「千萬不要亂動，傷口有毒，我已經幫你清洗乾淨了，剛上了些藥，一定要再好好休息幾個時

辰，否則傷口再次裂開那可就麻煩了。」李世民一聽是這位老人救了自己連忙道謝。

老人說：「治病救人是我職責，今天無意間救了你也算是有緣啊！你好好休息一下，我做了點吃的給你。」李世民看著老人端過來的除了一些家常飯菜外，還有一個碗裡面盛著一些比米粒稍小些的東西，再次謝過老人後，便吃了起來。那東西剛一入口，就覺得滿口餘香油甜，霎時間通腸蕩腑，隱約感覺到左臂的傷口也沒有之前那麼地痛了。老人又拿出自己釀的老酒，請秦王喝，李世民沒有推遲，一陣暢飲，最後暈暈乎乎的就睡著了。

當他再次醒過來時已經是第二天的下午了，老人家就坐在他的身旁。見他醒過來，笑著說道：「秦王陛下，你的傷口漸漸癒合了，再過幾天就會完全好的，你可以走了，去完成你的宏圖霸業吧！」李世民很驚訝，「老人家你怎麼知道我是秦王？」「我救你回來時就覺得你氣宇軒昂，與眾不同，一副帝王之相，後來又無意間看見你腰間所佩戴的玉佩就知道你應該就是當今深得人心的秦王。」老人家如此說道。李世民感激的對老人說：「老人家的救命之恩我現在無以回報，等我完成任務後一定來當面重謝老人家。」老人家語重心長地對秦王說：「倘若有一天你真的當了皇帝，希望你能瞭解民情，體恤百姓就是對我最好的回報了。」李世民聽了頻頻點頭。

在李世民離開之前老人給了他很多他吃過的那種像小米一樣的東西，並告訴他那是罌粟子，具有很好的止痛效果，行軍打仗一定用得著。後來，李世民當了皇帝後，不忘舊恩，帶著厚禮親自前往致謝。誰知進了山後，發現茅屋依然如故，但老人卻不在了。為了表達自己對老人家的無限感激，李世民便傳下口諭，封罌粟子為「御米」，後人又把其殼叫做「御米殼」。

罌粟殼味酸澀，能澀腸止瀉，適用於久瀉久痢而無邪滯者，可單用醋炒煎服，或與訶子、烏梅等同用；有較強的斂肺止咳作用，適用於肺虛久咳不止之症，可單用蜜炙研末沖服，或配烏梅同用；有良好止痛作用，用於胃

痛、腹痛及筋骨疼痛。實驗研究發現罌粟殼有鎮痛、鎮咳和起止瀉作用。臨床報導見治療慢性腸胃炎、治療小孩腹瀉、治療突發性耳聾、治療凍傷、燒傷、治療肝癌疼痛。

知識延伸

在古埃及，罌粟被人稱之為「神花」。古希臘人為了表示對罌粟的讚美，讓執掌農業的司谷女神手拿一枝罌粟花。莖幹及葉含少量生物鹼，成熟枯乾後切成菸草吸食；未成熟蒴果割裂取其乳汁，乾燥凝固成鴉片後以附菸袋鍋之長管抽吸，割裂蒴果成熟後乳汁自行凝固於果殼成為鴉片之原體。罌粟是提取毒品海洛因的主要毒品源植物，長期應用容易成癮，慢性中毒，嚴重危害身體，成為民間常說的「鴉片鬼」。嚴重的還會因呼吸困難而送命。它和大麻、古柯並稱為三大毒品植物。所以，政府對罌粟種植嚴加控制，除藥用科研外，一律禁植。

瀉熱通便玄明粉

【藥名】玄明粉

【藥性】鹹、苦，寒。歸胃、大腸經。

【功效】瀉下攻積，潤燥軟堅，清熱解毒。

【產地】主產於河南、河北、山東、江蘇、安徽等地。

　　張從正，字子和，號戴人，是金元著名的醫學四大家之一。金朝睢州考城（今河南蘭考縣）人。他出身於醫學世家，從小就酷愛讀書，尤其喜歡作詩，性格豪放，不拘小節。他不僅以高超的醫術聞名於世，更因為他極力矯正當時的世醫好用溫補的弊端，創立了以「攻邪論」為中心的新理論，為後來「金元醫學」的繁榮和發展做出了一定的貢獻。值得一提的是，他十分注重中醫的「情志療法」。

　　相傳，有一位姓周的商人，因為參加聚會，喝多了，不能回家，主人便吩咐傭人把他扶到後面廂房中休息。半夜的時候，姓周的商人迷迷糊糊醒了過來，頓時覺得口渴難忍，便起床，開門出去找水喝。他跌跌撞撞地走到了馬廄邊，低頭一看槽內有水，想都沒想，就捧著槽內的水大口大口地喝了起來，然後暈暈乎乎地回去繼續倒頭大睡。

　　第二天，他與主人告辭後，到馬廄裡準備牽馬回家。看見馬廄裡的水，他模模糊糊地記得自己昨晚好像喝過那些水，仔細一看，驚恐不已，原來槽水中有不少小紅蟲在游動。回到家中後，他疑慮不安，老是覺得腹中有小蟲子鑽來鑽去，隱隱作痛，漸漸地不能正常吃飯了，一吃飯就吐，想吃就是吃不下。家人很著急，找了醫生來看病，但來的醫生都查不出病因，就隨便開了些調整食慾的藥，久而久之，姓周的商人身體越來越虛弱，最後竟臥床不起。

　　家人訪遍了家鄉的醫生，都沒辦法。張從正從一個朋友哪裡聽說了此事之後，便想上門去瞧瞧。第二天，張從正便去了周家。周家人一聽是赫赫有

名的張醫生，頓時看到了希望。張從正問清楚他得病的前前後後，詳細地診查後，感到十分的詫異！他回去後，查遍了家中的數以千計的醫書，但沒有發現有紅蟲致病的醫案記載，沉思了很久，張從中決定使用安慰劑，用情志療法，使姓周的商人消除心中的疑慮，達到治病的效果。

次日，他又去了周家一趟，對姓周的商人說：「你的病確實由水中的紅蟲所引起，但你不要緊張，我有辦法治好。」一家人聽了這番話，感激不盡。

張從正回到家中，找出一條紅絲線，剪成蟲子的長短，用麵糊裹著，做了三顆，送到病人家。並囑咐用玄明粉三錢送藥丸。周姓商人服用藥丸一個時辰之後，只覺得腹中咕嚕咕嚕作響，欲解大便。張從正叫他便在刷洗乾淨的馬桶中，便完以後，叫他自己觀看。只見腹中便出的穢物之中有許多小紅蟲，周姓商人一見，激動不已，疑慮頓時都消散了，腹痛也彷彿沒了。隨後，張從正又囑咐病人吃一碗熱粥，再用其他的湯藥調理一段時間病便好了。

玄明粉鹹苦寒，其性降泄，有較強的瀉熱通便，潤下軟堅，蕩滌腸胃作用。適用於腸胃實熱積滯，大便燥結，譫語發狂等症；外用有清熱消腫作用，用於咽痛、口瘡、目赤及痛瘡腫痛。實驗研究發現用於一般外科感染、用於常見肛腸病、治療骨傷腫脹、治療消化性潰瘍。

[複方]

（1）治傷寒發狂：玄明粉二錢，朱砂一錢。末之，冷水服。

（2）治血熱便秘等症：玄明粉三錢，當歸尾五錢。煎湯調服。

（3）胃脘痛，素性有熱，遇感即發：玄明粉五錢，空心用折，砂糖調湯服。

知識延伸

性狀鑑別：本品為細的粉末。白色，無光澤。不透明。質疏鬆。無臭，味鹹。有引濕性。以粉細、色白、乾燥者為佳。

消腫定痛馬錢子

【藥名】 馬錢子

【藥性】 苦，寒。有大毒。歸肝、脾經。

【功效】 散結消腫，通絡止痛。

【產地】 主產於雲南、海南、廣東等地。

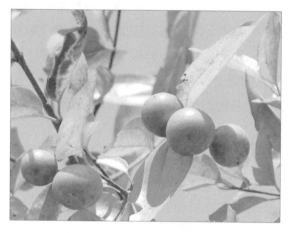

馬錢子是一味有大毒的中藥。傳說南唐末代皇帝李煜，就是被馬錢子毒死的。

李煜，他是南唐中主的第六個兒子，歷史上稱他為李後主。在政治上，李煜沒有別的帝王那樣的豪氣和統一天下的壯志，所以對於軍事不感興趣，即使有將領提出來，他也是極力壓制。南都留守林仁肇說，他願意領兵幾萬人北上，收復舊地。林仁肇還為李煜擬好了開脫的理由：他起兵的時候，李煜就向外發消息說林仁肇叛變，讓宋朝廷知道，以後假如事成得利的是國家，如果失敗就殺他全家，李煜不必承擔任何責任。就是這樣已經為李煜想好託詞的計畫，他也沒有同意，只知唸佛、填詞、醉生夢死，靜候亡期的到來。

北方的後周他不敢與之交戰，就連東邊比較弱的吳越他也不敢碰，沿江巡檢盧絳曾經對他說：「吳越是我們的仇敵，將來肯定會和宋朝一道攻擊我們，做其幫兇，我們應當先下手滅掉他，免去後患。」李煜卻說：「吳越是北方大朝的附庸，怎麼能輕舉妄動，發兵攻擊呢？」盧絳說：「臣請陛下以

屬地反叛為名先予以聲討，然後向吳越乞求援兵，等他們的援兵到了，陛下就發兵阻擋，臣再領兵悄然前去偷襲，就能一舉滅掉吳越。」

李煜根本就聽不進去。文武大臣們也只好隨他一起等著北宋軍隊來收拾南唐了。終於有一天李煜按照標準的國君投降禮儀，光著膀子，高舉降表，並且帶著四、五十個南唐高級臣子來到宮外向宋軍投降了，失去江山，成為階下囚。但李煜卻是一個很有才華的詞人，他

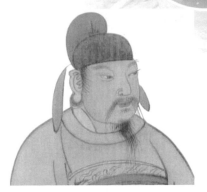

南唐後主李煜畫像。

很有情趣，也注重豪華的排場，書法、繪畫和文章都很出色，總之他是一個優秀的文人。

當了囚徒後，李煜的生活發生了天翻地覆的變化，雖然吃喝不愁，但身分畢竟不同了，也不能隨心所欲地生活和享樂了，再加上亡國之痛，所以很多時候他都很鬱悶。在那年七夕的晚上，因為心情鬱悶，李煜作了一首詞「春花秋月何時了，往事知多少！小樓昨夜又東風，故國不堪回首月明中。雕欄玉砌應尤在，只是朱顏改。問君能有幾多愁？恰似一江春水向東流。」作完後在自己軟禁處設宴，並且讓歌妓奏樂，聲音很大，外面都能聽到，有人將此詞報告給了宋太宗趙光義，宋太宗非常惱怒，又聽說李煜的詞中有「小樓昨夜又東風」和「一江春水向東流」，更是生氣，當晚就讓人給李煜送去了毒藥。傳說李煜當晚服下的毒藥就是馬錢子。

馬錢子散結消腫定痛，用於跌打損傷，癰疽腫痛等；有較強的開通經絡，透達關節而止痛的作用，用於風濕頑痹，麻木癱瘓等；又近代臨床以本品治重症肌無力。

[複方]

馬錢子酒

【用料】馬錢子、當歸、川牛膝、紅花、烏梢蛇、蠶沙各60公克、蜈蚣60公克、白花蛇2條。

【做法】上八味共研粗末，水煎三次，合併濾液，濃縮至1500毫升，兌入白酒1500毫升，裝瓶備用。

【效用】祛風散寒，通經活絡，強筋壯骨。治療多發性神經炎。

【提示】根據患者體質、年齡、病情輕重的不同，用量可以增減，但一日用量不得超過60ml。馬錢子有毒，每個人對馬錢子的承受量也有一定的差異，所以應注意掌控服用劑量。如服後出現輕度頭暈、肌肉緊張，或關節一時性僵直現象，即說明為最佳治療量，可繼續服用。隨著肌力的逐步增強，症狀明顯好轉後，可逐漸減少用量，直至終止治療。

知識延伸

馬錢子輕度中毒用綠豆100公克，生甘草 100公克，煎水頻服，或者蜂蜜6公克，綠豆120公克，甘草30公克，水煎頻服來解毒。

軟堅消骨威靈仙

【藥名】威靈仙

【藥性】辛、鹹，溫。歸膀胱經。

【功效】袪風濕，通絡止痛，消骨鯁。

【產地】為毛茛科植物威靈仙、棉團鐵線蓮或東北鐵線蓮的乾燥根及根莖。前一種主產於江蘇、安徽、浙江等地，應用較廣；後兩種部分地區應用。

　　從前有座山，山上有座寺，寺名叫做「威靈寺」，香火一般。但是由於寺裡的老和尚能識藥看病，所以經過一傳十，十傳百的宣傳，小寺廟的名聲越來越大。老和尚最擅長治療的是風濕痹痛、骨刺卡喉的病症。由於長年累月在風雨之中勞作，不少人都或多或少地患有風濕痹痛；一些人喜歡吃山裡的動物和魚，被骨刺卡住喉嚨的事情也常有。因此，老和尚的「生意」一直都不錯。

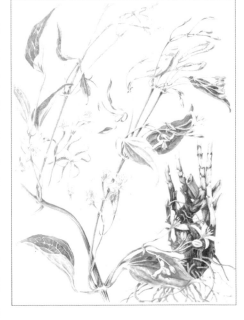

　　雖然身為出家人，可是老和尚卻十分狡詐。為了能給寺裡增添香火，他想出了一個好辦法。每次病人進寺求治時，他都不直接給病人看病抓藥，而是在佛祖面前故意糊弄人。首先，在佛像面前點上幾炷香，燒上幾張紙錢，唸上幾句經，然後抓起一把香灰，將它撒在一碗水裡，告訴病人這是他向佛祖求過福的聖水，喝下去之後就能藥到

病除。說來也奇怪，只要病人喝過「聖水」，所患之病就真的好了。如此一來大家都把老和尚當神仙了，還贈與他「賽神仙」的美譽。其實，大家都被老和尚騙了，在他那撒香灰的碗裡盛著的可不是普通的白開水，而是事先煎好的藥湯。這件事只有給老和尚採藥、煎藥的小和尚最清楚。

這個小和尚十分辛苦，每天除了在密室製藥外，還得燒火、做飯、打掃院子、做許多零活兒。就這樣，老和尚還不滿意，經常打罵小和尚。小和尚覺得很委屈，就想出一個捉弄老和尚的辦法：當老和尚再叫他煎藥湯的時候，就故意換上些根本不治病的野草。

這天，有個獵人的孩子被骨頭渣子卡住喉嚨了。獵人抱著兒子來求佛。「賽神仙」像往常一樣，又燒香又唸經，嘴裡還唸唸有詞。唸完之後，他就把香灰化在準備好的藥湯裡，讓小孩喝下去。

如果是以前，病人把這碗香水喝下後，卡在喉嚨中的碎骨頭就會變軟，很快就沒事了。可是這一次，香灰水不靈了，碎骨頭渣子依然梗在小孩的喉嚨裡，憋得那孩子臉色發紫、哭不出聲。一時之間老和尚也弄不明白自己屢試不爽的方法今天怎麼會失靈了呢？獵人只好失望地抱著兒子走出大殿。小和尚十分可憐那個孩子，他悄悄從後門追出來說：「大叔，你不要難過，我有辦法治好這病！」說完小和尚便端來一碗藥湯，給小孩灌下去，還真是藥到病除，碎骨頭化了。獵人連聲感謝。

自從這天起，「賽神仙」的香灰水再也不能治病了。頭幾回，「賽神仙」還能拿「病人心不誠，佛爺不來」之類的話搪塞敷衍。日子一久，人們就知道他的香灰水不管用，有病也不找他。威靈寺的香火日漸稀少。不過，求小和尚治病的人越來越多。山裡的人都傳說：威靈寺前門的香灰水不治病，後門的藥湯治病。當老和尚得知是小徒弟從中搗鬼後，氣得病倒在床，最後竟一命嗚呼了。

從此以後，小和尚就成了威靈寺的主持。他大種這種藥草，分文不取，送給病人。這種藥草小葉、秋天開白花。小和尚光知道怎麼種藥、煎藥，就

是不知這藥草的名字。後來，由於人們常到威靈寺來求小和尚要這種藥草，效果又如此靈驗，所以大夥就叫它「威靈仙」了。

　　威靈仙辛散溫通，性猛善走，通行十二經脈，既能祛風濕，又能通經止痺痛，凡風濕痺痛，麻木不仁，無論上下皆可用，為風濕痺痛要藥；味鹹，有軟堅消骨梗作用，用於諸骨哽咽。

[複方]

（1）急性腰扭傷：威靈仙20公克，當歸尾10公克，牛膝15公克，牛蒡子10公克。水煎服，日1劑。一般3～5劑收功。

（2）跟骨骨刺、足跟痛：威靈仙50～100公克，放入2000～2500毫升的清水中，煮沸30分鐘，待藥液溫度適宜，加入陳醋50毫升，浸泡患足1小時。每日1次，連用7～10天。也可取本品200公克，煎汁300毫升，薰洗患處，每次半小時，日1～2次，連用15天。

（3）膽結石：威靈仙60公克，每日2次煎水內服；或威靈仙45公克，海金砂（包）、郁金、金錢草各30公克，柴胡、延胡索各15公克，黃芩、枳殼、厚樸各10公克。水煎服，日1劑。

知識延伸

　　威靈仙使用不當，會發生急性中毒，主要中毒症狀為：胸悶氣短、皮膚發紅、瘙癢、噁心嘔吐、腹痛泄瀉等。為避免中毒，從小劑量開始，以每劑9～12公克為宜，用甘草、綠豆水煎服，對威靈仙中毒有較好的解救作用。

國家圖書館出版品預行編目資料

關於中藥的100個故事／陳賢正編著.
－－第一版－－臺北市：宇炯文化 出版；
紅螞蟻圖書發行，2011.3
面　　　公分－－(Elite；29)
ISBN 978-957-659-835-7（平裝）

1.中藥

413　　　　　　　　　　　　　100003431

Elite 29

關於中藥的100個故事

編　　著／陳賢正
美術構成／Chris' office
校　　對／楊安妮、賴依蓮、朱慧蒨
發 行 人／賴秀珍
榮譽總監／張錦基
總 編 輯／何南輝
出　　版／宇炯文化出版有限公司
發　　行／紅螞蟻圖書有限公司
地　　址／台北市內湖區舊宗路二段121巷28號4F
網　　站／www.e-redant.com
郵撥帳號／1604621-1　紅螞蟻圖書有限公司
電　　話／(02)2795-3656（代表號）
傳　　眞／(02)2795-4100
登 記 證／局版北市業字第1446號
港澳總經銷／和平圖書有限公司
地　　址／香港柴灣嘉業街12號百樂門大廈17F
電　　話／(852)2804-6687
法律顧問／許晏賓律師
印 刷 廠／鴻運彩色印刷有限公司
出版日期／2011年 3 月　第一版第一刷

定價 300 元　港幣 100 元

敬請尊重智慧財產權，未經本社同意，請勿翻印，轉載或部分節錄。
如有破損或裝訂錯誤，請寄回本社更換。

ISBN　978-957-659-835-7　　　　　　**Printed in Taiwan**